临床脑电图学概论

Introduction to Clinical Electroencephalography

鲁在清　编著

东南大学出版社
SOUTHEAST UNIVERSITY PRESS
·南京·

内容简介

本书分为前后两编。前编介绍经典脑电图学的基础理论、方法学和影响因素,以及脑电图的判定标准等,旨在为认识与研究大脑机能提供神经电生理学的方法和观点;后编介绍脑电图的应用实践及其作用,借以证明脑电图在临床诊断方面的需要和理由。本书凡 21 章,编末附录一为国际标准脑电图术语,附录二、三为国内临床脑电图技术标准。

本书叙述系统简明,文图并茂,实用易懂,兼顾普及与提高。本书适合神经和精神科、综合医院的儿科、内科、重症监护(ICU)、全科医师,以及医学生等作为入门教科书,也适合于临床脑电图执业人员参看。

图书在版编目(CIP)数据

临床脑电图学概论 / 鲁在清编著. — 南京:东南大学出版社,2018.7

ISBN 978 - 7 - 5641 - 7797 - 3

Ⅰ. ①临… Ⅱ. ①鲁… Ⅲ. ①脑电图 Ⅳ. ①R741.044

中国版本图书馆 CIP 数据核字(2018)第 119597 号

临床脑电图学概论

出版发行	东南大学出版社
出 版 人	江建中
社　　址	南京市四牌楼 2 号
邮　　编	210096
经　　销	全国各地新华书店
印　　刷	兴化印刷有限责任公司
开　　本	787 mm×1092 mm　1/16
印　　张	13.25
字　　数	330 千字
版 印 次	2018 年 7 月第 1 版　2018 年 7 月第 1 次印刷
印　　数	1－2000 册
书　　号	ISBN 978 - 7 - 5641 - 7797 - 3
定　　价	50.00 元

＊ 本社图书若有印装质量问题,请直接与营销部联系,电话:025 - 83791830。

题　记

　　所谓的脑电图,由西方传入中国已近七十年,而我国的脑电图知识水平尚明显滞后于临床应用的需要。然而至 20 世纪末期,遂有转变——在脑电图领域的规范化便开始特别地强调。于是,国内接受经典脑电图理论和技术的潮流兴起。

2016 年 5 月 6 日,著者谨记。

序文

　　近些年,我国的脑电图技术的推广速度加快,几乎达到在临床上普及应用的程度。仪器商家亦众多,人们仿佛看见脑电图领域兴盛的景象,但为初学者而著的脑电图书籍,还是意外的缺少。

　　不言而喻,具备了脑电图仪器,也仅仅是作为基础和前提条件,尚远不能发挥出它的应用效果。因为即使是更新颖的脑电图仪器,最后仍然需要通过人的科学判断、鉴别以及解释等来体现其有用性和临床意义。

　　事实上,就脑电图领域而言,无论在何时,往往要涉及必须面对的两大问题:首先,是关于脑电图记录技术的标准化或规范化。由于这是脑电图显示其可靠性、科学性和应用有效性所不可缺少的条件,在脑电图的实践过程中必须得到足够重视。其次,则是脑电图执业人员的专业素质问题。对于脑电图执业人员来说,其前提是需要接受正规而系统、足够时间的脑电图培训和积累经验,甚至还要包括注重对一些相关知识的理解和学习。如此看来,临床脑电图的工作,便当然需要由具备特殊专业知识的人,即所谓的脑电图医生和脑电图技术员来担负,才能够完成。

　　那么,显而易见,脑电图的应用依赖于对它的实际需求;而对脑电图的需求,又折射出人们对脑电图的认识程度。令人遗憾的是,迄今在国内临床上对脑电图的认识尚不够广泛和深入,对脑电图的科学化管理则更加滞后,例如尚未建立脑电图执业人员的准入和考核制度、人才培养以及继续教育制度等,与西方发达国家相比较,我国的脑电图领域整体水平差距还很大。20世纪90年代以来,西方的"循证医学"观念引入我国,遂为临床医生所普遍接受和认可。在此基础上,相信人们会进一步重视临床脑电图——作为一项客观的实验室检测方法,以及由它直接反映大脑的机能状态——所提供的信息证据。并且相信,脑电图已成为观察和探究大脑机能活动的一个便捷窗口。

　　总之,在目睹和仔细分析了近些年我国的脑电图在临床方面的应用现状,笔者犹豫再三,决定不再抱憾,考虑撰写适合广泛阅读,特别是初学者的关于脑电图学概论这一类的入门书籍,其结果便是本书。

　　脑电图技术和知识是舶来品,本书即试图提供一个系统了解现代脑电图学及其临床应用领域的概况,也包括一些典型图例,其目的主要是呈现和介绍。所以,在本书中引证了许多颇有影响的西方文献资料。这是因为觉得,一则不致陷于个人独断地解释;二则对于欲由此进入脑电图领域的读者,这样更有益得多。

本书中的前编为"脑电图学通论",包括介绍经典脑电图学的基础理论、方法学以及脑电图的判定标准等,旨在为认识与研究大脑机能提供神经电生理学的方法和观点。后编为"脑电图的临床应用",涉及到脑电图的应用实践及评价,并且以此证明脑电图在临床疾病诊断方面的需要和理由。

本书的分量虽然不多,但对于希望从神经电生理学的立场认识、研究及应用脑电图的人们,实在不能不说是必要的。再者,"周虽旧邦,其命维新。"(《诗经·大雅·文王》)受此启发,所以也令本书是要颇有些"现实主义"色彩的。

东南大学出版社对本书的出版给予积极的支持和鼎力相助,在此谨致谢忱。

又,对本书的写作,尽管笔者付出了多年的心血与努力,也恐怕仍然不免有一些这样或那样的疏漏和偏见。因此,抛砖乃为引玉,也期待读者诸君不吝教正。

2018 年 3 月 16 日星稀之夜,鲁在清记于枣庄。

目次

前编　脑电图学通论

后编 脑电图的临床应用

前编　脑电图学通论

第一章　脑电图的概念

在认识和研究脑电图的开始,需要最先确定的,乃是关于脑电图的定义,即"所谓脑电图是什么"这样的一般概念。若仔细考察起来,便会发现"脑电图"一词虽然属于医学术语的范畴,但是它的概念却颇不一致,既略说以偏于简,遂详述而近乎繁,对脑电图所下的定义也往往随研究者的观点而有差异。再者,定义又被称为"界说",为此,现就笔者所能查阅到的关于"脑电图"这一术语的解释,列举几例如下:

1980 年版《临床脑电图学》,冯应琨编著。书中记述:Berger 氏的贡献是首创通过在完整的头皮上安放电极描记人类的脑电活动。他发现这些电活动是来源于大脑皮层神经元,而与血管和结缔组织并无关系;但与年龄、感觉性刺激和身体生理化学上的改变有关,可表现出有差异。这样的描述还可以看做是发现人类脑电图的实验室经历。

1986 年版《袖珍英汉医学缩略语词典》,藤沢俊雄等编,蓝琦等译。书中说:"EEG"是英文 electroencephalography 即脑电描记术的缩写,它是指"记录大脑皮层脑细胞电位的变化,所记录的图形称为脑波(electroencephalogram),通过异常波形(过于尖锐或慢)进行判定。尖锐波为癫痫波形,出现慢波则表示脑实质性病变。此外,通过位相倒转、左右对称部位电位不等、懒波(lazy wave)、局限性异常波等,有助于作脑损伤的定位诊断。依据周波数可分为 α、β、γ、δ、θ 等波形"。这大概是关于脑电图的概念较简洁全面的典型例子。

1987 年版《小儿实用脑电图学》,福山幸夫编,张书香译。该书对脑电图的解释是:脑波是脑细胞群的电位变化,是按电位为纵轴和时间为横轴描记下来的。它受种种因素的影响,在阅读时首先要注意描记条件及被检者的状态等。

1991 年第 4 版《临床脑波学》,日本大熊辉雄著。书中也说:"脑电图由具有各种频率和波形的多个构成要素所组成,例如在枕部的高振幅 α 波连续出现时,它大多重叠于低振幅的慢波之上,且低振幅的快波成分也可同时存在。此外,由于脑电图并不属于严格意义上的正弦波,所以不能仅定量描述其振幅和周期,还需要观察波形。"

通过比较这些权威的见解,可见即使是在同一时期,关于脑电图的定义在诸学者间也不尽相同。再举例如下:

2006 年版《临床脑电图学》,刘晓燕编著。该书指出:"脑电图的波形是由频率、波幅、位相、波形等基本要素组成。脑电图检查就是分析这些基本要素及其相互关系,并进一步分析其在时间序列及空间分布的特征。目测脑电图是对上述要素进行定性或半定量分析,而定量脑电图则是在数字化脑电图的基础上进行线性或非线性计算分析。"

2013 年版《维基百科辞典》(フリー百科事典),则解释说:"脑波是指由人或动物的大脑产生的电活动,而且是采用在头皮上、蝶骨底面、鼓膜、大脑表面以及脑深部等放置电极所记录到的。作为英语 Electroencephalogram 的忠实译词,也称为脑电图或 EEG,采用汉语这样的表记法。本来应该称之为脑波图,但在一般情况下大多简称为'脑波'。检测并记录脑波的装置称为脑波仪(Electroencephalograph:EEG),采用该装置的脑波检查(Electroenc-ephalography:EEG)可作为医疗方面的临床检查,还可以在医学、生理学、心理学、工程学领域等作为研究方法使用。由于脑波的检查方法、检查仪器以及检查结果均可简称为 EEG,所以需要注意加以区别。与观察每个神经细胞放电所采用的单一细胞电极不同,脑电图是观察电极附近或者远隔部位的神经细胞群的电活动总和(除少数例外)。与之相似的,则是观察到伴随神经细胞的电活动而产生的磁场即脑磁图(Magnetoencephalogram)。"

由此可见,关于脑电图的概念,迄今仍然是如此的分歧复杂,然而究其原因,大概主要有三个方面:第一,是所谓脑电图这词的出处的不同,也折射出理论观点的差异;第二,随着在脑电图领域的研究的历史变迁,脑电图的概念也有相应发展;第三,由于脑电图的研究方法或者研究目的的区别,例如有的属于基础研究,有的则属于临床应用方面的研究。

如果仔细考察上述诸说,将使我们观察的视野变得宽阔,同时仿佛也从中领悟到关于脑电图的概念最基本的解释方式之一:即脑电图是测定由大脑神经细胞的电活动所发生的电位变化的波形。

因此,在明确了脑电图的概念之后,我们才能够在脑电图领域作出恰当的判断,以及合乎逻辑的推理,避免造成认识上的错误。

另外,倘若再与后述的"脑电图的构成要素"等内容相参照,则将有助于深入认识和理解脑电图的概念。在接受并使用"脑电图"这个词时,似乎也就理解和认同了该词所包含的研究与应用方面的科学意义。

参考文献

[1] 冯应琨. 临床脑电图学. 北京:人民卫生出版社,1980:21.

[2] 藤沢俊雄,石田肇,加藤格. 袖珍英汉医学缩略语词典. 蓝琦,陈绍仁,译. 济南:山东科学技术出版社,1986:73.

[3] 福山幸夫. 小儿实用脑电图学. 张书香,译. 北京:人民卫生出版社,1987:28-31.

[4] 大熊辉雄. 臨床脳波学. 第4版. 東京:医学書院,1991:75.

[5] 刘晓燕. 临床脑电图学. 北京:人民卫生出版社,2006:52.

[6] フリー百科事典『ウィキペディア(Wikipedia)』UTC版,最終更新,2013年5月10日(金)09:24.

第二章　脑电图的历史

一、脑电图的发现及其发展

关于人类的脑电图的研究,大概发端于 20 世纪初期。据文献记载,最初是从实验动物发现了脑的电活动现象。1875 年,英国学者 Richard Caton 在家兔暴露的大脑皮质表面安放 2 枚电极,由其间连接的电流计观察到有电流通过,他判断这种电活动与脑的机能有关。随后,他还用犬等做了几次类似观察。1890 年,波兰的 A. Beck 观察到当给予光刺激时,在犬的视觉区皮层出现较大的电位变动,倘若不给予光刺激,则只有小的电位变动。同年,E. Fleischlvon Marxow 也观察到了同样的事实,并指出这种电位变化亦可在硬脑膜或头颅上记录到。此后,也陆续有一些类似的研究。但由于当时受到技术上的限制,未能够取得重要成果。

1899 年 Einthoven 发明了灵敏度良好的弦线电流计,而真正开始研究中枢神经系统的电的性质,则是在提供了实用的真空管放大器之后的事。1913 年 Pravicz Neminski 最初使用弦线电流计研究脑电活动。他指出,通过刺激犬的坐骨神经在皮质上可记录到电活动。1925 年 Pravicz Neminski 将在犬脑观察到的自发性电位变化称为大脑电图(electrocerebrogram),描述了其中包括 $10\sim15$ Hz 和 $20\sim32$ Hz 两个阶段的波。这可以说是与其后 Hans Berger 关于人的脑电图所描述的 α 波和 β 波相对应的。

1924 年德国 Jena 大学的精神科教授 Hans Berger 首次对人的脑电图进行了测量和描述。他把 2 根白金针状电极由头外伤患者的颅骨缺损处插入大脑皮层,在人脑成功地记录出有规则的电活动。随后还确认了即使不把电极插入脑内,而从头皮上放置的电极也同样可以记录到这种电活动。他首先把正常人在安静闭目时主要出现于枕、顶部的 10 Hz、振幅 50 μV 左右的

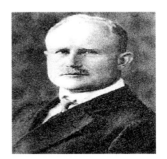

图 2-1　**Hans Berger**
(1873—1941)

规整波命名为 α 波。他还观察到,倘若被试者睁眼注视物体时,则 α 波即消失且代之以 $18\sim20$ Hz,$20\sim30$ μV 的波,他又把这种快波称为 β 波。而且将这样的脑电活动统称为脑电图(elektroenkephalogramm)。

Berger 在 1924 年至 1929 年间,确认了自己关于人脑电图的所见,自 1929 年开始发表"关于人的脑电图"的研究论文。他在此后的十年间,遂以同样题目发表了 14 篇论文,其中涉及正常人、癫痫、脑肿瘤和某些精神疾患的脑电图。

当 Berger 的论文最初发表时,却受到了很多生理学及神经病学家的怀疑。因为 Berger 的这种所见,与当时生理学的常识,即认为在神经和肌肉生理学方面电活动与机能有着数量上的平行关系是相对立的,所以,他所发现的脑电图被多数学者认为是伪差。

此后到 1933 年,英国著名生理学家诺贝尔奖获得者 E. D. Adrian 重试并确认了 Berger 的所见之后,事态发生了逆转。Adrian 与 B. Mathews 在当时设备最完整的剑桥大学生理学研究室一起开始研究脑电图,确认了 Berger 关于 α 波及 β 波所做的记录是正确的,并建议将 α 波称为"Berger 节律",却被 Berger 谦逊地拒绝了。1937 年,Berger 受邀请在国际会议上所作的关于脑电图的研究报告,彰显了他的发现的重要性和革新性。

在 Berger 关于脑电图的研究结果经 Adrian 确认后,脑电图研究在全世界迅速开展。1934 年,德国的 A. E. Kornmuller 等,美国的 H. Davis 等和 H. Jasper 等开始了脑电图的研究。特别是 1935 年,F. A. Gibbs、Davis 及 W. G. Lennox 等哈佛学派,发现在癫痫小发作患者发作时显示 3 Hz 棘慢复合波以后,这给一般的研究者以可能存在与临床表现相对应的特异性脑电图这样的期待,进一步促进了脑电图的研究特别是癫痫的脑电图研究进展。另外,1936 年英国的 W. G. Walter 发现脑肿瘤时脑电图出现慢波,倘若确定出慢波的出现部位,即使不开颅也能相当正确地定位肿瘤部位,拓展了脑电图在临床诊断方面的应用。

脑电图不仅在研究方面,而且作为癫痫、脑肿瘤及其他精神神经疾病诊断的有力手段,所起的作用与 X 线检查、心电图检查一样,成为临床检查之一。在美国,1934 年 Gibbs 夫妇在波士顿市立医院建立脑电图检查室,Schwab 1937 年在马萨诸塞州总医院设置了 2 支笔的脑电图装置。1942 年,在日本由胜沼精藏提议将"electroencephalogram"这一术语译为"脑波"(脑波),以至于这词得到了广泛传播。

在此过程中,脑电图描记技术和记录装置不断改进。随着差动放大器的出现,于 1934 年产生了其基本原理被沿用至今的脑电图仪。第二次世界大战结束后,脑电图仪的制造技术得到急速的发展。1948 年制造出了实用且易于移动的 8 导程脑电图仪器,此后还制造出 12、16、21、32 等多导程脑电图仪。如今在世界各国大都有脑电图仪器制造商,除了脑电图仪器外,也生产脑电图频率自动分析装置等。随着电子计算机技术的进步,1958 年制造出了诱发电位叠加仪,使用它通过头皮上的电极可以观察到人的诱发电位。至此,在脑电研究领域即有了关于自发脑电与诱发脑电的区别。特别是 20 世纪 80 年代以后,陆续出现了睡眠脑电图(SEEG)、动态脑电图(AEEG),1992 年由美国和德国研制出了脑电图监测装置,以及借助计算机对脑电图进行分析例如功率谱分析(PSA)、脑电地形图(BEAM)等新的技术和方法,近年还有关于密集阵(多导程化)脑电图、偶极子追踪法的研究报告。

作为脑电图的国际学会,1947 年第一次国际脑电图会议在伦敦召开,在第二次的巴黎会议上国际脑电图学会联盟成立,其后与包括肌电图等相关领域发展成为国际脑电图·临床神经生理学会联盟(IFSECN),该联盟不仅发表脑电图及神经生理学的研究业绩,而且对一些重要问题提出过许多建议,例如关于脑电图仪器规格的确定,脑电图检查法及电极放置的标准化,脑电图判读者和技术员的训练与资格认定,脑电图学术语的统一,脑电地形图—脑电图频率分析,癫痫患者的长时间监测,昏迷患者—无反应状态的电生理学监测等,这些建议对研究和实践做出了很大贡献。另外,IFSECN 于 1949 年即创办了《脑电图与临床神经生理学》(简称 *The EEG Journal*)杂志。

二、我国脑电图学的历史变迁

西学东渐,遂有肇始。我国于 1948 年在南京引进国外第一台脑电图仪。1949 年新中国成立后,陆续在各大城市建立脑电图检查室,1957 年在北京创办了全国第一届临床脑电图培训班,由北京协和医院冯应琨授课。1962 年开始创办脑电图进修班,此后各大城市的较大医院相继引进脑电图仪和培训专门从事脑电图的专业人员。至 60 年代末期,国产脑电图仪生产问世,为脑电图的普及提供了条件。1978 年实行改革开放之后,国内脑电图技术的普及速度加快,在大多数的县、区级医院开展了临床脑电图检查,为各种脑部疾病的诊断提供实验室依据。在此期间,国内具有代表性的脑电图仪是上海医用电子仪器厂生产的 ND-82B、ND-161 两种型号的设备。1986 年设立中华医学会脑电图学组,一些区域性和地方性脑电图学术组织也相继成立,定期或不定期召开脑电图方面的学术交流会议。1987 年第一次全国脑电图及临床神经生理学会议在青岛召开,参会者 265 人,由全国脑电图学组第一任组长冯应琨教授作了“三十八年来我国脑电图学发展概况”的特别演讲。1985 年在贵阳创刊《脑电图学与神经精神疾病杂志》,该刊曾经几度易名,现称为《癫痫与神经电生理学杂志》。1994 年《现代电生理学杂志》也创刊发行。据统计,迄今国内已出版脑电图专著近 30 种、译著约 10 种,其中冯应琨(1980 年版)、黄远桂(1984 年版)、刘晓燕(2006 年版)等的脑电图著作在国内有较大影响。

笔者统计,根据 1989 年第二次全国脑电图及临床神经生理学会议的资料,在全体会议上作学术报告 19 篇,分组会议学术报告 190 篇。在一般性演讲题目中,临床脑电图占 59%,其中癫痫的脑电图占 40%;小儿脑电图占 20%;涉及基础研究的题目占 21%,其中脑电位分布图及计算机分析占 55%;诱发电位占 19%。这可看做是我国脑电图领域发展的一个客观指标。再者,由瞿治平教授起草并在本次会议通过了《脑电图描记的最低要求》(试行方案),这对促进我国临床脑电图的规范化发展具有重要指导意义。

20 世纪 90 年代以降,随着国内电子计算机技术和成像技术的快速发展,脑电图仪器的更新换代很快,进一步推动了脑电图在临床上的普及应用。除常规脑电图检查外,有许多的实验室还开展了定量脑电图分析、数字化动态脑电图以及录像脑电图监测(主要是为了提高脑电图的阳性率和癫痫诊断分型的准确性以及鉴别诊断)等。但是这些新的技术和方法的应用,遂对人才培养和技术水平都提出了新的较高要求,也成为不可忽视的问题。再例如,90 年代初期国内有些人对脑电地形图技术的期望过高,随后曾一度出现过所谓的“脑电地形图热潮”。但是严格说来,目前这项技术的结果仅能看做是初步的结论,因为过早得出定论往往显得不够严谨,还可能有被其误导的危险。

另一方面,近些年随着头部 CT、MRI 等影像学检查的快速发展,在病灶定位诊断上发挥了巨大作用,而脑电图对观察和评价脑机能状态有其独特优势,特别是在癫痫的诊断和鉴别上,脑电图仍然发挥着不可替代的重要作用。

总而言之，如今我国的临床脑电图领域，可以说是在积极总结经验和借鉴西方发达国家成熟做法的基础上，强调脑电图的技术标准化，正在不断完善中发展着。

因此，考察脑电图的源与流，可以帮助我们客观地了解现在正是过去的延续，而那过去，也便成为现在的基础。

参考文献

[1] 大熊辉雄. 臨床脳波学. 第 4 版. 東京：医学書院，1991：3.

[2] 大熊辉雄. 临床脑电图学. 第 5 版. 周锦华，译. 北京：清华大学出版社，2005：3.

[3] 瞿治平. 脑电图描记的最低要求. 脑电图学与神经精神疾病杂志，1990，6(1)：64-65.

第三章　脑电图的起源

　　若要了解脑电图的起源,则首先要了解关于人脑的解剖结构及生理学的知识,因为这大概被认为是所需要的基础知识和前提条件。

一、大脑皮质的结构与机能定位

　　人的大脑基于发育的进化过程,其结构和机能均十分复杂。在形态方面,大脑由左半球和右半球构成,并且由被称为胼胝体的神经纤维在中间部位相连接。大脑,又大致上区分为叫做大脑皮质的表层灰质与被称为神经纤维束的白质。在机能方面,大脑可以分为掌控人的复杂思维和精细动作等高级机能的大脑皮质,以及管理动物性本能情绪和防御反应等的大脑边缘系统(亦称古皮质)。再者,通常根据大脑表面的沟及裂的标志,将大脑皮质划分为额叶、颞叶、顶叶及枕叶 4 个部分,各个脑叶的机能又各不相同。此外,大脑左半球主要控制右侧肢体,右半球主要控制左侧肢体。

　　将大脑的特定机能,定位于大脑的特定区域,称为“大脑机能定位学说”,按照这一理论,倘若脑的区域不同,其机能也便不同。如果将脑的机能定位和信息传递作概括说明,则脑对于由感觉器官等从外部获取的刺激,是作出全体反应的,由脑的各部位分担管理思维、意志、动作、情绪等各种心理反应。已经发现,大脑皮质实现了各种各样脑高级机能的定位,例如额叶担负着思维、判断和意志等机能,额叶的左半球包括有运动性语言中枢的布罗卡区域(Broca's area)管理着语言机能的大部分;顶叶是运动和躯体感觉中枢,顶叶运动区管理随意运动并向骨骼肌发出指令,而躯体感觉区处理躯体相应部位的感觉和位置信息;颞叶包括认识声音和图像的部位,以及理解对方的语词及对话内容的感觉性语言中枢即韦尼可区域(Wernicke's area)。此外颞叶也是记忆和情绪的中枢;枕叶管理由眼睛输入的光线刺激,而且是认识立体图像的视觉机能的重要部位。

　　大脑皮质是扩展于大脑表面的神经细胞灰质层,并且神经细胞形成较有规律的“层结构”排列整齐,除在某些脑区以外,大脑皮质一般可分为 6 层,由浅层至深层依次分为:Ⅰ(分子层)、Ⅱ(外颗粒层)、Ⅲ(外锥体细胞层)、Ⅳ(内颗粒层)、Ⅴ(内锥体细胞层)、Ⅵ(多形细胞层)。但是在大脑皮质的不同部位,层结构却并不一样,在有些皮质区域甚至可有某种层次的缺少。大脑皮质层结构的不均一性,被认为是该区域的细胞构筑特征与所处理的信息之间有一定关系,例如在 Brodmann 脑地图曾将人的大脑皮质细分为 52 个区域。

　　在大脑皮质内神经细胞之间的复杂联系,遂使许多神经细胞组成短的及长的环路。大多数传入纤维在皮质内都是通过各层细胞间的互相联系构成复杂的局部环路,然后再作用于传出神经细胞。据说，人脑有超过 1 000 亿个神经细胞，并且连接构筑成为巨大而复杂的神经网络，由大脑的电信息传递和化学信息传递所实现的各种脑机能，因区域及部位而不同。

二、神经细胞的各种电现象

神经细胞(神经元)的基本机能，是在神经细胞接受刺激时，遂发生活动电位，并且向其他细胞传递信息。神经细胞主要区分为 3 个部分，即细胞体、树突(接受从其他细胞的输入)和轴索(向其他细胞的输出)。树突和轴索在发生学上经历大致相同的过程，所以把两者也统称为神经突起。前一神经细胞的轴索终末与后一神经细胞的树突之间，在传递信息的部分所形成的微小间隙——传达化学递质的结构，被称为突触(synapse)。倘若在此时，神经细胞有电信号的传播，则在连接神经细胞群的突触部位，从释放侧的神经细胞释放出神经递质，遂由接受侧的神经细胞接受它。而且由这种神经递质的数量而增大或抑制传递信息，或者由神经递质的种类来修饰信息。但是，一个脑细胞的电位非常小，难以从头皮上检出，然而倘若有一定数量的脑细胞同步活动，便能够检出其微弱的电位。

有关神经细胞各种电现象的知识，主要是根据对实验动物的研究而得到的。

1. 静止膜电位与活动电位

根据 1957 年 J. C. Eccles 的研究证明，在实验动物猫的脊髓前角细胞插入微电极进行记录，最初可观察到 $-60 \sim -70$ mV 的静止膜电位(resting potential)。这是因为细胞膜具有让某种离子通过，但不让其他的离子通过这种特性，阳离子向膜的外侧透过扩散，阴离子则留存在膜内侧，膜的内外侧阳、阴离子对峙而形成极化(polarization)状态，因此细胞膜的内侧对于外侧，遂成为阴性。

当神经细胞因受刺激而发生兴奋时，便出现持续约 0.8 ms，振幅 $80 \sim 100$ mV 的活动电位(action potential)，这是由于细胞膜的兴奋部位的性质发生了变化，使离子变得容易通过，因此在该部位的极化现象消失，这称为去极化(depolarization)。但是此时，膜电位并非为零，神经细胞的活动电位在膜的内侧对于外侧，反而也成为 $+40$ mV 的阳性，显示为超射。因为神经细胞在发生兴奋之前，细胞膜的外侧 Na^+ 多、内侧 K^+ 多，但由于兴奋使膜的性质发生了变化，最初是膜外侧的 Na^+ 进入膜内而把内侧变为阳性，随后膜内侧的 K^+ 向膜外流动扩散，则膜外侧再次变成阳性(复极化)。

活动电位是非常短暂的电位变化，振幅较为稳定。测量它若以时间为横轴画出图形时，活动电位大多被描绘成针峰样急速的电位变化，为此在电气工程学上也称为"冲动"。

进一步观察发现，神经细胞对顺方向性刺激作出反应时，由于脊髓前角细胞与 2 000 个以上的细胞兴奋性及抑制性的神经终末(突触小体)接触，所形成的这些突触后电位在空间上和时间上累加至总和 10 mV 以上的去极化时，便出现细胞体的峰形电位。此时轴索起始无髓部的阈值比细胞体及树突基部更低，因此首先在该部位引起放电，随即产生轴索峰形电位沿轴索传导，而细胞体及树突基部的峰形电位则是继发性现象。

活动电位的特点是，若活动电位一旦产生，便沿细胞膜传导至远处。但只有当刺激达到阈值时才能够引起活动电位，而且刺激强度再增大，活动电位的幅度也基本上不变，这被称为"全或无"现象。此外,阈值以下的刺激可以引起局部电位,它是一种细胞膜的局部去极化,可按照电学规律扩展一个较短的范围,而不能沿细胞膜传导至远处,其电位幅度随阈下刺激的强弱而增减。局部电位还可以累加,当局部电位累加至阈值水平时,即引起活动电位。

2. 突触电位

神经细胞按照其所产生的机能影响,可区分为兴奋性神经细胞和抑制性神经细胞。兴奋性神经细胞和抑制性神经细胞各自与其他的神经细胞之间,形成兴奋性突触或抑制性突触,在活动时便产生兴奋性突触后电位(excitatory postsynaptic potential,EPSP)或者抑制性突触后电位(inhibitory postsynaptic potential,IPSP),在前者表现为神经细胞膜的静止膜电位减小,产生去极化现象;而后者表现为静止膜电位的增加,产生超极化现象(hyperpolarization)。EPSP 是引起突触后膜的去极化而提高其兴奋性,IPSP 则是引起突触后膜的超极化抑制其兴奋性。

突触电位持续较长,与峰形电位不同,不遵从"全或无"定律,与在此期间到达的第 2 个冲动所产生的第二峰形电位发生累加,其效果也累加。所谓累加,是指一个神经细胞接受从两个以上的其他神经细胞的冲动到达时,各个突触电位被总和的空间性累加;或者由同一个神经细胞有两次以上的冲动相继到达时所引起的时间性累加。

上述所见,在大脑皮质的神经细胞例如锥体细胞也同样可以观察到。例如,在与顶树突结合的轴索—树突突触,主要由来自广泛投射系统纤维所驱动,由单一输入的活动,神经细胞的细胞体 EPSP 仅略微受到波及,但通过反复刺激使 EPSP 累加起来,其电位达到一定数值(临界值约 10 mV)则使细胞体的活动电位(峰形电位)放电,因此呈"积分型"那样的作用样式。与此不同,在细胞体或其附近部位的轴突—细胞体突触,由特殊投射系统所驱动,由其单一输入而引起细胞体大的 EPSP,使之发生峰形电位放电,所以也可以说是"放电型"的作用样式。

细胞体峰形电位持续约 1 ms 以下,极其短暂。相对而言,EPSP、IPSP 的突触电位持续十几毫秒,相对较长,有可能参与脑电图那样的慢现象的发生。

三、脑电图的起源

关于脑电图的发生原理,尚未能够充分阐明,但是下述的观点被认为是迄今最有影响力的学说。

1. 突触电位说(synaptic potental theory)

神经细胞,可以大致区分为锥体细胞和星形细胞。从大脑皮质的层结构模型来看,参与脑波发生的主要是锥体细胞,其他细胞有随机方向的电流活动则被假定为电位相互抵消。据此,由于锥体细胞主要是向头皮垂直伸展着树突和轴突,倘若有多数的顶树突发生同步活动时,便能够累加形成较强大的电场及电位变化,从而在大脑皮质表面或头皮上被记录下来。所以,脑电图主要是由大脑皮质锥体细胞的顶树突所发生的突触后电位——这些细胞外电位的空间性累加,也便是所见到的从大脑表面至深 1 cm 程度的电位活动。

总之,将大脑神经细胞群的电活动在体外导出并记录的,即是脑电图。通常是指以大脑皮质的多数神经细胞群的总和活动为对象,由体表安置的电极所记录的头皮脑电图。而在头皮脑电图所见到的主要是大脑皮质的电活动,但也反映一部分深部的活动。

2. α波节律的形成

关于α波的发生机制已经提出了一些假说,但是迄今尚未确定。

(1) 自发说(autorhythmicity)

该观点认为,大脑皮质的神经细胞自身具有大约 10 Hz 自发的节律性,据说在大脑皮质相对不活动时,大多数神经细胞是呈同步并且是节律活动的,作为其产生的原因,则认为是神经细胞每发生一次兴奋,其后便有接近 100 ms 的兴奋不应期所致。

(2) 反馈回路说(reverberating circuit)

认为在大脑皮质—丘脑间的反馈回路内,由传导性的峰形电位以大约 100 ms 的持续时间发生巡回而形成节律。但是,采用麻醉等皮质的峰形电位即使消失,脑波也还存在;或者即使去除皮质,从皮质下也能够记录到α节律这样的事实,让此种学说带有较大的缺点。

(3) 丘脑起搏点说

α节律不是由大脑皮质的局限部位发生的,认为在脑的中央深部有调控部位,所以向丘脑的广泛投射系统探索α节律的发生部位。α节律的起搏点推测为丘脑的非特异核。但是,从即使非特异核被破坏,皮质的节律仍然不消失等,可见仅用这种学说还不能说明α节律的成因。

此外,采用刺激末梢神经或皮质的猫丘脑腹侧基底神经细胞的记录实验,则在细胞外记录到群发峰形电位及后续的阳性波,似乎此阳性波衰减下去便再次发生峰形电位。遂确认了这种阳性波就是抑制性突触电位即 IPSP,以大约 10 Hz 的周期反复出现。据此,认为由包含中继核的丘脑诸核起搏点的活动驱动皮质以致形成α节律,并且还设定有反馈抑制性同步回路。

于是,丘脑起搏点说便成为了主流观点,但是近年研究认为,与大脑皮质表面相平行的皮质内纤维的联络参与α波的扩展,相对于大脑皮质而言,丘脑神经核的影响是轻度的。

3. β波的产生机制

观察证明,倘若大脑皮质的活动水平增高,由于很多的神经细胞突触后电位的分散性增大,所以不仅α波,原则上是显示全部的脑波振幅减少的倾向。例如,在睁眼或者进行精神作业时所见到的α波改变而β波出现,这是与α波作比较,β波减少的程度非常少而残留下来,所以看上去β波相对地显著。

根据 Steriade 等的研究,认为β波出现在大脑皮质和丘脑两个方面,与β波的发生有密切关系,并推测快波的频率可能由皮质及丘脑的神经细胞去极化的程度决定。

觉醒时β波的出现机制,是从睡眠移行到觉醒状态时,脑干网状结构的脑桥被盖核等的乙酰胆碱能的活性提高,放电频度增加。丘脑—皮质核由于兴奋性输入发生去极化,遂使睡眠纺锤波和δ波节律消失,代之以 20～40 Hz 的去极化,发生活动电位的放电;与此同时,丘脑网状结构核由于抑制性输入而发生超极化,也使睡眠纺锤波节律消失。此外,还发现参与 β 活动发生的皮质—丘脑间的反馈回路,与大约 40 Hz 的快节律有关。

β 波不仅对应于单一的觉醒状态,在集中注意、躯体感觉、视觉及听觉等感觉刺激时,β 波在初级感觉区出现,并且有与多种认知活动相关的波幅和频率的变动,这也被认为是大脑皮质、丘脑及脑干等的机能变化所致。

4. δ 波的产生机制

观察发现,若实验动物的丘脑下部两侧被破坏时,在大脑皮质的广泛区域出现 δ 波,但若破坏丘脑的躯体感觉特异性核,在同侧的皮质躯体感觉区产生局限性 δ 波。另一方面,丘脑下部破坏所产生的 δ 波,则由躯体感觉特异性核的高频度刺激所抑制。综合其他的实验结果,据 1964 年 Nakamura 及 Ohye 描述,丘脑特异性核具有抑制那种投射的皮质区域 δ 波的作用,这与非特异性投射系统没有直接的关系。这种广泛性 δ 波与局限性 δ 波在皮质层次的分布不同,前者在深层,后者在表层而振幅较大。据说,广泛性 δ 波主要是与特异性投射系统有关,是锥体细胞体层的 EPSP;局限性 δ 波的产生则是非特异性投射系统起主要作用,起源于锥体细胞顶树突层的 IPSP。

研究还认为,深度睡眠时 δ 波的发生机制大概与深度麻醉时相同。在睡眠时,脑干网状结构与前脑基底核神经细胞的活动下降,脑干网状核的活动低下是由于丘脑—皮质核的失兴奋性而产生超极化,前脑基底核的活动低下则是大脑皮质神经细胞的失兴奋所产生的抑制,这样便增强了丘脑—皮质核的超极化,遂发生 δ 波频带的膜电位变动。因此,当丘脑—皮质核的膜电位在 $-65\sim70$ mV 以上的高度超极化状态时即发生 δ 波,而在超极化变轻的睡眠纺锤波出现时期 δ 波受到抑制。

此外,倘若出现脑机能损害特别是有脑器质性疾患时,大多会出现 δ 波。一般认为主要与神经细胞的代谢及信息传递减慢有关,遂影响到波形的周期和振幅,以至出现 δ 波。

5. 突发性放电

在各种突发性放电现象之中,最具有代表性的是所谓的棘波(spike)。1973 年由 Ayala 等所做的实验,观察到若将青霉素局部涂抹于动物的大脑皮质或海马,脑电图显示发作间期的散发性棘波开始自发性出现,而且其频度会逐渐增加,最终向发作期放电移行。还发现与皮质表面的棘波相对应,在细胞外记录见到棘波爆发,而细胞内记录则见到持续 $100\sim200$ ms 的巨大去极化波(EPSP),以及其上重叠的动作电位高频度爆发性放电(bursting discharge),这被称为去极化位移(paroxysmal depolarization shift,PDS),PDS 遂由于发生接续较长的后超极化波而终止。发作间期的突发波移行为发作期放电的机制,可能是由于接续 PDS 的后超极化波(IPSP)减弱,PDS 的 EPSP 加剧而产生持续的去极化,其上同步发生高频度动作电位,在脑电图上便表现为强直期,随后恢复抑制机制—超极化波复活—去极化—超极化反复,即移行为阵挛期。最后,由于 PDS 被完全抑制而使突发性放电终止。

关于节律性棘慢波的机制,认为慢波成分是抑制的表现的观点相当普遍,但是实验性的分析却很少。根据 Pollen 等的研究,若以 3 Hz 的频率刺激猫的丘脑髓板内核,在皮质接续渐增反应出现周期较长的表面阴性波,渐增反应期间兴奋的神经细胞在周期较长的阴性波时期被抑制。在皮质细胞内记录,则有从渐增反应阴性波起始 0～6 ms 开始,显示持续 25～40 ms EPSP 的细胞,以及在 10～30 ms 开始,持续 120～180 ms IPSP 的细胞,所以在脑电图显示棘慢波时,即是后者占优势所致。

由于构成其背景的脑机能状态的不同,因此突发波的出现频度和波形会受到各种各样的影响,特别是在临床上对突发波的诱发采用睡眠诱发试验等,可知突发波也大多显示与脑的活动水平相对应的变化。另外,采用"点燃法"建立实验性癫痫模型的研究方法,在近些年也颇受重视。

综上所述,脑电图给我们提供了很多的信息,但显示为非特异性的异常波形的人非常多。关于脑波所显示的意义,愿借助 1967 年 Gibbs 的说法来做结论,即在神经细胞受到抑制时,表现为慢波化,假如其抑制极端,则引起振幅减低,而且最终全部的脑电活动停止;兴奋,表现为脑波频率的增加,若过度兴奋则表现为突发性活动。

参考文献

[1] 大熊辉雄. 临床脑波学. 第 4 版. 東京:医学書院,1991:491-515.

[2] 大熊辉雄. 临床脑电图学. 第 5 版. 周锦华,译. 北京:清华大学出版社,2005:488-509.

[3] 井上令一,岡田滋子. 脑器質障害. 临床精神医学,1988,17(6):873-883.

第四章　脑电图的构成要素

如前所述,可以想见脑电图是将其电活动的样子作为"波形"而出现的。这也就是说,由脑电图仪所记录的,是把时间的推移作为横轴、电位的变化作为纵轴,并且用一定的走纸速度描记下来的脑电活动的波状曲线。脑电图是复杂的电位变化,但仍可看做是近似于正弦波的电现象,因此脑电图也便具有了周期、频率、振幅、位相及波形等基本要素,而观察和解析这些构成特征,便成为判读脑电图的基础。

一、周期(频率)与振幅

在脑电图学上,如图 4-1 所示,通常规定脑波的周期(period)是指由一个波的波谷到下一个波的波谷之间的距离,即为该波的周期,一般用时间毫秒(ms)表示;周期也可以看做是由一个波峰到下一个波峰的距离对基线(baseline)的投影。

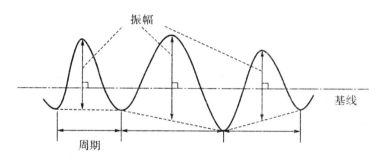

图 4-1　脑电图的周期与振幅

周期的测量方法:若采用的送纸速度每秒钟为 30 mm,则

$$周期=周期的实测值(mm)\times 1\,000\,ms\div 30\,mm$$

另外,每秒钟所出现的周期数即称为频率,用赫兹(Hz)或周/秒(c/s)表示。再者,由周期的逆运算便知其频率,所以为了测量上的便利,临床脑电图在大多数情况下采用频率(周波数)来代表其周期,例如频率为 8 Hz 的脑波其周期为 125 ms,11 Hz 脑波的周期为 90.91 ms。当然,周期在某些时候还被看做是持续时间(duration)。

所谓振幅(amplitude)又称为电位或波幅,通常用微伏(μV)表示。测量振幅时需要从一个波的波峰向基线所引垂线至前后两个波谷连线之间的长度,即为振幅。振幅的测量计算方法:若选取脑电图仪记录时的校正标准增益为 5 mm=50 μV 时,则

$$振幅＝振幅实测值（mm）\times 50\ \mu V \div 5\ mm$$

关于脑电图的振幅，一般的规定是：＜25 μV 称为低幅；25～75 μV 称为中幅；75～150 μV 称为高幅；150 μV 以上称为极高幅。

在脑电图之中的波（wave）被定义为："在脑电图记录上见到的成对电极之间的电位差变化。"或者是把单个的电位差称之为"波"。在脑电图学上通常规定：倘若有 10 μV 以上的电位差即可看做是一个脑波，但是除了单形态像正弦波那样的波形外，还常见到由不同周期的脑波相互重叠构成复合形态的复合波形。对此，便可按照藤森所建议的方法来识别和确定脑波（图 4－2），倘若 α 波或 β 波的振幅在 10 μV 以下、或者慢波的振幅在 30 μV 以下，此时不作为一个波看待，但是在主波为低振幅的脑电图中则最好将慢波的振幅限定在 20 μV。

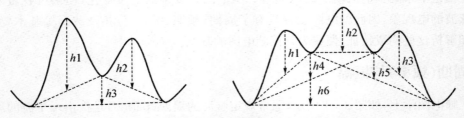

图 4－2　脑电图简易分析法的波的选取法（藤森，1957）

左图：$h1$、$h2$＞10 μV，$h3$＜30 μV 时，选取 $h1$、$h2$；右图：$h1$、$h2$、$h3$＞10 μV，$h4$、$h5$＜30 μV，$h6$＞30 μV，故选取 $h1$、$h2$、$h3$、$h6$

二、位相与波形

所谓位相（phase）又称为极性，在脑电图学中特别规定：脑波的记录曲线表现为向基线上方偏转那样的形态，即称为阴性波，而向基线下方偏转的形态则称为阳性波，这样便有阴性波、阳性波、双相波及三相波等的区别。例如，棘波或尖波（sharp wave）在多数情况下呈现为阴性波。

按照国际脑电图及临床神经生理学会联盟（IFSECN）的术语方案，脑电图的位相关系是指在某一导联任一波上的某一点，与另一导联同时记录到相同波的波上同一点之间的时间关系或极性关系（图 4－3）；或者是一个波上的某一点与该波周期起始点间的时间关系或角关系。例如，从两个部位同时进行脑电图记录时，若某两个周期相等的波其波峰或波谷有偏离时称为有位相差；当波峰与波谷完全一致时，则两个脑波呈同位相或称为同步；倘若两者的周期与振幅相等，波的极性却相反时便称为位相倒转或者有 180° 的位相差。但是，脑电图的位相差一般不用度数表示，而是把它换算为与时间轴的距离，并用 ms 来表示。

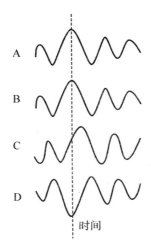

图 4-3 不同部位间的位相关系示例图

A 与 B:同位相(位相差 0°),B 与 C、C 与 D:不同位相(位相差 90°),D 与 A:位相倒转(位相差 180°)

波形(wave form)是指一个脑电波的形状。如前所述,脑电图不是正弦波,显示出各种形状。例如 α 波、β 波的波形一般呈正弦波样(sinusoidal),而棘波、尖波由于其尖锐的波形及特别陡峭的上升支而从背景活动中区别出来。

按照 IFSECN 的标准,在脑电图中除了"波"这一术语之外,所谓活动(activity)是指脑电图的波或者波的连续出现,节律(rhythm)则是指由周期大致恒定的波构成的脑电活动,例如 α 节律、β 活动等。所以,在广义上脑电图的"波"是包括所谓"活动"和"节律"的。

另外,所谓复合波(complex)是指"具有特征性的波形,或反复出现相当恒定的波形,并且与背景活动有区别的两个或两个以上的波相连续"。例如棘慢复合波、尖慢复合波、K复合波等。

脑波的出现率或出现量(quantity),在临床脑电图中常被称为指数(index)。所谓指数,在这里是指在一定时间内某种脑波的出现数量,而大多采用在一定时间(例如 60 s)内某种脑波的出现所占时间的百分率来表示。例如在 1 min 之内 α 波的出现时间占 15 s,则表明在此一时期的脑电图中 α 波的指数即为 25%(15/60)。

因此,在临床脑电图上,对于最常见到的那些正弦波样的波形,一般的规定是:若某种脑波的指数在 5%~10% 时称为"很少",10%~15% 时称为"少数",15%~25% 时称为"少量",25%~50% 时称为"中等量",50%~75% 时称为"较多量",75%~95% 时称为"多量",在 95%~100% 时则称为"持续"。当然,这也是用肉眼观察和手工测量所做出的大致上的定量估算。

关于脑电图的出现形式,即指某特定的波呈持续性(continuous)、散发性(random)、孤立性(isolated),或者呈爆发或群发(burst)出现等。

此外,脑波在区域分布上,则有广泛性(diffuse)、局限性(localized)或焦点性(focal)等的区别。

三、脑波的分类

倘若观察和分析脑电图的频率(周波数),可知脑电图由各种的频率成分所构成。下述便是按照脑电图的频率及波形的分类,而且对每一频段分别用希腊字母来命名。例如:

Walter(1944)的分类:

δ波:0.5～3.5 c/s(Hz)

θ波:4～7 c/s

α波:8～13 c/s

β波:14～25 c/s

γ波:26 c/s 以上

Schwab(1951)、和田豊治(1957)的分类:

δ波:0.5～3 c/s

θ波:4～7 c/s

α波:8～13 c/s

中间快波:14～17 c/s

β波:18～30 c/s

γ波:31 c/s 以上

数字化脑电图仪的分类(1990 年代):

δ波:0.5～3.9 Hz

θ波:4.0～7.9 Hz

α波:8.0～12.9 Hz

β波:13.0～30.0 Hz

或者

δ:0.8～3.8 Hz

θ:4.0～7.8 Hz

$\alpha 1$:8.0～8.9 Hz

$\alpha 2$:9.0～10.9 Hz

$\alpha 3$:11.0～12.8 Hz

β:13.0～30.0 Hz

与 α 波作比较,一般将比 α 波频率慢的 θ、δ 波统称为慢波(slow wave),慢波又称为徐波;而比 α 波频率快的 β 波和 γ 波统称为快波(fast wave),快波亦称为速波。α 波、慢波和快波大致上是正弦波样的波形,所以主要按照频率进行分类。关于最常见几种脑波的波形模式如图 4-4 所示(依据校正标准测量其频率和振幅进行判定及识别)。

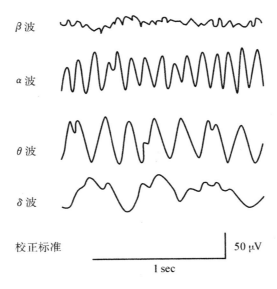

β波

α波

θ波

δ波

校正标准　　　　　　　　　　50 μV

1 sec

图 4-4　常见的脑电图波形

　　但是,当波形不是正弦波样时,则不能仅用频率描述该波,还应该考虑其波形。例如,所谓的棘波和尖波,就是根据波形与脑电图记录的其他成分相比较,其波形特别尖锐这一特征来分类的。为方便起见,在 IFSECN 的术语方案中规定,把持续时间为 20~70 ms(1/50~1/14 s)的尖锐波形称为棘波,而持续时间为 70~200 ms(1/14~1/5 s)者则称为尖波,这就是棘波与尖波最有特征性的区别。

　　所谓背景活动(background activity),是指在把棘波和特定的一过性突发波(paroxysm)等作为问题考虑的时候,构成该波形以外的背景的活动。背景活动被定义为:"在某种正常或异常脑电图的波形出现时构成其背景,而这些特定波形从中可以区别出来的这样的脑电图活动。"因此,像棘波和尖波那样,与形成背景活动的其他波或节律有着明显区别。另外,棘波或尖波接续一个慢波而形成的复合波分别称为棘慢复合波(spike-and-slow-wave complex)和尖慢复合波(sharp-and-slow-wave complex)。总之,对这类波形的识别和判定如图 4-5 所示。

　　以上列举的这些术语及其概念,或许初看上去总是有些生僻和繁琐。但是毫无疑问,这些基础的知识和概念,对于客观、准确地观察和描述脑电图的各种电现象,将是不可缺少的。

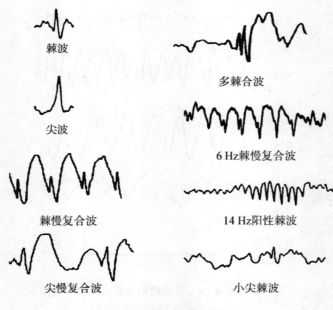

棘波

多棘合波

尖波

6 Hz棘慢复合波

棘慢复合波

14 Hz阳性棘波

尖慢复合波

小尖棘波

图 4-5　突发波(癫痫样放电)

参考文献

[1] 大熊辉雄. 临床脑波学. 第 4 版. 東京:医学書院,1991:75-80,423-434.

[2] 鲁在清. 国际标准脑电图术语. 现代电生理学杂志,2004;11(3):158-164.

第五章　脑电图的记录法

概括地说,由脑的活动而产生的电位变化,采用放大器进行放大并记录的波形,即是脑电图。按照欧姆法则,电流路径的阻抗与电流的乘积,乃是所产生的相应电压。简而言之,由安置在头部的 2 个电极间所导出的电位差,便是脑电图。

一、脑电图仪的结构及原理

在脑电图记录时,头皮上安置记录电极,在放大器方面设置阻抗,此时皮肤的阻抗(包括电极与皮肤之间的接触阻抗、电极部位皮肤的阻抗等)合计可达数十千欧。因此,为了可以忽略不计皮肤的阻抗,就需要放大器的输入阻抗足够大,一般规定脑电图仪放大器的输入阻抗需要 10 MΩ 以上。

脑电图仪的基本结构和工作原理大致上如图 5-1 所示,其中,放大器部分包括前置级放大、后级放大和功率放大器,放大约 100 万倍,最后将电能转变为机械能,推动记录器墨水笔摆动。另外,脑电图仪的附属器械有闪光刺激器、过度呼吸器、外接输出口等。

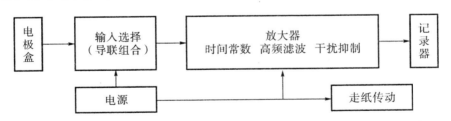

图 5-1　脑电图仪的结构及工作原理方框图

在这里"输入选择"是指选择各道放大器的两个输入端所连接的电极,以及由此构成的导联组合。头部的电极经过电极线和电极盒,然后通过导联开关的选择,使电极检测到的脑电信号进入各道的放大器。常用的输入选择包括:定标、固定导联(例如Ⅰ～Ⅵ)以及分道等。其中在定标位置时,各道同时输入定标电压;分道又称自由导联,可按照需要自行组合导联方式,然后进行描记。

所谓"校准电压"是指为测量脑电图的振幅而必须设定的一个基准(定标)电压,用以校正放大器的灵敏度。在国产脑电图仪,定标电压通常设置 20 μV、50 μV、100 μV、200 μV、500 μV、1 000 μV 六种,一般是把这个定标电压加到前置放大器的输入端。灵敏度是指在输入定标电压后记录笔所偏转的高度,在脑电图描记中一般选择灵敏度为

50 μV/5 mm 或 50 μV/7 mm。此外,增益(gain)调节分为总增益和各道增益,调节增益时,每挡增益递增或递减 1 倍(即 6 dB),以使所描记的脑电图波形便于观察和振幅测量。

由于记录电极与头皮之间存在着接触阻抗,当电极的接触阻抗较大时,脑电图仪的抗干扰能力和波形保真度便会受到影响。因此,在脑电图仪通常设置电极阻抗测量电路,而且最好是把各电极的接触阻抗控制在 10 kΩ 以下,一般规定当电极阻抗值大于 20 kΩ 时则需考虑重新安装电极。

在检测脑电图的环境,通常会有被称为共模信号(交流干扰)的妨碍电位重叠于脑电图上,共模信号主要是周围的荧光灯和电源线与人体耦合而混入的,因为这是比所测脑电图相当大的电位,所以为了检测出清晰的脑电图,就必须控制这种共模信号,而具有这种功能的放大器被称为差动放大器。在脑电图仪的前置放大部分,通常采用这种差动放大器电路,它的特点是,当共模信号输入到差动放大器时,其输出为零;而当差模信号(脑电图)输入时,其电位差值便被放大输出。在工程学上,把抑制共模信号的能力称为共模抑制比(CMRR),以 dB(分贝)为单位表示。CMRR 又称为辨差比,此值越大,表示抗干扰性能越好。在脑电图仪的设计标准一般是 CMRR 达到 10 000：1 即 80 dB。

所谓时间常数(time constant)是指在滤波电路中的电容值(C)与阻抗值(R)的乘积,以时间秒为单位。当给此种电路的输入端加一脉冲直流电压,其输出电压遂发生变形减少,而当减少至 63.2% 时所经历的时间即是时间常数的值。时间常数值越小,对信号的低频成分衰减能力越大。在脑电图描记时一般以 0.3 s 作为标准,而在体动较多时可选择 0.1 s,检测表面肌电图时选择 0.03 s。在时间常数值 1.0 s、0.3 s、0.1 s 时所对应的截止频率分别是 0.159 Hz、0.53 Hz 和 1.59 Hz。

滤波(filter)又被称为高频滤波或高频衰减,是指采用电容器把高频率的成分过滤掉,而保留较低频率成分。在脑电图描记若有肌电图及高频率成分例如噪音混入时,使用高频滤波。在国产脑电图仪滤波分为 15 Hz、30 Hz、60 Hz 及"关"四挡,当滤波选择高时,所描记的波形之中高频成分较多,因此波形显得比较尖锐;而滤波选择低时,对高频成分衰减明显,所描记的波形较为圆钝。

所谓"频率响应",主要是指对高频段的频率响应。由于记录器是机械结构的,而且记录笔又有一定的长度,这样笔的摆动频率便会受到限制。脑电图仪一般设计要求频率响应在 60 Hz 以上,它的定义是当 10 Hz 信号输入,记录笔描记幅度为 10 mm 时,变换为 60 Hz同样大小的信号输入时,记录笔的振幅大小不大于 10%。

由于人体既是脑电信号源,亦是各种电磁波的接受天线,因此在检测脑电图时,由于周围环境大多会混入 50 Hz 交流电干扰,所以脑电图仪通常设计有一个交流电过滤(干扰抑制)电路。在应用干扰抑制时,可以将 50 Hz 交流干扰信号衰减到 1/15～1/20 以下,而对脑电图波形基本上不影响。

再者,还需要在记录纸上标记出走纸速度,这是为了分析波形的周期和频率。在脑电图仪上通常设有时标电路,例如以每秒钟出现一个方波作为时标记号。由于脑电图描记所采用的导联组合较多,为了便于区别,也通常设计有导联组合序号的标志。另外,脑电图仪必须具备高精度的稳压电源系统,同时还需要一套精密、稳定的走纸传动系统,以保证记录纸按照一定速度匀速走动。

　　需要特别注意的是,脑电图仪必须有符合标准的良好的接地线路,包括被检者的电极(信号)接地以及脑电图仪金属外壳的接地,而且各种设备的地线做到在一点接地,在必要时考虑设置屏蔽室以隔离电磁干扰。

二、脑电图记录法的实际操作

　　在进行脑电图记录时,通常需要按照一定的标准和顺序进行操作。关于脑电图记录的方法,请参照我国的关于临床脑电图描记的最低标准(1989),详见附录二,在此仅介绍临床脑电图记录法实际操作的一般程序。

　　1. 接通电源开关

　　在记录开始前至少 15～20 min,按照所规定的操作顺序,打开脑电图仪电源开关,注意电源接通指示灯点亮,调整电压达到仪器设定的要求,使检测开始时脑电图仪的放大器达到十分稳定的状态。

　　2. 脑电图仪的调整与校正记录

　　在此期间,主要是核对检测前脑电图仪应处的状态,包括各种技术参数的设定,例如:记录开关(停止)、记录笔开关(断开)、走纸速度(30 mm/s)、输入选择(定标)、校正信号(定标)的电压 50 μV、时间常数(0.3 s)、滤波(60 Hz)、增益位置(1)、干扰抑制(断开)、电极阻抗测量(断开)、记录笔位置(零位),检查记录笔与纸的压力以及记录纸和墨水是否足够等。此外,还必须注意使各道记录笔齐整地排列在一条起始线上。

　　随后,进行校正记录,即对脑电图仪的各道输入一定的直流电压,通过调整记录笔摆动幅度的大小,来校正放大器的灵敏度。在进行校正时,最初使用较慢的走纸速度,校正电压为 50 μV,时间常数为 0.3 s,不用滤波,通过开关输入定标电压,使各道记录笔的偏转准确一致为 5 mm。此时需要注意使定标波形上下振幅相等,各记录笔的笔尖处在同一条线上即呈同步,然后观察定标电压曲线形状是否正常,同时判断其阻尼(damping)情况。阻尼是由记录器与阻抗电路所形成的,其调节属于电路问题。但是,记录笔与记录纸之间的摩擦也会产生阻尼,倘若笔与纸接触不充分,摩擦变小,便造成阻尼不足;但若记录笔对记录纸的压力过大,则致阻尼过度。这在采用方波的定标上看,当阻尼不足时,方波的顶角过尖或过冲;而阻尼过度时,则定标方波的角变得圆钝、振幅降低(图 5-2)。

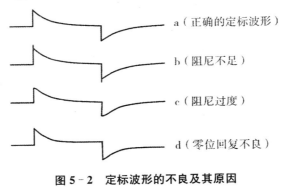

　　a（正确的定标波形）

　　b（阻尼不足）

　　c（阻尼过度）

　　d（零位回复不良）

图 5-2　定标波形的不良及其原因

3. 电极的安装及阻抗测量

在给被检者安装电极之前,向其简要介绍脑电图检测的原理和价值,说明此项检测完全没有痛苦和危险,以便取得被检者的配合。

通常在头皮上安置记录电极,有时也在特殊部位或脑外科安置脑表面电极等。头皮电极一般是按照国际 10－20 法配置 21 个电极。但是根据研究目的可以配置更多数(60个等)的电极,或者在监测时仅使用数个电极。

头皮电极的优点是,除针电极以外,基本上无侵袭性,而且价廉方便。其缺点是由于通过导电率不同的脑、脑膜、脑脊液、颅骨及皮肤等进行观察,所以信号的空间分辨率低,高频率的活动衰减,还有与头皮接触不良的交流噪音混入、肌电图混入等。

最常使用的头皮电极,包括盘状电极和支架型电极等,一般为银质或氯化银电极。此外,针电极在特殊情况下才会考虑使用。在安装盘状电极时,首先把安装电极部位的头发仔细分开,清晰地暴露头皮,然后在安装电极的部位用乙醇或丙酮仔细擦去头皮油垢,在该部位的皮肤上充分地涂上电极糊,接着在该部位放置涂有电极糊的盘状电极,最后用弹性网帽或使用火棉胶法固定电极。在安装支架型电极时,先将用于固定电极的橡胶弹性网帽戴在被检者的头上,并于下颌处固定,然后在橡胶带下方插入支架型电极,保持电极轻压在头皮上,电极的头端需包裹浸湿 5％氯化钠溶液的数层纱布垫,与头皮直接接触。

电极安装完毕,将输入选择调至常用的导联组合,然后测量电极间阻抗。各电极阻抗最好控制在 10 kΩ 以下,倘若电极阻抗超过 20 kΩ 以上时,则应再次清洁头皮,注意电极与头皮接触是否良好,而电极阻抗增大也是引入噪音干扰的主要原因之一。

4. 脑电图描记

脑电图描记开始时,被检者所处的理想状态包括:轻闭眼睛但不入睡,不咀嚼、不皱眉,眼球不动,不眨眼睛。全身肌肉放松,精神安定,被检者取坐位或卧位。当被检者是乳幼儿时,也可让其母亲抱着或者边哺乳边进行记录。

再次做校正记录,然后观察生物校正记录,即对各道输入相同部位(例如左前额－左枕)的脑波作大约 10 s 的记录,用于检验校正电压的调整误差以及确认各道在实际记录脑电图时对同一脑波信号能够描记到相等的振幅和波形。

随后,即可转移到对各导联组合(montyge)的脑电图描记。各导联组合的描记时间至少需要 2 min,特别是对于基本的导联组合,通常进行 3～4 min 的描记。在必要时为了诱发出异常放电等,尚需要增加诱发试验例如过度呼吸、闪光刺激试验等。在常规的临床脑电图检测,包括上述的诱发试验在内,至少需要进行 15～30 min 的描记。

特别是对 3 岁以下的小儿,需要采取措施,耐心地描记到可供判读的觉醒时的脑电图,一般不主张使用药物睡眠的方法,除非在诊断上更需要。此外,对于新生儿或早产儿,为了准确观察被检者觉醒、睡眠等的状态,尤其需要做多导生理描记(polysomnogram),此时除了描记脑电图以外,至少还应该包括描记呼吸及眼球运动,必要时再同时记录下颌肌电图和心电图。

如前所述,脑电图描记通常选择时间常数为 0.3 s,尽可能不使用高频滤波器。由电极接触不良等所致的交流干扰混入,不主张为省却重新安装电极的麻烦而使用滤波器来消除,因为这样做脑电图的快波成分也同时被削弱了。

脑电图仪放大器的灵敏度一般调节为 $50\ \mu V/5\ mm$,根据仪器种类也有 $50\ \mu V/7\ mm$。若灵敏度过高,则脑电图波形的峰与谷的部分因压迫变得平坦,其波的振幅和波形便不能够正确观察。在进行灵敏度的增减时,最好是把脑电图仪的各道同时切换至 2 倍或 1/2,而变更各道的灵敏度仅限于特殊情况。有必要提高灵敏度的,是低振幅波形以及观察振幅不太高的快波的时候。但需要注意,倘若提高灵敏度,特别是在 α 波缺少的低振幅脑电图上,用标准灵敏度时不显著的 θ 波却变得相当显著,因为这样的 θ 波在正常人也能够见到,所以不能误判为是异常的慢波。

通常采用 30 mm/s 的标准走纸速度进行描记,但是在过度呼吸试验和睡眠诱发试验时,也可以用 15 mm/s 的走纸速度。在详细观察快波或测量脑波的位相关系时,可方便地暂用 60 mm/s 的纸速。

在脑电图描记过程中,记录条件的变更需要做标注,除此之外睁眼、闭眼、体动、意识状态等被检者状态的变化,各种诱发试验、伪差以及周围发生的不测刺激等,均直接标注在记录纸上。在做标注时,最好使用黑色铅笔。作为应该标注的记录条件,包括标注灵敏度、时间常数、走纸速度;各导联组合在描记开始时,标注各道的导联电极组合,各电极用编号表示时,则在描记开始便描绘出表示电极的编号和位置的模式图,或盖上表示模式图的橡皮印章。在近些年的脑电图仪上,已预先编入一些导联组合,描记时以信号发生器笔或时间标记器笔用标记表示其导联组合,所以在随后整理记录时颇为方便。

描记结束,遂进行再一次的标准校正记录,同时对其描记期间所使用的灵敏度、时间常数、滤波特性方面均进行校正。

5. 脑电图记录的整理

脑电图描记结束之后,在记录资料的封面附上整理编号,将前述的描记条件的变更和导联组合的记入等加以补充及整理,然后把脑电图检测申请单或病历等资料收集在一起,即可以做阅读判定。

总之,对于临床脑电图来说,正在尝试把检测方法予以标准化,但是迄今尚未能取得统一。作为常规检测的步骤,在原则上其共同项目一般包括:

(1)了解临床诊断、主要症状以及检测目的,考虑检测方法。

(2)向患者简要说明检测情况等。

(3)安装电极。

(4)在觉醒安静闭目状态,进行作为基本的参考电极导联描记。

(5)选择必要的双极导联法进行描记。

(6)作为诱发试验,描记包括睁闭眼、过度呼吸、闪光刺激和睡眠状态。

三、电极配置法与导出方法

1. 电极配置法

通常使用头皮电极描记的脑电活动,主要是源于大脑半球的凸面。倘若描记脑底部或者大脑深部的电活动,则需使用特殊电极例如蝶骨电极、皮质电极或深部电极等。

关于头皮电极的位置,目前一般采用国际 10-20 电极配置法(ten-twenty system)。此法最初被称为 Montreal 法,是由加拿大的 Jasper 等提倡,此后为 1957 年国际脑电图学会推荐的所谓标准方法。应用此法的优点是:①与头颅的大小无关而大致上能够在一定部位配置电极;②各电极间的距离大致相等;③可大致覆盖大脑半球的全部区域;④即使做几次检测也大致上是在同一部位配置电极;⑤可确认与电极对应的大脑解剖学部位。在 10-20 电极配置法,如图 5-3 所示,通常规定用奇数代表左侧的电极,偶数代表右侧的电极。这些电极与大脑皮质的位置关系,大致上是 C_3、C_4 在中央沟的上方,F_7、F_8 接近大脑外侧裂。

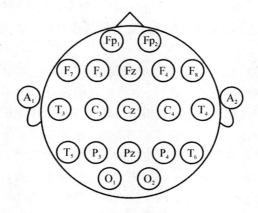

图 5-3　国际 10-20 电极配置法

实际上,在按照国际 10-20 法安装电极时,如图 5-4 那样,首先由鼻根(nasion)至枕外粗隆(inion)作一连线,在此正中线上由前向后依次标出额极(Fpz)、额(Fz)、中央(Cz)、顶(Pz)、枕(Oz)5 点,Fpz 至鼻根点的距离与 Oz 至枕外粗隆的距离各占此连线全长的 10%,其余各点均以此连线全长的 20% 相隔。然后,从左耳前点(耳屏前颧弓根凹陷处)或外耳孔通过 Cz 点至右侧耳前点或外耳孔作一连线,在此连线的左、右两侧分别对称地标出左中颞(T_3)、右中颞(T_4)点以及左中央(C_3)、右中央(C_4)点,T_3、T_4 点至耳前点的距离分别占此连线全长的 10%,其余各点均以此线全长的 20% 相隔。再从 Fpz 向后通过 T_3、T_4 至 Oz 点分别作左、右侧连线,在左、右侧连线上由前至后分别对称地标出左额极(Fp_1)、右额极(Fp_2)、左前颞(F_7)、右前颞(F_8)、左后颞(T_5)、右后颞(T_6)以及左枕(O_1)、右枕(O_2)点,Fp_1、Fp_2 至 Fpz 的距离与 O_1、O_2 至 Oz 的距离各占此连线全长的 10%,其余各点均以此线全长的 20% 相隔。最后,左额(F_3)、右额(F_4)分别定位于 Fz 与 F_7、F_8 连线的中点,左顶(P_3)、右顶(P_4)分别定位于 Pz 与 T_5、T_6 连线的中点。Fpz、Oz 不安放探查电极,这样包括左、右耳垂参考电极 A_1、A_2 在内,确定出共计 21 个电极位置。此外,也有的检查室仅采用数字号码来代替上述电极位置的缩略语符号。

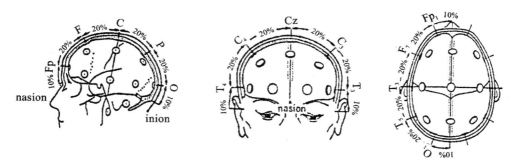

图 5-4　10-20 法的电极安装顺序

对于小儿,原则上也使用 10-20 电极配置法,但是在头围特别小(新生儿、早产儿)时,可采用"减少电极数目的配置",即使用 10-20 法中的一部分电极。此时,配置使用 Fp_1、Fp_2、C_3、C_4、O_1、O_2、T_3、T_4 和 Cz 等。

此外,在 10-20 法的基础上增加电极密度,例如 1991 年由美国脑电图学会提出扩展版的所谓 10%电极配置法,对应于多导程记录和癫痫外科对于癫痫病灶的精确定位等。

2. 导出的方法

记录脑电图至少需要 2 个电极,把其中一个电极连接到脑电图仪的输入端 1(G_1),另一个电极连接到输入端 2(G_2),两电极间显示的电位差便作为脑电图被记录下来。因此,被记录到的脑电图可看做是由 G_1 电位减去 G_2 电位的差值及波形。若用如图 5-5 模式图表示,即有 G_1、G_2 输入的一方是零、两者相等以及各自不为零而有电位差值的情形。

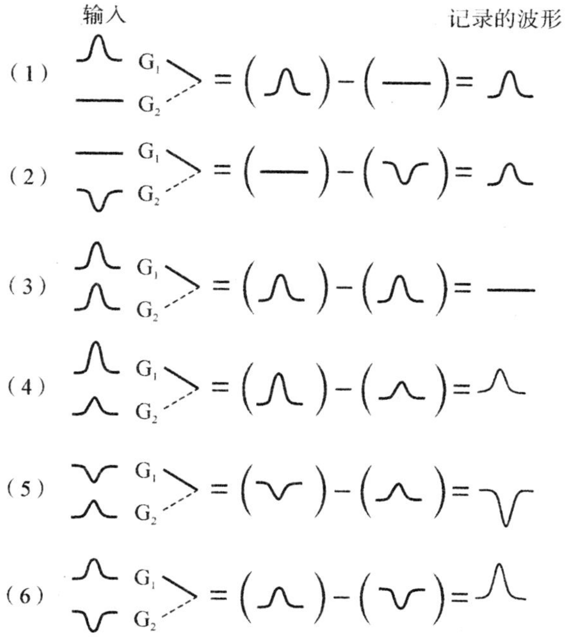

输入　　　　　　　　　　　　　　　　记录的波形

(1)　 G_1 / G_2 ＞ = (∧) − (—) = ∧

(2)　 G_1 / G_2 ＞ = (—) − (∨) = ∧

(3)　 G_1 / G_2 ＞ = (∧) − (∧) = —

(4)　 G_1 / G_2 ＞ = (∧) − (∧) = ∧

(5)　 G_1 / G_2 ＞ = (∨) − (∧) = ∨

(6)　 G_1 / G_2 ＞ = (∧) − (∨) = ∧

图 5-5　导出法的原理(仿平贺,1980)

脑电图作为输入端 G_1 与 G_2 的电位差(减法)而被记录下来,(1)～(6)是把各种电位输入到 G_1、G_2 时所记录的波形,用模式图表示

在这里特别需要指出的是,按照国际协约规定,在脑电图仪器的设计上 G_1 的输入对于 G_2 的输入而言,显示阴性电位时,则记录器的笔向上偏转。

在理论上,零电位点是指机体浸泡在导电性能良好的电解质液中时,距离机体无限远的点,但在实际上无法利用到这样的点,人们所能利用的是距离脑部尽可能远的身体上的某一点,因此一般只能使用耳垂、鼻尖或乳突等。如此这般,安放在相对于脑电位近乎为零电位(基准)点的电极称为参考电极(reference electrode)或非活性电极(inactive electrode),而安置在头皮上的记录电极称为探查电极(exploring electrode)或活性电极(active electrode)。

关于脑电图的导出方法,可以大致分为使用参考电极的参考导联法,与仅使用探查电极的双极导联法两种。

(1)参考导联法(referential derivation)

所谓参考导联法,是由于使用了参考电极而言。这是指在头皮上安置的探查电极与耳垂或乳突上的参考电极之间记录脑电图的方法。通常是把探查电极连接到 G_1 端,参考电极连到 G_2 端,探查电极的阴性电位遂使记录笔向上偏转而被描记下来。对于此法,过去也称为单极导联法。

参考电极一般是安放在两侧的耳垂上,左右侧半球上的探查电极各自把同侧的耳垂作为参考电极使用。Gibbs 等曾建议将两侧耳垂电极连接并接地作为参考电极使用。也有的最初把一侧耳垂作为参考电极使用,然后再转换到对侧的耳垂,即是把两侧耳垂电极独立作为参考电极使用的方法。

使用参考导联法的优点是,大致能够记录到探查电极下的脑电位变动的绝对值。但是,头皮上的电极与大脑皮质表面之间有软脑膜、脑脊液、硬膜、颅骨、头皮等,由于电极与皮质表面有相当的距离,也就等于记录了探查电极下大概直径 3~4 cm 范围电活动的总和。因此,由极小的局限部位产生的很小电位变动,便有可能被周围脑组织的电活动所覆盖而不容易发现。

参考导联法的最大缺点,是耳垂不是绝对的零电位点。当振幅大的异常波出现在颞部时,由于耳垂电极较靠近颞部而受其电场的影响,遂可记录到与颞部电极相同程度、有时比它小一些的异常波,此种情形称为参考电极活化(active reference electrode),常见于像癫痫复杂部分发作(精神运动发作)在颞叶附近有癫痫灶的病例。

由于癫痫灶附近的电极通常会出现阴性棘波,这在参考导联法遂记录到波峰向上的尖锐波形。因此,如图 5-6 所示,右侧耳垂由于受到附近右颞致痫灶阴性棘波的影响而出现比它略小的阴性棘波时,在以右耳垂作为参考电极的参考导联法,实际上所记录到的右颞棘波振幅要比真正的振幅为小,不仅如此,而且在不产生棘波的其他部位(顶、枕部等)也会记录到一种阳性棘波。此时,倘若改用左侧耳垂作为参考电极,因为左侧的耳垂电极没有被"活化",阴性棘波便只能出现于右颞部且没有振幅的减小,而其他部位也不再出现阳性棘波。

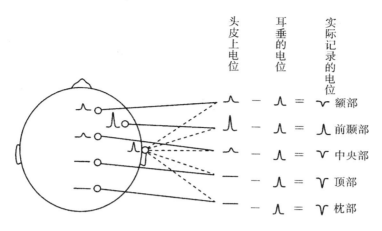

图 5-6　耳垂参考电极活化的模式图

因此,使用参考导联法在一侧或两侧的全导出部位记录到棘波(特别是阳性棘波)等异常波时,即应该先用一侧耳垂电极,然后改用另一侧耳垂电极作为参考电极进行描记,或者不使用参考电极的双极导联描记,可资鉴别异常波究竟是真正出现于广泛区域,还是由于参考电极被活化所造成的。

以耳垂作为参考(基准)的导出法被认为是最标准的,但耳垂容易受到颞部脑波的波及。此外,平均电位参考(average potential reference,AV)法是指把头皮上的全部或多个电极电位的平均值作为参考电极使用。此法将全部的脑波振幅变低,可相对明确地显示局部脑波异常,但是眼球运动、头部动作等伪差混入,则会影响全部导联。

(2)双极导联法(bipolar recording)

此法不使用参考电极,而是将头皮上的两个探查电极分别连接到脑电图仪放大器的 G_1 和 G_2 端进行记录。按照这种导出法,能够记录到两个电极间的电位及位相之差。因此,假如两个电极在参考导联法显示完全相同的电位变化,则在双极导联法两者的差值为零,遂记录到平坦的线。

一般地说,脑电图包含电极部位局限区域的电位成分,以及被同时记录到的较广范围的电位成分。因此,在双极导联法的两个探查电极间距离较小时,来自较广范围的相同成分便由两方的电极同时记录和被减消,而不出现于脑电图上。此时,局限于两个电极部位出现的电位变化,由于两电极共同的电位成分相减抵消,所以大多要比参考导联法时更清晰地被表现出来。在双极导联法,通常探查电极之间的距离为 3~6 cm。

参考导联法与双极导联法的脑电图波形不同,如图 5-7 所示,按照双极导联法所记录的波形,可以认为是由 G_1 的波形减去 G_2 波形所得的结果。因此,双极导联法不适合记录脑电图的正确(真实)波形和电位变动的绝对值,但是适合记录局限性的脑电图异常,而且没有像参考导联法时出现参考电极活化所致的误差。

在临床脑电图通常使用连结式双极导联法,如图 5-7 所示,将数个电极以相等的间隔排成一列,把电极①和②连接到脑电图仪一个道上的 G_1 和 G_2 端,随后将电极②连接到下

一道上的 G_1 端,则电极③连接到同一道上的 G_2 端,如此依次把数个放大器连接起来进行记录即称为连结式双极导联法。按照此法,在某个波振幅最大的部位(A)或者最小的部位(B)的电极处,脑波的位相发生倒转,波的方向相反,因此容易确定振幅最大或最小的部位。

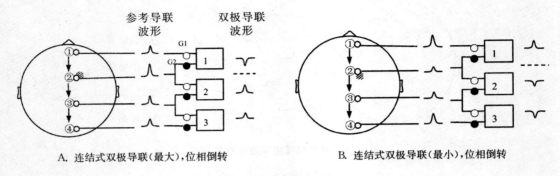

A. 连结式双极导联(最大),位相倒转　　　　B. 连结式双极导联(最小),位相倒转

图 5-7　双极导联的模式图

四、定位的方法

确定某特定的脑波是由最接近哪个电极的部位所发生的,被称为定位(localization)。关于定位,可以用参考导联法,也常用双极导联法特别是连结式双极导联法。此外,尚有三角法、四角法以及特殊的 Aird 法等。

1. 依据参考导联法的定位

(1) 特定脑波的局限性出现

按照参考导联法,特定脑波局限于某特定的电极且最显著出现时,可认为此波是由该电极附近的脑组织产生的。倘若仅在某特定电极出现异常波时,则此异常脑波的定位容易。

在大脑皮质附近有癫痫灶(焦点)时,依据参考导联法可以从离焦点最近的电极记录到阴性棘波。如果按照 1948 年 Gibbs 等的观点,认为在参考导联法记录到阴性波时,电极在其电源的附近,若在远离电源的部位进行记录,由于这个电极部位成为容积导体中的电流出口(source),所以记录到阳性波,这被称为 Gibbs 法则,但对此也颇有异议。

(2) 局限性振幅降低

与某特定异常波的出现同时,在正常时应该出现的脑波不出现而成为近于平坦的波形,或者脑波的振幅与另一侧对称部位相比较显著降低时,可以推测该电极附近存在脑机能低下。这种振幅降低,可见于脑肿瘤或脑脓肿位于大脑皮质及其附近,以致正常的皮质功能发生障碍时;或者一侧性脑出血、脑梗死,以及硬膜下血肿所致电极与大脑皮质之间的距离较健侧增大等情形。脑肿瘤时,在正常时应该出现的脑波缺如或振幅降低的同时,作为异常波的慢波大多会出现在该部位。因其慢波的振幅大,所以也常见整体的振幅比健侧高。

这样的局限性脑波振幅降低或缺如,不仅在觉醒脑电图,而且在睡眠时的脑电图也能见到——睡眠时脑电图出现的顶尖波、纺锤波(spindle burst)及 K 复合波在患侧缺如。像这样在正常自然睡眠或诱发睡眠中应该左右对称出现的纺锤波和快波等反而不出现的现象,被称为懒波或懒波现象(lazy phenomenon)。

总之,为了准确观察局限性异常波或局限性振幅降低,有必要详细比较左右对称部位脑波的振幅和频率、波形等。而且为了做到正确的比较,必须使各放大器的增益水平保持一致。

关于参考导联法的定位特征,可以概括如下:第一,由于参考电极的电位接近于零,可以正确记录头皮探查电极的局部电活动,以及较广范围的广泛分布的脑电活动。例如,由皮质下肿瘤所产生的慢波,扩展到较广泛的皮质区域的电活动,可能被几个电极同时记录到,所以参考导联法有容易发现异常波存在的优点。但是,确定哪个电极最接近病灶部位,有时也困难。在许多时候,作为局部定位准则的是异常波振幅最大的部位最接近电源这一原理,但不仅是振幅,也需要考虑波的极性、波形和出现方式等。第二,也可以说是它的缺点,便是耳垂参考电极有时出现活化的现象。

2. 依据双极导联法的定位

连结式双极导联法,又被称为狭义的位相倒转法,此法是自 1936 年 Walter 报告以来被广泛使用的脑电图定位方法。

使用连结式双极导联法,如图 5-7A 所示,在某特定波显示最大振幅的部位,波的位相发生倒转,因此能够正确识别哪个电极部位显示最大振幅,此时应注意倒转的波是以波峰(波顶)相对立的。由图 5-7B 的参考导联脑波的依次相差,便可知位相倒转在脑波振幅最小的部位也可以发生,而此时倒转的波是以波谷(波底)相对立。但是,对振幅最大或最小的判定,还需要以参考导联的所见作为参照。

在连结式双极导联法,仅使用一个电极列尚不能够做出准确的定位。如图 5-8 所示,假设有任意的连结式双极导联电极列Ⅰ,不通过某特定脑波的电源中心 S 而是通过其近旁时,由于电极列Ⅰ的电极(3)在这一列中显示最大振幅,因此在电极(3)发生位相倒转。此时电极(3)的部位是否为该特定脑波的真正电源,还需要设置通过电极(3)并且与电极列Ⅰ垂直交叉的第 2 个电极列Ⅱ,而电极列Ⅱ也同样进行连结式双极导联描记,才能够确定。这种定位方法被称为"十字法"。假若在电极列Ⅱ也同样是在电极(3)的部位发生位相倒转,那么显然这个电极(3)最接近电源。但如图 5-8 的模式图所示,电极列Ⅱ的其他电极如在电极(c)发生位相倒转,则可以判定电极(c)要比电极(3)更接近于特定脑波的真正电源。此外,倘若电源的电位分布如图 5-8 呈同心圆状,把两个电极列垂直交叉便可以确定电源的位置,但是当电位的分布不是标准的同心圆,而呈椭圆形或其他不规则形状时,理论上仅用垂直交叉的两个电极列是不足够的,但实际上并不妨碍作大致上的定位。

连结式双极导联法,不仅用于观察位相倒转,还能够判定正常时应该出现的脑波的局限性振幅降低或缺如。

一般地说,用双极导联记录的脑电图呈平坦时,并不一定意味着这两个电极下的脑组织的电位变动为零。实际上,倘若两个电极相距数厘米以上,两电极便不会显示出完全相等的脑波,因此当双极导联脑电图显示平坦或接近平坦时,则有可能该部位的电活动振幅确实降低,或者该部位出现像慢波那样有较广范围且显示同样波形的异常波,而此时两个电极恰位于其等电位线上。为了进行鉴别,还需要观察参考导联的脑波。

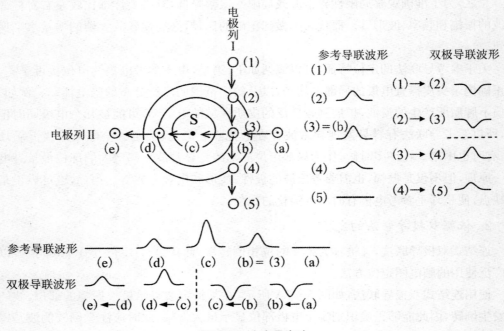

图 5-8　十字导出法

此外,三角双极导联组合法,在原理上属于连结式双极导联法的一种。如图 5-9 所示,把三个电极连结成三角形,把电极①和②分别连接到第一个放大器的 G_1 和 G_2 端,电极②和③连接到下一个放大器的 G_1 和 G_2 端,电极③和①连接到第三个放大器的 G_1 和 G_2 端。于是,假如在 3 个电极中有一个电极(例如电极③)出现异常波时,则仅在与该电极相关的导联即②→③和③→①出现异常波,①→②不出现异常波。而且像参考电极导联的波形相减那样,在②→③和③→①的导联之间有异常波的位相倒转,因此可以判定异常波的振幅在电极③附近最大。

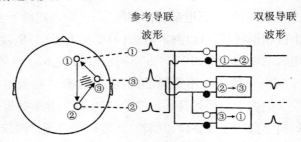

图 5-9　三角双极导联组合法

按照位相倒转法进行定位时,在描记技术上必须注意,首先要使全部记录笔的位置一致,调整笔尖在一条直线上。这是因为倘若笔尖的位置不齐,同位相的波看上去便仿佛有位相差异。在判定位相关系时,走纸速度使用标准的 3 cm/s,必要时使用更快的纸速,则判定更容易。而使用 3 cm/s 以下的慢速度,大多难以判定准确的位相关系。

五、关于数字化脑电图技术

进入 20 世纪 90 年代以来,随着电子计算机技术和成像技术的快速进步,脑电图仪器制造技术发生了很大变迁,新一代数字化脑电图仪器问世,遂使脑电图的描记技术和分析方法发生一些重大变化。

所谓数字化脑电图,即把传统脑电图的模拟信号采用模拟/数字(A/D)转换器转换为数字信号,一方面是数字化脑电图具有传统脑电图仪的全部功能,包括像传统脑电图那样进行描记,在显示器屏幕上像传统脑电图那样进行肉眼观察,但因为是通过计算机进行采样和处理,便又与传统的方法有所不同。另一方面,数字化脑电图利用一些分析方法如功率谱分析、脑电地形图(BEAM)、相关统计学的分析等,所以在许多方面能够获取更多和更深入的信息。

在数字化脑电图中,所谓 A/D 转换是指将模拟信号以一定的时间间隔采样和将其转换为数值数据。采样的时间间隔称为采样周期,其倒数则称为采样频率。根据采样定理,采样频率必须大于或等于信号最大频率成分的 2 倍,才能够不丢失信息,复现原来的模拟信号,这称为 Nyquist 定理,而能复现模拟信号的最大频率被称为 Nyquist 频率。倘若提高采样频率,保存的数据量则相应增加。因此,便需考虑按照脑电图的频率成分来选择采样频率。在数字化脑电图,采样前通常加上截止频率为采样频率约 1/3 的高频截止滤波(抗图形失真滤波),通常使用 200~256 Hz 的采样频率,高频截止滤波设定为 60~70 Hz。

由 A/D 转换器输出的数值,通常是表示为 0 或 1 的数值列,这种数值列的位数称为数据长度。例如,将模拟信号变换为 8 位数的 0 或 1 的数值列,数据长为 8 bit。而 8 bit 的 A/D 转换器具有 2^8 即 256 倍的动态范围(有效振幅范围)。A/D 转换器的 bit 数越大,其动态范围便越大,最小分辨率变小,并且所处理的最大振幅变大。在数字化脑电图仪,大多使用 12~16 bit 数据长度的 A/D 转换器,最小分辨率可至 0.1 μV。

与传统的模拟脑电图不同,数字化脑电图仪是按照导联组合的信息,在相关的电极数据间作减算进行导联组合的处理,例如根据探查电极 F_3、F_4 与参考电极 ref 之间的参考导联 F_3-ref、F_4-ref 作减算,便得到双极导联 F_3-F_4。

数字滤波器通常设定具有与传统脑电图滤波器同样的特性,可自由地变更切换频率、衰减率等,进行特殊滤波处理。

数字化脑电图可以将脑电图资料存储在硬盘和光盘上,长期保存。在原始脑电图记录完成后,可以使用不同的导联组合方式、滤波、灵敏度、走纸速度等对所选定部分的脑电图进行回放,还可以对实际数据作进一步的数字化处理,包括进行功率谱分析、脑电地形图和时域分析等。

所谓脑电地形图又称二维脑电图(EEG topography),其生成原理是:设想把头皮及各电极位置展开成一个平面,按照10-20法配置至少16个头皮探查电极(图5-10),经过A/D转换把放大的脑电模拟信号变换为数字信号,去除数字化信号中的伪差,确定出脑电频带划分,通过快速傅立叶变换(FFT)计算出各频带在每个电极部位的功率值,然后以插值法推算出无电极部位的功率值,最后综合这些数据在头形图上描绘出脑电地形图(若以功率值的平方根表示,即是脑的等电位图),并且用不同的色彩或灰度表示其大小及分布,显示为直观易懂的图形(图5-11、图5-12)。

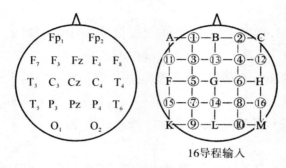

图5-10   二维脑电图的电极配置部位

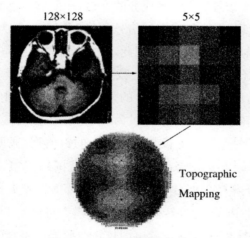

图5-11   二维脑电图的精度
(**Topographic Mapping**:绘制地形图)

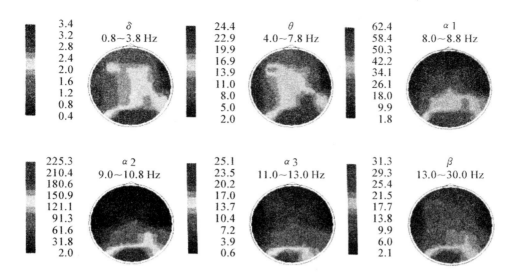

図 5-12　脑电地形图(相对功率值)

与此同时,还需要认识到二维脑电图本身的特点及其限制(特别是缺少波形及位相概念)。因此,只有在密切结合传统脑电图分析的基础上,才能够真正发挥出它的应用效果和技术优势。

关于数字化脑电图、定量脑电图(包括 BEAM)的临床应用价值,1998 年由美国神经病学会(AAN)和美国临床神经生理协会(ACNS)提出了一致评估报告,评估结论认为:①数字化脑电图是一种业已确立的替代传统有纸脑电图的记录方法。它明显的技术优势超越了以往的纸记录方法,并已被大力推广;②BEAM 及其扩展的定量脑电图技术需要由技术熟练的医师使用,并且仅作为对传统脑电图结果的补充性解释;③定量脑电图在以下的应用选择中被确认为是有用的:a. 用于癫痫:在长时程监测中检测可能出现的棘波或癫痫发作,为后期的脑电图分析提供依据;b. 用于手术室和重症监护病房(ICU)的监护:通过对连续脑电图的频率变化趋势的监护,早期发现大脑电活动急剧变化的倾向,监护高危 ICU患者可能发生的癫痫发作;④定量脑电图在以下的应用选择中被确认为是可能有用的:a. 用于癫痫:BEAM 和偶极子分析在外科手术前的定位评估;b. 用于脑血管障碍:在评估有脑血管疾患症状的某些病例中,定量脑电图可以发现常规脑电图所不能确定的变化;c. 用于痴呆:很久以来常规脑电图便已经用于评估痴呆和脑病的检查,在特殊场合下,定量脑电图的频率分析是对常规脑电图分析的有利补充;⑤根据目前文献和多数专家的判断,推荐定量脑电图合理使用,其用于临床研究的包括:脑震荡后综合征、轻微头部外伤、学习障碍、注意缺陷障碍、精神分裂症、抑郁症、乙醇中毒、药物滥用等;⑥根据临床和科学证据以及多数专家的意见,定量脑电图用于民事或刑事犯罪的司法过程中必须谨慎;⑦对定量脑电图结果的解释必须由经验丰富的医师结合临床做出。

参考文献

[1] 大熊辉雄. 臨床脳波学. 第 4 版. 東京:医学書院,1991:20-35,64-69,517-523.

[2] 鲁在清,殷全喜,薛兆荣. 临床脑电图入门. 济南:山东科学技术出版社,1996:25-31.

[3] 瞿治平. 脑电图描记的最低要求. 脑电图学与神经精神疾病杂志,1990,6(1):64-65.

[4] 大熊辉雄. 临床脑电图学. 第 5 版. 周锦华,译. 北京:清华大学出版社,2005:29-33,516-519.

[5] 李乐加,王建军,李作汉. 数字化脑电图的发展与应用评估. 临床神经电生理学杂志,2002,11(4):250-251.

第六章　诱发试验

　　脑电图记录的基本状态,即指被检者在安静、闭眼、觉醒时的状态。但是,某些患者在此状态观察不到异常脑波,或仅显示很轻度的脑电图异常,而在特定的生理性或生化学的躯体内外环境发生变化时,才显示出脑电图异常或者异常的程度被增强。

　　在脑电图记录方面的诱发试验(methods of activation),是指采用多种方法解散被检者的安静、闭眼、觉醒状态,比较其试验前后脑波变化的方法。因此,就是以试验前的脑电图作为参照(基准),观察试验过程以及试验后的脑波变化。那么,对待脑电图变化,遂做出判断是属于正常范围或界限范围(borderline)的脑波变化,还是属于异常反应的所见。

　　换言之,所谓诱发(赋活)试验,也就是指为了在有限的检查时间内提高效率、诱发及观察到异常脑波而采用的有效措施和方法。

　　临床脑电图日常检查所采用的诱发试验,通常包括睁闭眼试验、过度呼吸、闪光刺激以及睡眠试验。除此之外,其他试验方法例如图形刺激、剥夺睡眠或药物诱发(例如戊四氮、贝美格静脉注射)等,在确实有必要时才考虑选择应用或者联合应用。

　　1. 睁闭眼试验

　　试验方法是让处于安静、闭眼、觉醒状态的患者睁眼大约 10 s,然后闭眼,同时观察其脑电图变化。作为正常反应,往往见到 α 波的阻滞(blocking)即衰减(attenuation)。

　　睁闭眼试验具有如下的作用:通过睁眼,进行确认 α 波的衰减或消失。伴随 α 波衰减或消失,判断这种阻滞反应有否左右差异,慢波或突发波是否出现等,对背景脑电图详细确认。另外,皮质局限性的突发波采用睁眼难以被抑制,广泛性的突发波则有睁眼容易被抑制的倾向,因而有助于两者的鉴别。

　　倘若出现 μ 波,遂加以确认。μ 波的确认方法如下:①给予患者"请睁眼"的指示。②一边注意患者眨眼等,一边让其维持睁眼状态,确认 μ 波出现及其部位。③依旧让患者维持睁眼状态,嘱患者握拳,确认 μ 波消失。当 μ 波在一侧出现时,则嘱患者在其对侧握拳,同样确认 μ 波消失。④依旧让患者维持睁眼状态,嘱患者松拳,确认 μ 波再度出现。⑤给患者"请闭眼"的指示。

　　采用睁闭眼试验,有时可诱发出现癫痫样的突发波,特别是在刚闭眼后有容易诱发广泛性棘慢复合波、高振幅慢波的倾向。

　　在脑电图显示低振幅图型,α 波不明显时,采用睁闭眼试验可以鉴别是觉醒还是思睡状态的脑电图所见。也可用于与发作性睡病的鉴别,在发作性睡病可见由于睁眼 α 波被增强的所谓反常性 α 波阻滞(paradoxical α-blocking)。但是,即使是健康人在困倦感强烈时

也有反常性 α 波阻滞的现象,所以尚需要注意。

此外,采用睁闭眼试验,还容易做出对 α 节律以外的背景脑波活动的评价。

2. 过度呼吸

过度呼吸是指在安静闭眼觉醒状态,让患者以每分钟 20～30 次的速度,做以呼气为主的深呼吸,同时观察其脑电图变化。对于幼小儿童,可以采取让其一边吹薄纸片,一边施行过度呼吸试验的记录。

作为过度呼吸试验的诱发效果,可以有突发性异常波的出现或增强,以及广泛性或者局限性慢波的出现或增强。

在过度呼吸试验,特别重要的突发性异常波,是癫痫失神发作病例出现的 3 Hz 棘慢复合波,在许多时候还引起临床上的意识丧失发作。此外,在癫痫复杂部分发作的颞部棘波,则很少能够被过度呼吸试验所诱发。

采用过度呼吸诱发,可见在大多数小儿(特别是 10 岁以下)和一部分成人显示脑电图的慢波化和振幅增大,此种现象被称为慢高化反应(build up)。在健康者,即使过度呼吸试验或多或少地出现一些慢波,试验停止后慢波也会快速消失,一般在 30 s 内恢复到过度呼吸前的波形(图 6-1)。

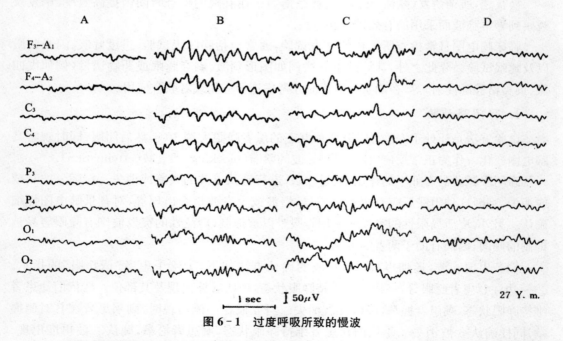

图 6-1 过度呼吸所致的慢波

27 岁,男性,健康者。A. 过度呼吸前的脑电图;B. 过度呼吸第 2 min;C. 第 3 min 的脑电图出现慢波;D. 过度呼吸 3 min 停止,其 30 s 后的脑电图,恢复到最初状态。这样的脑电图变化属于正常

慢高化反应发生机制的观点如下所述。通过进行以呼气为主的深呼吸(过度呼吸)即可产生:①血液中的 CO_2 浓度降低,逐渐形成呼吸性碱中毒。②若血液发生呼吸性碱中毒的变化,由于稳态性改变而反射性引起脑血管收缩。一般认为,在脑出血、血栓形成、脑肿瘤等患者,由于稳态作用变差,所以容易出现慢高化反应现象。③若脑血管收缩,脑的循

环血流量便减少。假如血管发生梗死或血栓,则循环血流量的减少会更加明显。④脑的循环血流量减少,则血管周围的神经细胞即发生缺血。⑤如果神经细胞发生缺血,神经细胞便出现机能降低。由过度呼吸所致脑电图慢波化的成因,被认为是发生继发性缺氧症或低碳酸血症等的结果。⑥倘若这种神经细胞机能低下尚能代偿,则在脑电图上见不到慢高化反应。但如果是大脑发育尚未成熟(幼儿及儿童)或者代偿能力低下时,在脑电图上便出现慢高化反应。

伴随过度呼吸试验出现的慢波,一般在额部、中央部等显著,枕部较不明显。另外,慢波有明显的左右差异或者局限性出现时,与慢波广泛性出现时相比,其属于异常波的可能性很大。

在判定过度呼吸的诱发效果时必须考虑年龄因素。在成人,伴随过度呼吸试验出现显著的高振幅慢波化属于异常所见。慢高化反应在过度呼吸试验停止后,持续出现30 s以上时亦属于异常。在烟雾病(moyamoya),由过度呼吸试验所致显著的高振幅慢波的慢高化反应,在过度呼吸结束后一度消失,经过十数秒而再次发生慢高化反应(rebuild up),被认为是较特征性的异常反应。

在过度呼吸所出现的慢波,一般在各种类型癫痫或脑器质性损害时变得显著。

过度呼吸试验尚有禁忌。在急性期的心肌梗死、脑血管疾患、重症肝肺疾患、脑动脉瘤等,由过度呼吸可能出现严重症状时应禁止实施过度呼吸试验。另外,低血糖、低氧、高体温、高气压等可以促进慢高化反应出现。

还需要注意,强调对过度呼吸试验操作过程的标准化也很重要。

3. 闪光刺激

对安静闭眼觉醒状态的患者,采用3~30 Hz范围的频率,各给予持续10 s的闪光刺激,并观察脑电图的变化。

试验方法通常是让患者维持闭眼状态,在其眼前15~30 cm处视野中央设置闪光刺激器进行强烈闪烁照射,每间隔10 s,输出持续时间10 s的各种频率的闪光。一般使用白色光,而认为红色、橙色光最有效,也有光与图形刺激组合的方法。1次闪光持续时间为0.1~10 ms,其强度大约为10万烛光。闪光刺激的闪光频率,例如使用3 Hz、6 Hz、9 Hz、10 Hz、11 Hz、12 Hz、13 Hz、14 Hz、15 Hz、18 Hz、21 Hz、27 Hz、30 Hz。在闪光刺激试验中让患者维持觉醒状态,同时又注意观察脑电图以及临床症状的变化,在某个频率的闪光刺激终止10 s后,再转移到下一个闪光频率进行刺激,一般是由低频率逐渐转换到高频率。

由闪光刺激所致脑电图的变化有光驱动反应(photic driving),即指伴随闪光刺激与之应答的形式,是在顶、枕部的脑波出现与之相同频率或与之有谐调关系频率的波形。光驱动反应被认为是伴随闪光刺激的视觉中枢的应答表现,属于一种正常反应。例如,当采用10 Hz的闪光刺激,引起10 Hz的应答波时,被称为基本节律驱动反应(fundamental driving);倘若引起20 Hz或30 Hz的应答波,则被称为高谐调驱动反应(harmonic driving);而假如出现5 Hz的应答波时,又被称为低谐调驱动反应(subharmonic driving)。

试验引起光驱动反应的有效刺激频率,一般是接近于脑电图背景活动方面占优势的波的频率,因此便受到年龄和个体差异的很大影响。闪光刺激的有效刺激频率,成年人大多在 10~20 Hz,小儿一般为 3~8 Hz。倘若被检者的大脑活动水平低下,则光驱动反应的高谐调波难以出现。而在基础节律慢波化的癫痫患者,也难以出现光驱动反应的高谐调波。

光驱动反应有助于被检者视觉系统有无机能障碍的诊断。例如,作为光驱动反应,即使在健康人也会有一些左右差异。但是,光驱动反应仅在一侧枕部出现,而对侧枕部全然见不到时,提示视束交叉后存在障碍。若仅给予一侧的眼闪光刺激,发生光驱动反应,然而在另一侧眼的闪光刺激却不发生光驱动反应时,可以推测另一侧的眼有视力障碍。但是有时也仅在患侧显著出现光驱动反应,或者仅局限于患侧的颞、枕部出现异常波。

在某些癫痫,特别是具有肌阵挛发作、失神发作的患者,通过闪光刺激试验,常在枕部诱发出现局限性棘波,或者诱发出现两侧性高振幅突发性异常波。因为在这样的病例也有不少诱发出现临床发作,若再持续实施闪光刺激,有时也会过渡到全身性强直阵挛性发作,所以应该慎重实施。

采用闪光刺激,在脑电图上出现以棘慢复合波为主的突发波的现象,被称为光痉挛反应(photo convulsive response)或光突发反应(photo-paroxysmal response)。由闪光刺激所诱发的异常波,以多棘慢波或棘慢波最多见,大多数呈左右对称、同步出现,以额、中央部为主。有时也可见所诱发的突发波显示左右差异或者为局限性棘波。特别需要注意的是,这种突发性异常波与闪光刺激频率不一定呈一对一的对应关系,在闪光停止后而棘波并不随之终止,自身持续性地残存一些突发波。

与此不同,反复的闪光刺激很多时候在脑电图上不出现清晰(明确)的突发性异常波,反而在颜面或四肢出现与闪光频率一致的肌阵挛现象,这被称为光肌阵挛反应(photo myoclonic response)。此时,在脑电图上出现高振幅的棘慢复合波样的肌电图干扰。当闪光刺激停止,与刺激相一致,棘慢复合波样的肌电图干扰即终止。因此,光肌阵挛反应是即使在健康者也可以见到的应答反应,由于睁眼或闪光刺激停止而被抑制。另外,肌阵挛有时也会扩展至全身,有必要注意。

4. 睡眠试验

让安静闭眼觉醒状态的患者睡眠,观察其脑电图变化。睡眠诱发试验可以大致分为自然睡眠法和药物睡眠法。

自然睡眠法,通过睁闭眼试验来确认患者处于安静、闭眼、觉醒状态,然后关闭检查室的照明灯,等待患者自然入睡。大多数人即使在白天假如维持 10~15 min 的闭眼状态,便容易自然入睡。在一定需要自然睡眠时,应预先指示患者在检查前夜缩短睡眠时间。在睡眠诱发特别重要的是思睡期,患者由觉醒状态转入睡眠,再由睡眠状态向觉醒移行时的脑电图,需要确切详细地记录和观察。

药物睡眠法是对于幼小儿或不合作的患者,大多是在不得已的时候施行。药物诱导的睡眠通常会出现接近深睡眠状态的连续性脑电图所见,难以获得入睡期的脑电图记录,以及可见快波混入等问题。常用的睡眠药物,包括口服例如司可巴比妥 0.1~0.2 g,异戊巴比妥钠 0.1~0.2 g,小儿可选择水合氯醛或三氯福司糖浆等,或者选择肌内注射苯海拉明、静脉注射地西泮等方法。最好是口服给药,可以大致上获得像自然睡眠时的脑电图所见。

在等待患者入睡之后,安装电极,开始脑电图记录。通常进行一定时间(15～20 min)的脑电图记录,然后让患者觉醒,尽可能记录到觉醒时的脑电图。

睡眠试验,对于在安静时不明确、而睡眠之后变得明显出现的癫痫样异常波,特别是复杂部分发作的颞部棘波的检出是不可缺少的诱发试验。颞部棘波在思睡(困倦)至纺锤波期容易出现,在比其更深的睡眠和 REM 期则有棘波减少的倾向。再者,有夜间发作的病例也多数会诱发出异常波。

一般在在癫痫样异常波中,棘波或棘慢复合波等在安静时不够清晰,而在睡眠之后大多有明显出现的倾向。根据 1947 年 Gibbs 等的报告,觉醒时脑电图异常波的出现率为36％,睡眠时则达到82％。

睡眠脑电图对癫痫的诊断有用,据说除失神发作以外的癫痫样异常波的出现率较高。因此,在疑似癫痫的病例,或者在觉醒时脑电图见不到癫痫样异常波的病例,便需要做睡眠脑电图检查。

采用睡眠试验,含有棘波的突发性异常波容易被诱发,但觉醒时作为异常波而存在的慢波成分,由于睡眠所致的脑电图背景活动的变化,反而会变得不够明显。伴随表浅性病变而出现的多形性 δ 波不太受到睡眠的影响。由深部性病变所造成的传导性 δ 波,在思睡时往往变得一过性显著,但一般是随着睡眠加深而消失。在大脑有局限性损害时,也常会出现睡眠中的峰波、纺锤波、K 复合波等一侧性缺如的懒波现象。

一般认为,采用睡眠癫痫样突发波被诱发是一种释放现象(release phenomenon)所造成的。因为由于睡眠(或麻醉)而导致以脑干网状结构为中心的上行性激活系统的机能降低,在中脑上部的大脑皮质和边缘系统(与复杂部分发作有关)等从其支配下被解放出来,而成为突发波产生的合适条件。

需要注意的是,在复杂部分发作和睡眠时呼吸暂停综合征、发作性睡病、周期性嗜睡症、夜惊症、梦游症等睡眠障碍的病例,睡眠试验具有特别重要的意义。其中,适合做睡眠多导生理记录的疾患也不少。在复杂部分发作的睡眠记录时,应该注意耳垂电极的活性化。而采用双极导联确认焦点的定位时容易判断耳垂的活性化,在必要时还可选择 AV 导联法或者把参考电极变更为没有被活性化的耳垂等的描记方法(参看第五章)。

参考文献

［1］大熊辉雄. 临床脑波学. 第 4 版. 東京:医学書院,1991:43-53.

［2］一条贞雄. 正常脑波［発達,睡眠を含む］. 临床精神医学,1988,17(6):819-828.

［3］大熊辉雄. 临床脑电图学. 第 5 版. 周锦华,译. 北京:清华大学出版社,2005:34-43.

第七章 伪 差

在记录及判读脑电图时,最需要注意的是混入脑电图记录中的非脑波的现象,即所谓伪差(artifacts)与脑波的识别。许多的伪差一看便能理解,但有时仅看记录而区别是脑电活动还是伪差,也有相当的困难。因此,在脑电图判读时就需要具有关于伪差的足够知识。另一方面,在记录脑电图时应该积极努力,尽可能获得伪差少的记录。

1. 源于检查室的交流噪音

来自电灯线、电源的交流噪音,大致上可以分为泄露电流、静电感应和电磁感应 3 种。交流噪音的频率为 50 Hz 或 60 Hz,振幅一定。消除交流噪音的原因被认为是最重要的,在难以找到原因的时候可使用交流噪音滤波器。

(1) 泄露电流

这是从电源线等泄露的少量电流,经墙壁和地板等传导至被检人体表面,进入记录电极经导线对脑电图的放大器给以影响。作为交流噪音,在脑电图记录上各导出部位均出现,而有时仅混入交流噪音的一部分振幅,因此需要注意与电极或导线的故障相鉴别(图 7 - 1)。

防止对策是从地板和墙面到检查床或患者之间加以绝缘,再将那些相接触的部位用导线接地,并且与脑电图仪的地线相连接作一点接地。

(2) 静电感应

静电感应是指以空气为媒介,在电灯线与人体之间形成一种电容器关系。由这种静电感应产生的电流从记录电极混入,对脑电图给以影响。

防止对策是使用电磁屏蔽室,以及将屏蔽室和医疗仪器、电器与脑电图仪连接到同一根地线即作一点接地。另外,把地线连接到煤气管道这在法律上是被禁止的。

(3) 电磁感应

当电流通过导体时,其周围便产生磁场和磁力线。倘若磁力线与电极导线相交叉,则因电磁感应而产生交流电位。由于屏蔽室并不能消除磁力线,因此应该注意脑电图仪、电源、医用电子设备以及各种导线的配置,特别要考虑磁力线的方向。对策是尽可能把电极导线扎成一束,或者尝试改变导线或输入盒的位置。

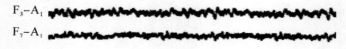

图 7 - 1 交流噪音

2. 源于患者的干扰

来自人体的干扰(伪差)有各种各样,其对策大体上是对患者的注意和指导。因此,为了记录到干扰混入少的整洁的脑电图波形,记录者与患者的良好交流是不可缺少的。

(1) 眨眼

眨眼(瞬目)的伪差是眼球作垂直方向转动产生的,主要在两侧的 Fp_1、Fp_2 呈同位相、显示为向下(阳性)的深邃波形(一般呈"V"字形状)。此时的伪差,表现为若闭眼记录笔向下偏转,睁眼则记录笔向上偏转。在眼睑震颤时同步记录到 α 或 θ 频率样的波形连续出现(图 7-2)。

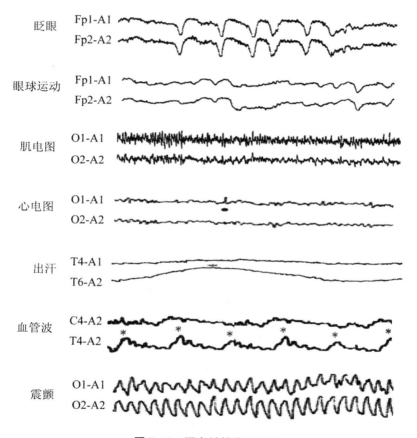

图 7-2　源自被检者的伪差

对策是对患者指导说:"请注意不要眨眼"、"请不要紧张",或者让患者用手指或毛巾等轻压眼睑,则可以减轻或消失。

(2) 眼球运动

眼球缓慢的上下转动时,与瞬目的原理相同,主要在 Fp_1、Fp_2 混入正弦波的同位相伪差。眼球作水平方向转动,主要是在 F_7、F_8 出现左右侧位相倒置的缓慢的基线动摇,或者出现不规则阶梯状的波形。

对策是对患者指导说:"请不要转动眼睛",以及监测记录眼球运动等,可资区别。

（3）身体的动作

伴随患者的翻身、手足动作、呼吸等身体动作（体动），在脑电图上全部导出部位出现高振幅不规则的波形。特别是在小儿或有意识障碍的患者，大多不能维持安静状态，而且重叠有肌电图干扰者也不少见。另外，伴随呼吸动作有时也混入头颈部晃动的干扰。因为也有的显示棘慢复合波样的波形，所以与突发性异常波的鉴别是重要的。

对策是：①对患者指导说："请注意不要晃动身体"；②根据需要抑制患者的四肢；③有时使用药物；④特别是在实施过度呼吸诱发试验时，与呼吸一致的头部动作干扰由枕部记录电极容易混入，因此变动一下枕部的位置有时也可以减轻。

（4）肌电图

由于肌肉紧张，特别是咬牙、用力闭眼、吞咽动作、咳嗽以及颜面肌肉痉挛等，混入肌电图干扰。在轻咬牙时，以 F_7、F_8、T_3、T_4 为主，而用力咬牙时则弥漫性混入肌电图。若用力闭眼，则以 Fp_1、Fp_2 为主混入肌电图。也有的显示棘波样波形，因此与突发性异常波的鉴别很重要。倘若对被检者太过注意或给以太多指导，则反而容易增加其紧张感（起到相反效果）。因此，一边与患者谋求充分交流，一边记录脑电图是重要的。另外，肌电图持续性重叠出现时，有时也需要与交流噪音相鉴别。

采取的对策是根据肌电图混入原因，给以患者相应的指导语，或者将高频滤波变更为 60 Hz 或 30 Hz。若患者紧张感强烈时，可以提前进行诱发试验（睁闭眼、过度呼吸）。

（5）心电图

在肥胖患者心脏占据横位，新生儿，室内湿度较高，电极安装不良或接触阻抗较大时，与心电图的 R 波相一致的棘波样波形在几个导出部位出现。参考电极导联法要比双极导联法容易混入心电图，而且与棘波的鉴别是重要的。在脑电图记录通常会同时记录心电图，因此容易鉴别。

对策包括：①擦拭纠正一下两侧耳垂电极；②将头部稍微向左右转动，边看心电图混入的变化，边观察其是否被减轻；③尝试使用 A_1+A_2 作短路而抵消心电图；④变更为 AV 导联或非头部外参考电极法等尝试一下；⑤若把出现心电图干扰的电极重新擦拭一下，有时也可以改善。

（6）呼吸

由于电极导线与身体（特别是胸部）接触，与呼吸一起的较大动作，显示为脑电图的基线与呼吸运动同步的规则性动摇。

对策是适当变更与身体接触的导线位置，或稍微改变枕部的位置，则可以减轻。但是这种干扰，采用低频滤波（或时值）有时也不能被抵消。

（7）出汗

特别是在前额部（Fp_1、Fp_2）、前颞部（F_7、F_8）导出的脑波，出现不规则的基线漂移。这种伪差，在室内温度偏高或小儿睡眠时容易出现。另外，也有的或者因精神紧张反应而出汗。由于这种伪差难以去除，所以在夏季特别需要注意。

对策是注意检查室的温度调节和通风，消除患者的紧张和顾虑。在安装电极时若患者已有出汗即用毛巾擦拭汗液或者暂时等待出汗消退也是重要的。倘若提高低频滤波

（或将时值减低为0.1 s）常可以减轻干扰。

（8）血管波

如果电极恰巧放置在具有搏动性的血管上时，在脑电图上便可见与脉搏（心电图）一致周期性的基线动摇。在 F_7、F_8 导出部位容易出现。倘若把脑电图波形从横向上观察，则对混入的血管波容易鉴别。

对策是把混入血管波的记录电极的安装位置，左右对称性地稍作挪动，即可以改善。

（9）不随意运动

在帕金森氏病等出现不随意运动时混入 θ、δ 波样的伪差，对策是由于患者紧张其不随意运动反而会增多，所以应缓缓地保持安静或者等待其睡眠。

3. 其他干扰

（1）电极接触不良

这是由于记录电极的安装不妥当，或者因患者体动等记录电极将要脱落时所引起的伪差。

若电极接触不良，则在相应的电极混入交流噪音或者出现大的基线动摇。假如有电极脱落，则出现局限性不规则的高振幅慢波样的波形，但是其附近的电极全然不受波及时，便疑有这种伪差。另外，耳垂电极的摆动最常见，表现为在一侧的所有导联同步出现大的基线动摇（图7-3）。

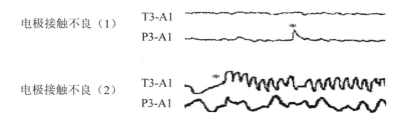

图 7-3 电极接触不良所致的伪差

对策是需要仔细分开头发，重新安装相应的电极，并且注意记录电极要紧密接触头皮。建议在必要时更换性能良好的记录电极。

（2）周围人的动作

若被检者的周围有人走动或者有风吹窗帘的摇动，便会混入静电所致的伪差，在脑电图上出现与此相一致或密切相关的较大基线动摇。

对策是在记录脑电图时被检者的周围禁止有人走动，以及避免电极导线被风吹动等。

（3）电极的极化电压

使用银质电极作为记录电极时，在电极表面与皮肤表面之间形成双相电荷。但是有时因某些原因会失去而产生极化电压，这种电位变化常出现混入基线漂移的伪差。

对策是更换相应的记录电极，同时使用无极化的银——氯化银电极，或者把新的银电极做去极化处理之后再使用。

参考文献

［1］大熊辉雄. 临床脑波学. 第 4 版. 東京：医学書院，1991：58-63.

［2］刘晓燕. 临床脑电图学. 北京：人民卫生出版社，2006：16-19.

第八章 影响脑电图的因素

概括地说,能够引起脑电图变化的主要因素,包括年龄、个体差异、意识状态(觉醒水平)、精神活动和外界刺激、脑的代谢及生化学改变、药物的影响以及脑机能障碍等。其中年龄和个体差异与大脑的生物学特点及遗传心理因素相关,精神活动和外界刺激所引起的脑电图变化属于大脑的一些生理性现象,而药物影响或脑机能障碍(脑部疾患)所导致的脑电图变化往往是病理性的,但也可以是一过性和可逆性的。

1. 年龄与个体差异

年龄无疑是具有生物学意义的概念,也是影响脑电图的最重要因素之一。例如在小儿时期的脑电图,最大的特点是随着年龄增长,脑电图亦逐渐发展,显示出明显的年龄依存性。因此,小儿时期年龄不同,便意味着处于脑电图生物学发展的不同阶段,其正常所见的范围也不相同。为此,阅读及判定小儿脑电图,必须经过特殊的严格训练且积累一定经验,以便能够准确识别小儿各月龄、各年龄的正常脑电图所见。另外,异常脑电图的所见,也显示有年龄依存倾向。小儿年龄不同,其异常波形的样式及范围也不相同,在癫痫时尤其如此。与成年人相比较,小儿脑电图对病理因素的反应强烈,异常的检出率也高,与临床的关联密切。

大约至 13 岁时,便可以观察到成人期那样的脑电图成分。从青春期到初老期,脑电图的基础节律的频率几乎没有变化。在初老期以后,随着年龄的增加,大概有脑电图频率逐渐变慢的倾向。

关于脑电图的个体差异,在出生后 1 年已经出现。伴随年龄增加,个体之间的差异逐渐加大,至成年期脑电图的个体差异已经达到相当显著和稳定。例如,在成人期 α 波的差异很大,有的人具有显著多的 α 波,也有的人 α 波却不明显。一些研究认为,脑电图与遗传因素及个性心理特征有一定联系,但是实际上在目前借助脑电图尚难以推测一个人的性格。

此外,人类虽然有种族、性别等的差异,然而在脑电图方面还见不到有显著的不同。

2. 意识状态

对于研究意识障碍的程度,脑电图是重要的方法。另外,觉醒水平本身常常对脑电图给予影响,倘若觉醒水平降低,则后头部的 α 波缺少连续性,其频率也变慢,振幅降低。在入睡期出现的慢波与觉醒水平较高时出现的慢波相比较,少有病理意义。

临床出现意识障碍时,在脑电图上最常见到的是广泛性或弥漫性的异常慢波。有时也会见到特殊波形的意识障碍,例如发作波昏迷、α波昏迷、三相波昏迷等。一般认为根据异常波形的出现特征,可以推测意识障碍的病因、损害程度以及病变部位等有用信息。

3. 精神活动和外界刺激

脑电图反映了大脑皮质的庞大数目神经细胞网络的信息处理过程,通常由于其分散性较高而不够同步,见不到一定的波形。但是在觉醒、安静闭眼状态时,可以观察到作为某种较高程度同步性的α波。因此,在睁眼而处理视觉信息或精神作业(例如做心算)、精神紧张时,则其分散性增大,同步性降低,α波的振幅减少或消失(去同步化),这便是所称的α波抑制(α-attenuation)现象。

按照上述理由,大脑皮质的活动水平增高时,由于许多神经细胞的突触后电位的分散性增大,不仅α波,在原则上显示全部脑波的振幅减少的倾向。在睁眼(视觉刺激)或者进行精神作业时,可以见到α波改变以及"β波出现",这是与α波比较,β波减少的程度非常少而残留下来,只是看上去β波相对显著。

其他外界刺激例如声音、疼痛等也可引起类似的变化,只是这种反应明显不如在视觉刺激时显著和典型。

在进行精神活动时,有时还出现一些其他的波形,列举如下:

(1) μ波

具有与α波相似的7～11 Hz频率,呈比较规整的拱状波形,在头皮脑电图及皮质脑电图往往出现于中央沟附近,这种波形称为μ波(μ-rhythm)或拱形波(rhythm en arceau)、梳形节律(comb rhythm)。其特征是:①与α波不同,睁眼或心算大致上不受影响,躯体感觉刺激和四肢运动而被抑制。由于实际运动(特别是上肢的运动)和运动意念而减弱。另外,据说对侧的躯体感觉刺激和四肢运动比同侧更容易抑制,μ节律的抑制通常要比肌肉活动稍先行出现。②对于睁眼注视物体等强烈的视觉刺激,与α波同样,μ波也被抑制。③出现样式有一侧性或两侧性,两侧性出现时,一般在两侧半球是非同步性的。④大多与枕部α节律的频率不相同。⑤振幅大约小于α节律的50%。

关于μ波的意义,包括:①在临床上作为正常范围至轻度异常的脑电图波型看待。正常人3%～4%出现μ波,出现率的高峰年龄如下:a. 11～14岁;b. 7～11岁,14～20岁;c. 4～6岁,21～30岁。②在轻型头部外伤或轻型脑炎的恢复期有容易出现的倾向(约占20%)。也有报告在癫痫、脑肿瘤手术、骨肥大以及头部外伤病例等皮质运动区有一些慢性轻度的机能低下,与同时显示刺激状态时容易出现。另外,也有报告在偏头痛和神经症的患者容易出现。③μ波有时也呈家族性出现。④与μ波酷似的波有缺口节律(breach rhythm),它是从头部外伤或脑手术的颅骨缺损部位及其附近,可见到的频率6～11 Hz的脑电图波型。

(2) λ波

此波比较少见,在明亮的房间让患者睁眼时,有的病例在枕部出现阳性、单相、三角形的尖波,这被称为λ波(lambda waves)。其特征是:①在明亮的房间让患者睁眼时,枕部出现三角形的阳性波(振幅约50 μV,频率7～10 Hz)。λ波是仅限于睁眼时出现的脑电图波型。②闭眼时或者在暗室中即消失。③睁眼时将视点固定于一处,或者看纯白的平面等单一视野时则消失。④观看花纹、图形时增加。通常在临到仔细看物体时被诱发。另外，以视线（目光）追踪引起兴趣和关心的物体时，跳阅（saccadic）的眼球运动与时间性的关联λ波便出现。⑤波的持续（周期）也可达 300 ms，出现方式全然是非节律性的，有时在中央、顶部比枕部显著出现。呈单发或数个相连出现，总之一过性是其特征。⑥多数是两侧同步性的，但振幅也有左右差。⑦λ波不是伪差，由皮质直接导出也同样能记录到λ波便可以证明。⑧有时随瞬目出现。

关于λ波的意义，包括：①λ波是光敏性的。对于闪光刺激敏感，容易被诱发。采用闪光刺激，癫痫样放电多数从λ波出现部位始发，所以也有的认为此波的发生部位存在神经细胞的过度兴奋。②被认为是与光刺激所致诱发反应相同意义的结果。③病理意义尚不明确。④与错觉、幻视关系密切，但不能与癫痫直接联系起来。⑤对视觉、注意等精神生理学研究可作为良好的指标。

（3）Fmθ

作为像心算那样的精神作业时的脑电图所见，据说除了出现颞部 K（kappa）波以外，在解决问题时前头部出现 4～6 Hz 的节律。例如，做连续加算作业时在额正中部出现的θ波称为 Fmθ（frontal midline θ rhythm）。其特征是：①是在参考导联和双极导联可见 Cz、Fz 呈优势的 6～7 Hzθ波。在入睡时也有出现。②Fmθ的出现有个体差异，70％（容易出现者）～10％（难以出现者）。③依据年龄的出现率，5～7 岁低（20％），8～11 岁最高（70％），以后随年龄增加而降低。④对精神作业熟练者容易出现，也可观察到练习效果。也有报告称在伴随克雷佩林连续加算试验和心理检查时出现。⑤所给予精神作业的难易程度或种类以及时间限制，出现量受到影响。⑥所给予的精神作业顺利进行时，有容易出现的倾向。⑦是否出现与状况因素也有关系，例如倘若给予地西泮（diazepam）有时也出现。

关于 Fmθ的意义，包括：①被认为是由于智能的注意维持或者较高的觉醒水平机能而出现的正常现象。②Fmθ出现者神经症倾向低，也有外向性高的倾向。另外还认为焦虑水平低，与智能指数不相关。③因情绪不稳和神经症倾向，出现率也会增加。④在不良少年容易出现。⑤据说在内田克雷佩林测验中间和结束时，出现双相性波形。

除了像 Fmθ波和 μ 节律等可以定位以外，为见到起源于特定部位的脑波，则必须采用诱发电位的手段。

4. 体内生理环境的变化

（1）氧气

脑在正常情况下保持一定的血流量，血液中的氧对维持正常的脑活动是不可缺少的，因此当脑的供氧量由于各种原因减少时，便会出现脑机能障碍和意识障碍，同时脑电图也发生显著的变化。当吸入气体中的氧浓度减少时，脑电图的变化经过 4 个阶段：①脑电图不太变化期；②振幅、周期均略减少的时期；③振幅增大、波形的规则性也增加的时期；④振幅、周期都显著增大，θ波和δ波依次出现的时期。意识丧失与慢波的出现时间上未必一致，大多是慢波先行出现数秒乃至十几秒，但是在意识恢复时，几乎是同时δ波消失，α波出现。Brazier 对吸入含氧 8.5％低氧气体时脑电图的变化采用频率自动分析装置进行分析,发现顶枕部 α 波的优势频率从最初 12 Hz,逐渐下降至 11 Hz、10 Hz、9 Hz,最后到 7~6 Hz。但是由低氧血症所致的慢波,在老年人不容易出现。

在心跳骤停等所致的缺血缺氧症时,对脑电图的影响更大且更迅速。这是因为血流停止不仅造成缺氧,同时有葡萄糖代谢等发生一系列的障碍,脑所受到的影响很大。动物实验完全阻断脑血流后约 1 min,大脑皮质、丘脑、中脑被盖等的电活动大致上同时消失,而小脑蚓部或延髓对缺血缺氧的耐受性稍强。在人的急剧血压下降所致的晕厥发作时,也会发生与血流停止时类似的脑电图变化,即首先是 α 波消失快波出现,随后 δ 波出现,但脑电图显示平坦化者少见,恢复也较快。

(2)血糖

由于脑的唯一能量来源是葡萄糖,当血糖值降至 2.8 mmol/L(50 mg%)时,脑电图 α 波的振幅将增大,周期稍变短。血糖值低于 2.8 mmol/L 时可能出现慢波,而且慢波的数量与血糖值下降程度略呈比例关系。在临床发生低血糖昏迷时,脑电图显示振幅较低、周期较短的慢波。一般血糖值升高对脑电图的影响并不大,当血糖值超过 13.9 mmol/L 时可引起 α 波的频率稍变快,但在糖尿病患者很少见到这种频率变快现象。血糖值对脑电图的影响,一般会有明显的个体差异。

(3)酸碱平衡

大脑具有独自的调节机制,倘若动脉血的 CO_2 含量减少,则脑的小动脉收缩,遂使血流量减少,有保存脑中 CO_2 的作用。反之,若动脉血的 CO_2 含量增加,则脑的小动脉扩张,血流量便增加,促进大脑去除 CO_2。例如,由过度呼吸所致的血中 CO_2 含量减少,引起血液 pH 上升和脑电图出现慢波化。通过吸入含大约 10% CO_2 的气体,使血液 CO_2 含量增加,pH 下降,则可见脑电图的振幅减少和快波化。在慢性肺部疾患引起肺性脑病时,因 CO_2 蓄积所致的呼吸性酸中毒或 CO_2 麻醉状态,引起从思睡到昏睡的意识障碍,而血中 CO_2 分压高、pH 低者,脑电图异常多见。

(4)发热

体温升高时,大脑皮质神经细胞的代谢率也增高,因此 α 波的频率有所增快。发热时的脑电图,受到其基础疾患的影响。在与脑无关联的疾患引起发热时,脑电图一般不会发生显著的变化,有时可见轻度的振幅增大或减少、周期的延长或缩短等。

据说在动物实验,观察发热时的新皮质、旧和古皮质(海马等)的脑电图,发现在旧、古皮质的活动水平上升,但新皮质活动水平降低而变为入睡波形,因此在发热时容易出现新皮质起源的发作。

(5)基础代谢

基础代谢率低下可引起 α 波的频率增快,但一般不超过 α 波的范围。在服用甲状腺激素制剂者可见一过性 α 波频率的减慢现象。

5. 药物的影响

各种药物对脑电图的影响,特别是那些作用于脑的药物,其中有不少可以使脑电图发生较大的变化,有时甚至造成药源性脑损害。另一方面,由药物所致的脑电图变化个体间的差异较大,快速给药与缓慢给药或者经口与非经口等给药方法所造成的影响也较大。

在日常临床最常采用缓慢给药（如口服）时需要注意，即在服药开始和服用量增减时一般会缓慢发生脑电图变化，停药后短期内脑电图变化仍可持续存在，而突然停药有时作为一种反跳现象，脑电图变化反而会增强。因此，在判定患者服药中的脑电图时，重要的是要充分考虑时间性因素，在必要时复查脑电图，以便明确药物的影响。

（1）抗焦虑药

包括地西泮、氯氮䓬、氯硝西泮等苯二氮䓬类（benzodiazepine）药物，有明显增强脑电图的快波化作用。由苯二氮䓬类药物所致的快波，频率可至 $18 \sim 30$ Hz，大多为 α 节律频率的2倍，出现部位从额至中央部占优势，但波及颞、枕部呈广泛出现者也较多见。振幅大约 $20~\mu V$，但振幅达到 $50 \sim 60~\mu V$ 者更常见。α 节律变得不明显，脑电图的判读较困难。应该注意不要把高振幅的快波误判为棘波。停药近两周，脑电图的变化仍持续。此外，由苯二氮䓬类药物所致的快波化本身不是异常现象，而是一侧性或焦点性快波化不出现时与懒波（lazy acticity）相同，此部位疑有机能障碍。

（2）催眠药

在巴比妥类（barbiturate）药物，作为巴比妥快波可见广泛性高振幅快波，以额、中央部占优势。服药量大时也混入 θ 活动，在睡眠脑电图记录常用巴比妥类药物，因此需要注意。作为催眠药被广泛应用的苯二氮䓬类药物，如前所述其快波化作用明显。

（3）抗癫痫药

由抗癫痫所致的脑电图变化，因药物种类而有不同。苯巴比妥（phenobarbital）或氯硝西泮（clona zepam）引起脑电图快波化，而且在快波化缺乏时也有临床效果不充分的倾向。在苯妥英钠（phenytoin）不出现快波、慢波增强，由于长期服用出现广泛性 α 波图型。卡马西平（carbamazepine）引起慢波增加，δ 波群发也不少见。而这些看上去被恶化的脑电图变化与临床效果不一定平行，因此需要注意。

（4）抗精神病药

目前有多种抗精神病药应用于临床。按照每种药物会有或多或少的差异，但是作为抗精神病药共同的脑电图变化，可以说是慢波增加和快波减少。另外，α 节律的频率减少和突发性放电的出现也不少见。慢波化大多数是非特异性不规则 θ 活动的出现或增加，振幅与背景活动相同，有时也与困倦等意识水平下降所致的慢波区别困难。在抗精神病药作为比较特征的慢波，有规整节律的（单一节律性）中幅 $5 \sim 6$ Hz 活动呈长串状出现，其出现部位从前额至额、前颞部占优势。此种 θ 活动不是源于困倦，在枕部见到 α 节律时以及睁眼状态均出现。此外，在抗精神病药种类间也无差异，氟哌啶醇（haloperidol）甲氧乙丁嗪（levomepro mazine）均显示相同的单一节律性 θ 活动（图 8-1）。另一种慢波，是达到 $100 \sim 150~\mu V$ 的高振幅不规则 δ 波或 δ 波群发，额部或枕部占优势，而且有相当节律性的也不少。

在抗精神病药服用中出现突发性放电的不规则棘慢复合波者并不少，多数棘波成分小而尖锐，频率较快，为 $5 \sim 6$ Hz，但也有的约 4 Hz 伴较高振幅的棘波。此外，阳性棘波也常可出现。

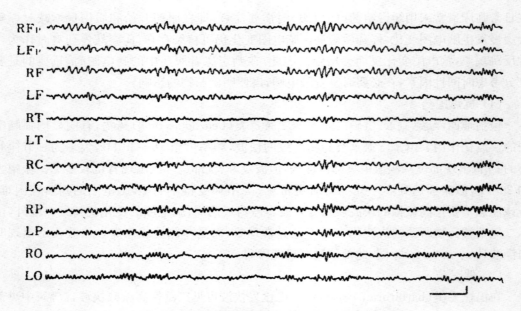

图 8-1 抗精神病药所致的单一节律性 θ 活动

　　23 岁，男性，精神分裂症妄想型。入院约 3 周后服用甲氧乙丁嗪 200 mg 时的脑电图显示，后部可见低振幅的 10～11 Hz α 节律，在前方额部最大为中等振幅的单一节律性 6 Hz θ 活动呈长串状出现

　　(5) 抗抑郁药

　　抗抑郁药长期服用可引起脑电图 θ 活动及 β 活动增加，频率或振幅的变化增大。α 节律的出现量减少，频率变慢。这些所见与困倦所致的脑电图变化类似。另外，有时出现突发性慢波、尖波以及棘慢复合波，特别是有痉挛性疾患因素的人或者在服药前已有突发波时，这些突发性放电因服用抗抑郁药而被诱发和增强。但是，躁狂抑郁症患者比正常人有难以出现脑电图变化的倾向，在日常临床见到高度脑电图变化的例子很少。此外，抗抑郁药治疗量的安全范围较窄，过量容易发生严重后果。有人报告在抗抑郁药急性中毒时见到不规则且反应性缺乏的 8～10 Hz α 节律，以及棘波等突发性放电。

　　(6) 抗痴呆药

　　作为对痴呆期待有治疗效果的药物，脑循环改善药和脑代谢赋活药已经应用于临床，根据痴呆病因学的神经递质和神经肽等的抗痴呆作用也正在广泛研究。特别是直接作用于智力精神机能的药物，益智性药(nootropic)的概念引人注目。这些药物的共同脑电图，可以说是 α 节律的频率增加，α 节律的出现量增加，慢波减少，快波增加。这些变化在多数患者组间的比较，以及采用频率分析等定量脑电图处理，大多是被明确的，而在临床上每个病例的脑电图变化并不是那样明显。

　　6. 脑机能障碍

　　脑电图是以自发性生物电活动的形式反映脑机能，而观察在疾病时的脑电图变化也是脑电图领域最基本的研究方法。实际上，临床脑电图检查是以脑的器质性和机能性疾患为对象的。作为临床应用的意义，或者换言之是关于脑电图的重要性和必要性，是已经发现或证明了有许多与脑机能障碍密切相关甚至特征性的脑电图所见。例如,在疑似癫痫失神发作,如果也同时出现特征性的 3 Hz 棘慢复合波图型,遂得到确诊。总而言之,在临床领域脑电图所见在许多时候能够起到其他检查方法难以替代的作用或帮助。

关于各种脑部疾患的脑电图所见,请参看本书的后编各章节。

参考文献

[1] 福山幸夫. 小儿实用脑电图学. 张书香,译. 北京:人民卫生出版社,1987:1-2.
[2] 大熊辉雄. 临床脑波学. 第 4 版. 東京:医学書院,1991:381-384.
[3] 越野好文. 薬物の影響. 臨床精神医学,1988,17(6):895-903.

第九章 正常脑电图

  所谓正常脑电图,在理论上是指经过严格挑选的健康人群中,各种脑波要素在95％可信限范围内的所见。倘若偏离此范围,则考虑为异常脑电图。

  正常脑电图是像做"正常范围内"(within normal limits)那样的判定,但是以此做定义时,还有许多尚未规定的情形。例如,假如出现棘波样的异常波形,此时成为异常脑电图,但是在其他时候若棘波不出现,便称为正常脑电图。特别是在小儿癫痫,常常在睡眠之后才出现棘波,像此类病例有否获得睡眠时记录,其脑电图结果便会不同。另外,即使在健康者也可见较多的个体差异,因此认为在判定脑电图时"正常范围"的界限宽一些较为恰当。

一、成人的觉醒脑电图

  成年人在安静、觉醒时的正常脑电图,具有下述的一些特征。

  1. α 波

  在健康成人安静、闭眼、觉醒时的脑电图,可观察到 α 波的频率 10～11 Hz 左右、振幅 50 μV 左右连续出现,以枕部占优势。

  (1)频率

  α 波的频率规定是 8～13 Hz,但通常在健康成人,大多数呈 10～11 Hz。α 波大约在 8 Hz 时称为慢 α 活动(slow alpha activity),推测有一些脑机能低下存在。另外,在健康成人也有 α 波显示 12～13 Hz 者,若与 10～11 Hz α 波相比其出现率很低。α 波的频率由于记录部位不同而有一些差异,一般是额部的 α 波比枕部 α 波频率略慢,频率差有时达到 1～2 Hz。

  (2)分布

  α 波通常成为在顶、枕部占优势出现,特别是枕部振幅最大、出现率也最高。α 波在头皮上分布的部位差减少,不仅顶、枕部,而且在额、中央、颞部等头部全导出部位持续出现时,这被称为广泛性 α 波(diffuse alpha activity)。许多时候,广泛性 α 波多数是频率大约 8 Hz 慢的 α 波(slow α activity),但有时 α 波也不一定慢化。

  (3)左右差

  α 波在左右大脑半球的对称部位(homologous areas)大致上呈左右对称,其频率、振幅、位相等大多相同。但也有报告,正常成人的 16.6％α 波振幅有左右差,有 12.4％右侧的振幅比左侧大。据说,有时优势半球一侧比非优势半球 α 波振幅较大。在幼小儿,显示左右差的倾向特别大,因此需要注意。由颞部导出的脑波,即使正常人也可以常见 α 波和快波振幅有左右差,故仅以颞部脑波的振幅有左右差尚难以判定为异常。

（4）出现率

α 波的出现率或者量,即指在一定时间内的脑电图记录含有何种程度的 α 波,这有相当大的个体差异。α 波出现率的生理学意义尚有许多不明之处。

根据 α 波出现率的正常成人的分类:① α 波出现率在 75% 以上者,为 α 波优势型(约占被检者的 20%);②出现率为 50%～75% 者,为 α 波准优势型(约占 35%);③出现率为 25%～50% 者,为混合 α 波型(约占 20%);④出现率为 0～25% 者,为 α 波劣势型(约占 25%)。

再者,根据 α 波出现形式的正常成人的分类:①M 型(minus type),在闭眼时 α 波缺乏;②R 型(reactive type),在睁眼和集中注意时 α 波显示普通的反应;③P 型(persistent type),在视觉的或者精神紧张时 α 波几乎不发生衰减。

α 波的出现率极低,用肉眼观察可见大致上是由振幅低的快波所构成的脑电图,称为低振幅脑电图(low voltage record)或低振幅快波图型(low voltage fast record)。低振幅脑电图被定义为不出现 10 μV 以上的节律性脑波,而且见不到有 20 μV 以上的活动。正常成人的约 10% 可见到低振幅脑电图,病理情况下在头部外伤后遗症等也可出现。

（5）波形

α 波在很多时候显示正弦波样的波形。但是,有时呈阳性或阴性的尖锐波形,这些判定为正常范围内的波形变异。慢 α 变异型节律(slow alpha variant rhythm)是 3～6 Hz(大部分 4～5 Hz)的特征性节律,其频率大多与 α 波有谐调关系(α 波的 1/2 频率),与 α 波交替出现或者混合出现。慢 α 变异型节律与 α 波同样在枕部占优势出现,由于视觉性注意和精神紧张而被阻滞或衰减。此节律在 20～60 岁出现,与青少年期出现的枕部慢波相区别。大致被认为是正常范围内的,但也有报告既往有头部外伤者约 1/6 见到慢 α 变异型节律。

（6）调幅现象

α 波的振幅常不一定,许多时候以 1 至数秒的周期反复渐增渐减。这种现象被比喻为月满(wax)、月缺(wane),称之为调幅现象(waxing and waning)。这样的周期变化是机体生理现象的一个特征,但脑电图上的调幅现象的周期与呼吸、脉搏等节律没有直接关系。α 节律大致上没有振幅的变化,呈单一的波形时,提示有脑广泛性机能障碍,例如头部外伤、脑动脉硬化症的可能性增高。

（7）对刺激的反应

α 波对刺激的反应是,若睁眼则发生 α 波阻滞。α 波阻滞的含义是 α 波由于睁眼而被抑制,也称之为 α 波衰减。除睁眼外,引起 α 波衰减的以光刺激最有效,其他感觉刺激例如声音、触觉也可引起 α 波衰减。

引起 α 波衰减的并不是光刺激本身,而是看到了什么东西,总之是由于枕叶视觉中枢被赋活所发生的现象。所以,α 波衰减由想起视觉图像也可以发生。关于与视觉残留图像的关系,被检者在集中注意残留图像时发生最明显的 α 波衰减。

α波的衰减,对于机体有意义的刺激才会出现。而且不仅外界刺激,内在精神刺激(例如心算等)也出现α波衰减。这在枕部的α波衰减最明显,通常也在全导出部位的α波见到同样的变化。在睁眼所致的α波衰减不够充分或者无衰减时,推测有脑机能特别是觉醒系统机能障碍,因此在脑电图诊断上是重要的。

2. β波

比α波频率快的波,即频率为14～30 Hz的波被称为快波(fast wave)或β波。主要出现于额、中央部以及颞部,中央部的β波与μ波的情形相似,例如在握拳及松拳时β波受到一过性抑制而减弱。

快波不仅在觉醒时出现,入睡时也会出现。β波与α波同样,正常者其振幅和频率在左右半球的对称部位大致上是对称的,因此假若快波仅在一侧缺如或者振幅有显著的左右差时,往往起到病变定位的作用。例如,脑血管性障碍时快波在患侧显示振幅低下,但也有报告在癫痫及脑肿瘤病例患侧大多显示高振幅快波。

关于β波,一般是女性比男性多见,老年人比青年人多见。在应用催眠药和抗焦虑药时常见β波增多,如果β波不是太显著,那么按照正常看待较为恰当。所以,也需要注意脑电图检查时被检者是否服药及药物的种类(参看第八章)。

3. 慢波

比α波频率慢的波,称为广义上的慢波(slow wave),其中4～7 Hz者称为θ波,0.5～3 Hz者称为δ波。有时在成人从额至中央部可见到一些θ波,振幅大多在10～30 μV。有时在枕部见到相当于α波约1/2频率的5 Hz左右的θ波,通常按正常范围内对待。

δ波在成人安静、觉醒时脑电图上大致见不到。有时在过度呼吸诱发试验时可以出现δ波,但是如果在过度呼吸停止后30 s以内消失,则属于正常。

此外,在觉醒时有时也会见到一些其他的波形,例如μ波、λ波以及Fmθ波等,一般作为正常范围内看待(参看第八章)。

若按照1953年Jung的建议,从整体所见便可以把成人的正常脑电图分为下述的4种类型(图9-1～图9-4)。

(1) α-脑电图(图9-1)

以α波节律为主要成分,特别是在枕、顶部占优势出现。α波频率的变动范围在1～1.5 Hz。此型约占正常成人的79%。

(2) β-脑电图(图9-2)

是由16～25 Hz、20～30 μV的β波所构成的脑电图,α波仅单个散发或短群出现。β波在全导出部位出现,在额、中央部振幅最大。此型约占正常成人的6%。

(3) 低振幅脑电图(图9-3)

α波的振幅及出现率很低,β波振幅也低而难以测量其频率。有时在闭眼后极短暂出现α波或β波。另外,有时可见振幅30 μV以下的θ波像基线漂移那样地出现。低振幅脑电图的出现率因年龄阶段而不同,有报告低振幅脑电图在10～19岁约占1%以下,20～39岁约占7%,40～49岁约占11%。

（4）不规则脑电图（图 9－4）

在整体上看，额部的振幅大，α 波不规则，频率的变动范围达到 3 Hz，混入振幅小的 θ 波。这是轻度的广泛性脑电图异常向不明确的界限移行，但在异常脑电图时 θ 波更常见，或者 θ 波的平均振幅比 α 波的振幅更大。约占正常成人的 10％，以青春期和老年期多见。

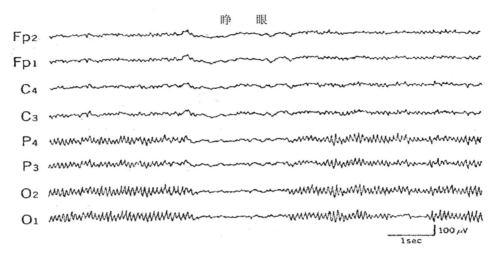

图 9－1　脑电图

28 岁，男性。参考导联显示枕、顶部占优势的 11 Hz α 波大致广泛性出现，睁眼则有 α 波发生衰减

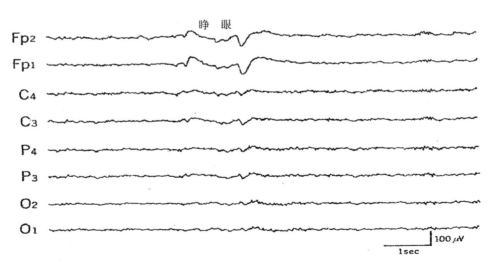

图 9－2　β-脑电图

38 岁，女性。参考导联显示频率有些变化的 β 波，睁眼时 β 波有一些衰减，闭眼则振幅有些增加而再现，闭眼时右枕部 α 波稍现

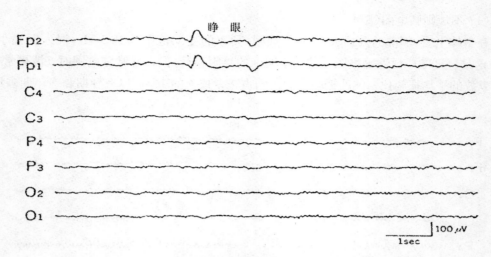

图 9-3   低振幅脑电图

36 岁,女性。全部脑区是低振幅脑波,睁闭眼即刻出现低振幅 α 波

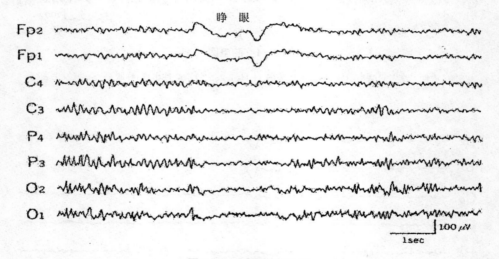

图 9-4   不规则脑电图

20 岁,女性。枕部 α 波中混入多种频率的 θ 波,顶、中央及额部等在睁眼前频率较规则。这样的脑电图在小儿期是正常的,而在成人移行为轻度广泛性异常尚没有明确界限

总而言之,正常成人在觉醒时的脑电图判定标准,可以概括为下述的内容:

(1) 以 α 波及快波为主体,可见很少量的 θ 波,大致上无 δ 波。

(2) α 波、快波呈正常分布,即 α 波在顶、枕部占优势出现,而且快波在额部占优势。

(3) 脑波的振幅在左右对称部位相比较,振幅差一般不超过 20%,枕部不超过 50%。

(4) 脑波的频率在左右对称部位相比较,频率差不超过 10%。

(5) α 波对睁眼、感觉刺激及精神活动等产生反应而被抑制。

(6) α 波及快波不显示异常的高振幅。

（7）不出现棘波、尖波以及其他的突发性异常波。

二、小儿脑电图的年龄性发展

小儿的脑电图大概是以大脑皮质的形态发育及机能分化过程为基础的，往往显示出明显的年龄依存倾向。因此，对于小儿的脑电图而言，不论是基础研究还是在临床诊断方面都占有特殊地位和具有重要意义。

伴随年龄增加，小儿的觉醒脑电图的发展变化过程大致上如下所述。

1. 新生儿期

由于新生儿的脑电图难以区别出睡眠、觉醒等各种状态，因此除脑电图外，一般还需要同时记录眼球运动、肌电图、呼吸及心电图等的多导生理描记。而且还需要观察体动、睁闭眼等以便客观地判定新生儿的状态。另外，新生儿绝大部分时间是在睡眠，通常需要做长时间描记，以便观察其睡眠—觉醒周期。

新生儿不仅包括足月产儿，也包括早产儿，所以在观察新生儿脑电图时，便首先需要考虑孕龄（胎龄加出生后周数）。在孕龄 31 周以前，特别是 28 周以前的早产儿，不定型睡眠占大部分，脑电图几乎是常常显示非连续性、间歇性的，即指含有慢波等的高振幅波群与比较平坦的时期相间隔而交替出现，像这样的交替性脑电图（trace alternant）在孕龄 44～46 周（一般足月儿出生后 1 个月）时已经见不到，因此可作为脑电图成熟程度的一个指标。孕龄 28～36 周时，可见在 0.5～1 Hz 的大慢波上重叠有 8～20 Hz 的纺锤样快波，称之为 δ 刷波形（delta brush），此波在孕龄 36 周迅速减少，至 44 周前完全消失。另外，从孕龄 30 周至 48 周（出生后 2 个月），有时见到一过性的尖波或尖波样波形，但往往不是异常波形。

在孕龄 32～40 周的新生儿觉醒期显示连续性脑电图，由 δ、θ 波等混合构成连续性的背景活动（图 9-5）。

2. 2～5 月龄

在出生后 2 个月时，不规则慢波数量逐渐增加，慢波的频率趋向于一定的节律（3～5 Hz）。这种节律性慢波最先出现于顶部及中央部，然后向枕部扩展。至 3～5 月龄时 δ 波开始减少，3～5 Hz 节律波出现于头部各区域，但是以顶枕部为主（图 9-6）。

3. 6～11 月龄

大约 50 μV 以下的 4～7 Hz 节律性 θ 波在枕部已占优势，断续性地出现。并且开始出现左右侧脑波对称。枕部的 θ 波对光刺激出现反应。

4. 1～2 岁

头部各区域出现较为稳定和规则的高振幅 5～8 Hz α、θ 活动，以枕部显著。大约至 1 岁时开始出现个体差异。以后脑波的频率逐年增加，但直到 3 岁前脑电图的变化不太显著，通常以较规则的 5～8 Hz 波为主体。

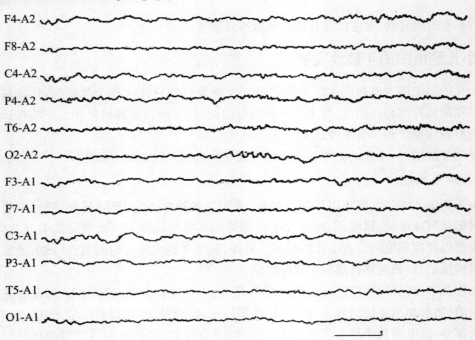

图 9 - 5　健康新生儿,觉醒脑电图

出生后 4 天,男性。觉醒状态参考导联描记示:1.5～3 Hz 低振幅慢波,其上附加不规则频率不同的低振幅活动,无节律性。校正标准 1 s,50 μV

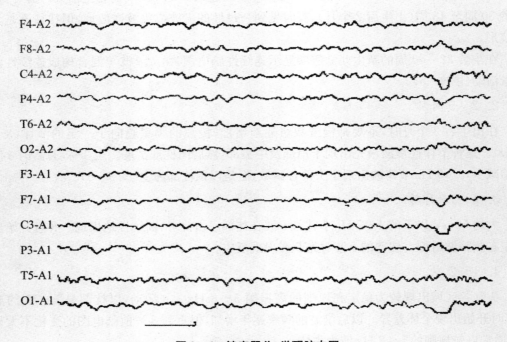

图 9 - 6　健康婴儿,觉醒脑电图

出生后 3 个月,女性。觉醒状态参考导联描记示:较多量 3～4 Hz 的不规则慢波,其上附加低振幅快波。中央及顶部可见 5～6 Hz 的活动,各导联振幅均在 50 μV 以下

5. 3~5 岁

δ 波急剧减少、振幅降低并且逐渐转变为 θ 波,顶枕部出现连续性逐渐增加的 8~10 Hz α 波。在此时期以顶区为主的 4~6 Hz θ 波尚多见,振幅也较高,还可以散见高振幅 δ 波。到 5 岁时,常见 α 波与 θ 波混合出现(图 9-7)。

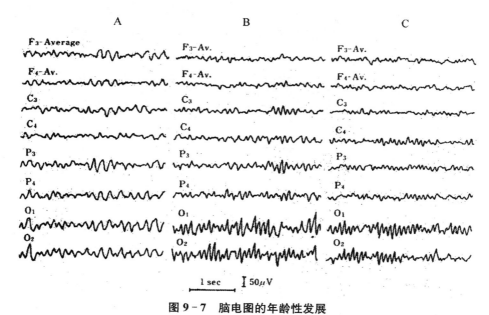

图 9-7　脑电图的年龄性发展

A. 3 岁儿的脑电图(睁眼时),5~7 Hz;B. 5 岁儿的脑电图(闭眼时),7~9 Hz;C. 7 岁儿的脑电图(闭眼时),9~10 Hz

6. 6~8 岁

6 岁以后 8~9 Hz 的 α 波占优势,特别是在后头部 α 波形成基本节律,慢波成分特别是 θ 波急剧减少,脑电图所见整体上近似于成人的样式。一般在小儿时期,α 波振幅的左右差也比成人大,大多数例子是右侧的振幅较大。

7. 9~10 岁

α 波已占据优势且较稳定,接近于成人的脑电图。枕部的 α 波多数为 10~12 Hz,但是在额、顶部尚有 7~8 Hz 的节律波,并且见到广泛散发的 6 Hz θ 波,δ 波的出现率在 12% 以下。在此年龄期 α 波的振幅较高,超过 150 μV 也不一定属于异常。另外,额部出现 β 波者约占 20%,数量在 10% 左右。

8. 11~17 岁

基本上像成人的脑电图,但尚不稳定,α 波的平均振幅下降至 50 μV 左右。有时在额、顶部出现 5~8 Hz 群发性慢波,此时若慢波的振幅不超过基本波的 2 倍则仍属于正常范围(图 9-8)。在 8~14 岁枕部有时出现散发性的尖样波形或者慢波,倘若比较显著便应该作为问题考虑。14 岁以后,大约有 20% 枕部可见低振幅快波。

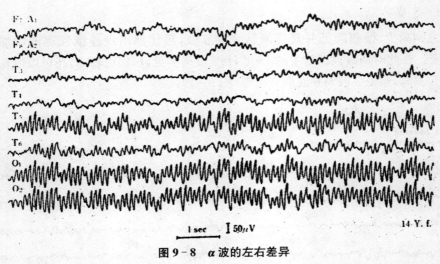

图9-8 α波的左右差异

14岁女性。α波在后颞部(T_5、T_6)右侧振幅低,左右非对称(有左右差),但在枕部(O_1、O_2)是左右对称的,这种情形属于正常

9. 18～20 岁

为成人的脑电图,δ波大致消失,约有34％的人在额、颞部或各区域可见中等振幅以下的θ波或δ波,并且两者的数量在12％左右。额部β波的数量超过10％者约占44％。另一方面,即使超过20岁,也可以较常见慢波。因此稳定的α波一般在22～23岁以后多见。

倘若从枕部脑波频率的发展来看(图9-9),大致上在1岁时是5～6 Hz,2岁是7～8 Hz,3岁是8 Hz,9岁是9 Hz,15岁是10 Hz左右。

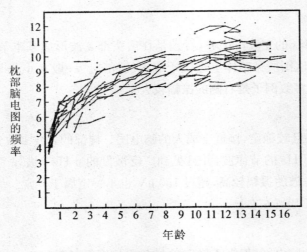

图9-9 枕部脑波频率的年龄性发展

横轴表示年龄,纵轴表示枕部的频率。(1939年,Lindsley由132例的369次记录所得结果)

由此可见,小儿觉醒脑电图的最大特点是显示年龄差异,即伴随年龄增加脑电图相应

地发展,而且是呈阶段性渐进式的发展过程。因此,小儿的年龄阶段不同,便意味着脑电图正常变化的范围也不相同。在判断小儿脑波的发展时,最重要的观察觉醒、安静闭眼时脑波频率的变化。此外,还可以从频率分析、对各种刺激的反应以及睡眠脑电图等观察脑波的发展状况。

伴随年龄增加,脑电图的发展除频率的变化外,也看到振幅及分布的变化。即在新生儿的脑电图是低振幅的,其后振幅逐渐增加,有时也达到 200 μV 以上。基本节律的振幅在 6 个月以前,顶部占优势,以后枕部或顶枕部占优势,学龄期以后与成人相同在枕部形成优势。

如前所述,小儿时期大脑半球的左右对称部位的脑波,常见到相当显著的左右差异。特别是在新生儿时期左右差显著,至出生后 3 年时左右差逐渐减少。另一方面,在小儿时期脑电图的左右差异也并不一定是恒定性的,倘若以相当长时间的观察再平均来看,则振幅和频率的左右差异便会较少。

此外,从学龄期到青春期,在枕部可见相当频度的慢波,此种慢波被称为青年性后头部慢波(slow posterior waves found predominanthy in youth)或后头部三角波(posterior triangular waves)等。此波的特征是:主要在 10 岁以后出现,26 岁以上几乎不出现;呈3～5 Hz 频率、振幅为 20～120 μV,与 α 节律没有倍数关系;大多呈单发(散发)性在一侧或两侧的后头部出现,两侧性出现时左右不对称多见,一般右侧占优势者多见;此波由于睁眼而衰减,但由一侧的闭眼似乎大多被诱发出现;睡眠时不出现。此波与癫痫、其他特定的脑部疾患不相关,而被认为或许是表示脑发育过程成熟尚不健全的脑电图波型。需要与类似青年性后头部慢波进行鉴别的,包括由 2 个 α 波相融合那样的慢 α 波变异节律(slow alpha variant rhythm)、与头部外伤等病理状态有关的后头部慢波以及癫痫失神发作患者的后头部慢波等。小儿后头部高振幅慢波,是指 3～14 岁患者在后头部出现的3～5 Hz高振幅突发性慢波。同时,有时伴随脑电图的异常所见(棘、尖波等突发性异常或基本节律异常),提示小儿后头部高振幅慢波与癫痫(痉挛发作、自主神经发作)相关联。而成人后头部高振幅慢波,是在有性格问题(攻击性、情绪不稳定)的 15～25 岁病例见到的枕部慢波,病理意义尚不明确,在枕部两侧同步性散发出现时属于正常,有其他异常所见时则判定为异常。

关于健康小儿突发性异常波的出现,值得注意。除 14 Hz 和 6 Hz 阳性棘波,其他如棘波、棘慢复合波的成因,大概认为在小儿时期容易出现年龄依存性的遗传素质性异常波,可能有隐匿性轻度的脑机能损害存在。据 1981 年大田原的报告,经过严格挑选的正常小儿,这种异常波的出现率很低,在 151 例中广泛性棘慢波占 3.3％,6 Hz 棘慢综合波占 4.2％,μ 节律占 1.7％,14 Hz 阳性棘波占 1.7％。

概括地说,正常小儿的脑电图判定标准可归纳为下述几项内容:

(1)觉醒时不出现高振幅的广泛性 δ 波活动(可见与年龄相应的基础波的频率、部位的组织化、稳定的波型等)。

(2)慢波不是恒定地局限在某一部位(左右侧大致对称,不显示局限性异常)。

(3)睡眠时的顶尖波、纺锤波、快波不是恒定性地在一侧缺乏或显著减低。

（4）自然睡眠不出现 $50~\mu V$ 以上的广泛性 β 活动（所谓的极度纺锤波）。

（5）不出现棘波等异常波。

（6）对各种刺激的反应正常。

三、老年人的脑电图

观察发现，在无神经病理学所见的 60 岁以上老年人，异常脑电图的出现率 60 岁组为 33.3％，70 岁组为 40.8％，80 岁以上组为 56.0％，随年龄的增加而增加。相反，正常脑电图的出现率逐渐减少。

一般地说，在 60 岁以上老年人的脑电图有下述一些特征。

1. α 波

作为基本波的 α 波频率，在老年人随着年龄增加显示频率减少倾向。健康老年人在 60～70 岁，优势 α 波的频率以 9 Hz 为峰值，左右侧大致对称分布，而到 80 岁以上则以 8 Hz 为峰值，显示 α 波慢化。从青年人的 α 波平均频率为 10.7 Hz，可知在老年人 α 波显示出相当的慢化，如图 9-10 所示。但是，即使 90 岁以上者也有的显示与中年人完全相似的优势 α 波，因此并不是绝对的。

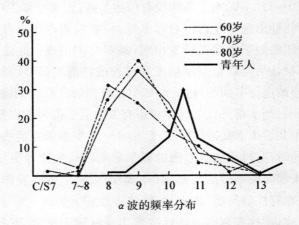

图 9-10　正常老年人优势 α 波频率的年龄差分布

（青年人的资料引自 Brazier 等）

倘若将健康老年人组、有其他疾患但神经系统正常组、神经疾患组进行比较，便会发现优势 α 波的平均频率依次减低，这提示 α 波慢化者的脑功能更差。据分析，优势 α 波的频率为 10 Hz 且有相当的慢波者，与优势 α 波的频率为 8 Hz 而慢波更少者相比较，一般后者更会有脑机能低下。另外，关于 α 波的出现率及振幅等的部位差，在老年人枕部的优势性不明显，可见 α 波广泛化的倾向，如图 9-11 所示。

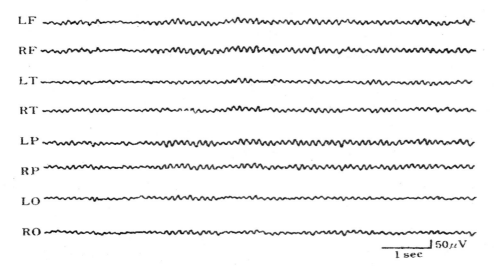

图 9 - 11　广泛性 α 波型(76 岁,正常女性)

单一节律性 8 Hz 的 α 波,在全部导联连续性出现,没有其他的波形

2. 快波

老年期快波的出现率比成人增加,但是在老年痴呆者的脑电图快波出现率低,提示老年人快波多见时,可能智能降低者少见。快波的出现率,在额、中央部最高。观察发现,在老年女性快波的出现率比男性高。

另一方面,在老年人的脑电图广泛性快波最多见的时候,是常见给予精神药物特别是弱安定类药物,容易出现广泛性较高振幅的快波。

3. 慢波

在老年人的脑电图常见 δ、θ 波出现,并且有程度上的差异。出现 δ 波时,可以大致判定为异常脑电图。而 θ 波的出现数量可微妙地反映正常、界限乃至轻度异常的判定。

近年研究认为,老年人随年龄增加的脑电图变化,不仅是年龄增加,而应该考虑有轻度脑梗死影响的可能性。研究发现,无症状性脑梗死(CT 或 MRI 阳性)组比对照组 7.7～7.8 Hz θ 波、8.0～8.8 Hz 慢 α 波功率值在额、颞区显著增高,β 频带功率值在颞、枕区显著降低。而见于高龄者的颞区 θ 波,一般认为与既往无症状性脑梗死或脑血管障碍有关。

4. 反应性

在脑电图记录时,进行常规的睁闭眼试验 α 波被抑制的出现率,老年人比成人组显著减少。在 α 波抑制状态,低振幅快波图型老年人组比成人组多见。老年人由于心肺机能的变化,以及脑动脉硬化,脑组织的反应性降低等,所以过度呼吸时大致上没有变化。在老年人癫痫少见,因此做睡眠试验的必要性和意义也很小。

四、睡眠脑电图

睡眠时期的脑电图有比较明显且特征性的脑波变化,倘若不能正确识别则很容易将属于正常的脑电图波形误判为异常现象。另一方面,睡眠作为临床诱发试验常用于癫痫的诊断,特别是在疑似癫痫或觉醒脑电图见不到发作波的病例,睡眠脑电图便很有必要。

1. 成人的睡眠脑电图

关于睡眠的分期标准有多种,目前大多数按照 1968 年国际睡眠分期判定标准即由 Rechtschaffen & Kales 所归纳提出的标准(表 9-1)。

表 9-1 国际睡眠分类判定标准

睡眠阶段	特征波形	生理学区别
stage W 觉醒期	α 波、低振幅快波	觉醒
stage 1 入睡期	α 波减少、峰波(hump)	NREM 睡眠 (不伴有快速眼球运动的睡眠) (stage 3、4 期称为慢波睡眠)
stage 2 浅睡期	睡眠纺锤波(spindle)、K 复合波	
stage 3 中度睡眠期	δ 波(20%~50%)	
stage 4 深睡期	δ 波(50%以上)	
stage REM REM 睡眠期	与 stage 1 相似但无顶尖波 快速眼球运动与明显的肌张力低下	REM 睡眠 (伴有快速眼球运动的睡眠)

按照这种睡眠分期判定标准,便在多导睡眠图的睡眠阶段分为觉醒期,睡眠Ⅰ、Ⅱ、Ⅲ、Ⅳ期以及 REM 期。

觉醒期(stage W):脑电图显示 α 波,以及低振幅快波等的混合图型。伴有高振幅的持续性肌电图、快速眼球运动和频繁出现的眨眼。

睡眠第Ⅰ期(stage 1):此期相当于出现困倦感的入睡期。最初是在觉醒时见到的 α 波振幅降低,连续性逐渐变差,仅断续地出现以至完全消失,成为低振幅图型(抑制期)。与此同时,在中央、额颞部等有低振幅 θ 波单个或几个相连续出现,也有低振幅 β 波出现,脑电图整体上成为像涟漪样的波形(涟波期)。此期的后半段出现顶尖波(hump),即出现两侧同步的 3~4 Hz、可达 200~300 μV 双相性尖波样的高振幅慢波。此波在头顶部位占优势,多数呈单发,有时 2~3 个相连续出现。顶尖波随着年龄增加其振幅变低,在正常成人 15%~20%不出现顶尖波。在此期有时出现单发或群发的枕部一过性阳性尖波(positive occipital sharp transient of sleep)。此期出现慢的眼球运动、肌张力稍降低。

睡眠第Ⅱ期(stage 2):也称为浅睡期,显示像轻睡的状态。顶尖波后续大约 14 Hz 的纺锤波(spindle),即出现 K 复合波(K complex)。K 复合波自发出现或者由声音等感觉刺激所诱发。睡眠加深则顶尖波消失,纺锤波在顶、中央部占优势出现(纺锤波期)。另外,睡眠加深,在额部出现 10~12 Hz 稍慢的纺锤波,多数为在左右半球独立地出现。

纺锤波也与顶尖波同样,在成人中以青年者显著。随年龄增加其振幅减低,在 60 岁以上的高龄者仅有大约 20%出现纺锤波。背景脑电图见到低振幅 θ、δ 波等的不规则脑波。

睡眠第Ⅲ期(stage 3):此期 2 Hz 以下、振幅 75 μV 以上的 δ 波(丘波 hill wave)占 20%~50%。此期又称为中度睡眠期,显示相当深的睡眠,若不是强烈的刺激被检者便不能感知,在通常的脑电图检查很少用到这一时期。

睡眠第Ⅳ期(stage 4):称为深睡期。此期 2 Hz 以下、75 μV 以上的 δ 波占 50% 以上。纺锤波有时也出现。在此期纺锤波的频率多变慢,有时大约为 12 Hz。睡眠再加深则纺锤波消失,仅有大慢波(丘波)。睡眠第Ⅲ、Ⅳ期合称为慢波睡眠。参见图 9-12 所见。

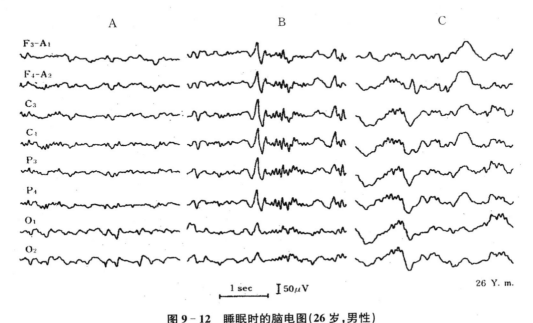

图 9-12　睡眠时的脑电图(26 岁,男性)

A. 入睡期的脑电图(stage 1),枕部可见阳性尖波样的波形;B. 轻度睡眠时的脑电图(stage 2),头顶部出现尖波样的波形,其持续纺锤波的波形则被称为 K 复合波;C. 中度睡眠时的脑电图,δ 波出现,并且按其程度分为 stage 3 和 stage 4

REM 睡眠期(stage REM):是指见到快速眼球运动的睡眠期。在 REM 睡眠,显示与睡眠第Ⅰ期类似的低振幅图型、出现水平方向的快速眼球运动(rapid eye movement, REM)、维持躯体姿势的肌张力低下作为三项特征。在脑电图方面,REM 睡眠与睡眠第Ⅰ期的区别困难,但不出现顶尖波。并且有心率、呼吸的加快和变化,以及自律神经机能变化等。另外,倘若给予刺激而醒转,则大多数被检者述说在做梦。

通常与 REM 睡眠相对照,睡眠第Ⅰ~Ⅳ期被称为 NREM 睡眠。在健康成人的夜间睡眠,睡眠第Ⅰ~Ⅳ期及 REM 睡眠依次出现,从入睡后至 REM 阶段结束作为一个睡眠周期,其长度大约为 90 min,因此整夜通常会有 3~5 个睡眠周期(图 9-13)。一般地说,第Ⅳ期在第一个睡眠周期中最显著地出现,多见于睡眠的前半期,后半期接近黎明逐渐变少。与此相对,REM 阶段随着重复周期次数而持续时间增加。在人类整夜 6~8 h 的睡眠中,REM 睡眠约占 1.5~2 h。

将脑电图的睡眠阶段作为纵轴,一整夜的时间经过作为横轴所描记下来的坐标图型,被称为多导睡眠图,而睡眠图不仅包括脑电图,同时也描记呼吸、脉搏、眼球运动等的变化。

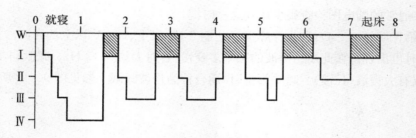

图 9 - 13   整夜睡眠经过的模式图

纵轴显示 NREM 睡眠 I ～ IV 期各阶段,图的斜线部分为 REM 阶段。REM 在 NREM 之后以大约
1.5 h 的周期较规律地出现,随着接近黎明,REM 阶段变长,慢波睡眠的深度逐渐变浅

2. 小儿的睡眠脑电图

即使是睡眠脑电图,在小儿也显示出许多与成人不同的特征。

概括地说,新生儿的睡眠可以分为:①活动型睡眠(active-REM sleep),即指伴有快速
眼球运动的睡眠;②安静型睡眠(quiet sleep);③中间型睡眠(intermediate sleep)。

活动型睡眠相当于成人的 REM 睡眠期,表现为闭眼安静状态,但有时体动、笑、皱眉、
吸吮动作或发出声音,间有缓慢的身体转动;并且可见快速眼球运动、心跳及呼吸不规则;
可描记到眼动图(EOG);脑电图显示低振幅不规则波型、混合型(由高振幅慢波与低振幅
的多频率波形组成),少见高振幅慢波;肌电图显示低振幅。安静型睡眠相当于成人的
NREM 睡眠,表现为闭眼,安静入睡,无体动,呼吸规则;脑电图显示高振幅慢波、交替性波
型或混合型;交替性波型是此期的特征性所见,同时肌电图为高振幅。中间型睡眠即指介
于①与②之间,难以判定为①或②时,因此也称为不定型睡眠。1967 年 Rarmelee 等建议
把眼球运动、呼吸、肢体运动 3 项指标均符合者分别判定为活动型睡眠或安静型睡眠,否
则判定为不定型睡眠。

在孕龄 24～25 周的早产儿,绝大多数为不定型睡眠。脑电图显示非连续的波型
(trace discontinu),所谓非连续性波型是指数秒至十数秒的持续高振幅波群间隔平坦部分
(数秒至数十秒)而反复出现。高振幅波群部分为 0.3～1 Hz、100～300 μV 的慢波,混有
8～20 Hz、20～100 μV 纺锤样快波;4～7 Hz、50～200 μV 的高振幅节律性 θ 波;不规则慢
波、尖波等。孕龄 26～28 周的早产儿,仍以不定型睡眠为主,脑电活动也是非连续性的。
但活动型睡眠时具有的脑波的连续性逐渐出现而平坦部分逐渐变短(图 9 - 14)。

至孕龄 32～33 周时,睡眠周期变得比较明确,但仍以不定型睡眠为多。活动型睡眠
的脑电图以连续性高振幅慢波附添以纺锤样快波为主,而安静型睡眠的脑电图仍然是非
连续性的,可见持续数秒至数十秒的平坦电活动与持续数秒的脑波波群交替出现。

在孕龄 36～37 周的早产儿,活动型睡眠时的高振幅慢波逐渐减少,成为较低振幅不
规则活动之中混入半节律性 θ 波的波型(low voltage irregular)。安静型睡眠的平坦部分
的持续时间变短至 20 s 以下(平均数秒),显示为高振幅部分与低振幅部分相交替出现的
交替性波型(trace alternant)。孕龄 38～40 周时,活动型睡眠的脑电图显示较低振幅的不

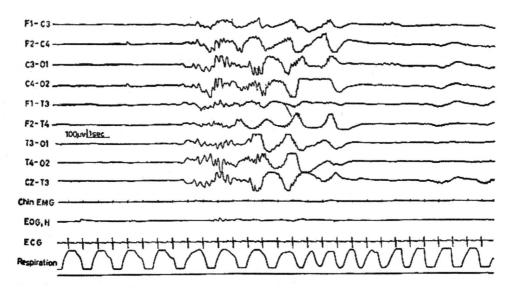

图 9 - 14　孕龄 28 周,安静型睡眠

规则波型(图 9 - 15);安静型睡眠的交替性波型的低振幅部分的电活动增加,几乎见不到平坦部分(图 9 - 16、图 9 - 17)。

在孕龄 41～44 周,安静型睡眠的脑电图逐渐成为高振幅慢波波型,交替性波型至孕龄 44～46 周已经完全消失。

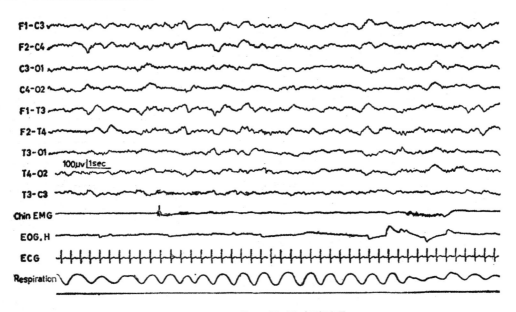

图 9 - 15　孕龄 38 周,活动型睡眠

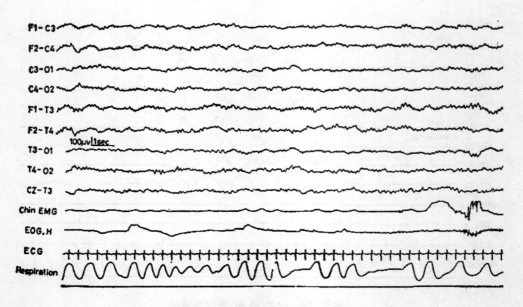

图 9 - 16　孕龄 40 周,活动型睡眠

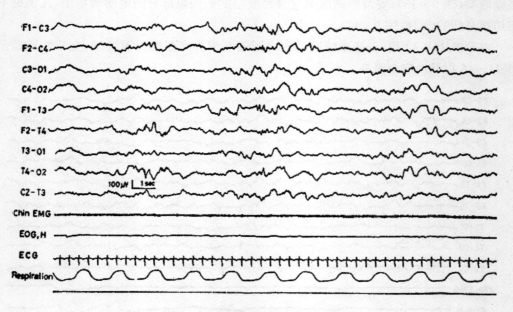

图 9 - 17　孕龄 40 周,安静型睡眠

　　另外,在早产儿脑电图常见的波形有纺锤波样快波和高振幅节律性 θ 波,前者在孕龄 31～32 周最显著,至孕龄 40 周大致消失;后者在孕龄 30～31 周时最明显,32～33 周时减少,34 周以后消失。再者,在孕龄 35～46 周期间常见两侧额部左右同步性出现顶尖波、慢波群、顶尖波—慢波复合波等,与此相似的波形在颞部也可见非同步性出现,多数呈阳性尖样波形。

观察睡眠周期的发展变化,活动型睡眠和安静型睡眠周期从孕龄 32 周开始比较稳定地出现,36 周以后即可明确区分。胎儿发育越不成熟,睡眠周期与脑电图式样的相关性越差,随着孕龄增加,这种相关性逐渐密切。活动型睡眠在孕龄 30 周时少见,35～36 周时增多,以后又减少。安静型睡眠在孕龄 36 周前少见,以后逐渐增加。而不定型睡眠在孕龄 30 周时最多见,以后逐渐减少。一般在成熟新生儿,安静型睡眠占 30%～40%,活动型睡眠占 40%～60%,不定型睡眠占 8%～30%。

关于婴幼儿期的睡眠脑电图,从出生后 2 个月开始,便逐渐出现由睡眠深度的不同阶段而具有特征性的脑电图所见。

睡眠第Ⅰ期即入睡期:出现全部脑区特别是顶部或顶枕部占优势的连续性高振幅(150～200 μV)慢波,其频率到 6 个月时为 2～4 Hz,1 岁时为 4～6 Hz。此时期按照 Kellaway 的建议,被称为入睡时的过度同步期(hypnagogic hypersynchronous phase)。2 岁时此种慢波除连续性出现十几秒外,还以短程阵发性慢波(paroxysmal slow activity)的形式出现,容易错看做是癫痫性异常波。至 6 岁以后,入睡时高振幅慢波的出现变少,4～6 Hz,大约 100 μV 的 θ 波在中央、顶部短程阵发(群发)出现。11 岁以后入睡期阵发性慢波进一步减少,逐渐成为成人睡眠第Ⅰ期(抑制期)那样的脑电图。

自出生后 5～6 个月时出现顶尖波。在幼儿时期,顶尖波与成人的相比,显示尖锐的波形,倘若不注意便容易误作是癫痫性的尖波。幼儿的顶尖波不仅在中央、顶部,也有在额部和枕部以较低振幅出现的倾向。2～4 岁时顶尖波的振幅最高,随着年龄增加,其振幅减低,波形变单纯,而且局限于中央部。

睡眠第Ⅱ期:出生 2 个月以后,在此期开始出现显著的纺锤波。15～20 岁时纺锤波振幅最高,至 30 岁以后纺锤波的振幅逐渐减低,60 岁以上大约有 20% 见到纺锤波。睡眠稍加深,额部出现 12 Hz 的纺锤波,此波在 3～4 岁时开始出现,15～19 岁时最明显,而 60 岁以后显著减少。

睡眠第Ⅲ期:此期的脑电图波形与成人的比较没有太大差异,一般地说慢波的频率大概是年龄小者频率慢。但是,在幼儿相当于睡眠Ⅱ、Ⅲ期的阶段,具有成人睡眠脑电图见不到的节律性 θ 波广泛性出现的时期,因此也有人把它看做一个睡眠阶段。此种 θ 波大约 6 Hz,40～150 μV,中央部占优势,持续性出现或阵发性出现,常与 12～14 Hz 纺锤波相混合。

睡眠第Ⅳ期:此期不规则 δ 波连续出现,不大显示出年龄的差异,但在高龄者一般是慢波的振幅较低。

REM 期:与成人的 REM 期不同,幼儿的 REM 睡眠期出现一些振幅较大的节律性 θ 波,但眼球运动样式与成人的差异不大。REM 期的节律性 θ 波不是广泛性,而比较局限于中央部位,一般是 3～5 Hz、30～150 μV。这种节律性 θ 波,在整夜睡眠后半期的 REM 阶段明显,特别是在一个 REM 阶段结束尚且见不到快速眼球运动的时期最典型地出现。

成人的 REM 期出现于 NREM 睡眠之后,但在新生儿睡眠最初常忽然出现 REM 期。另外,在幼儿常常是在夜间觉醒之后随即出现 REM 阶段。一般在幼儿期与成人比较,REM 阶段的出现次数较多,出现形式规则,在整夜睡眠中所占时间也比成人多。REM 期在新生儿约占50％，出生后3个月约占40％，3～5岁时约占20％，遂大致接近成人的数值。

此外，在幼儿期，由睡眠中觉醒时也显示与成人颇为不同的反应，即表现为在出生2个月以后，约半数以上在移行为完全觉醒时的波形之前，显示2～4 Hz连续的广泛性高振幅慢波。随着年龄增加，这种慢波的频率变快，振幅减低，在5～6岁时成为4～8 Hz。高振幅慢波消失，有时也代之以阵发性慢波，多见于10～20岁期间。在成人，则不经过这样的高振幅慢波的移行期，直接恢复到觉醒时的波形。

参考文献

[1] 一条贞雄. 正常脑波［発達，睡眠を含む］. 臨床精神医学，1988，17(6)：819-828.

[2] 大熊輝雄. 臨床脑波学. 第4版. 東京：医学書院，1991：81-128.

[3] 福山幸夫. 小儿实用脑电图学. 张书香，译. 北京：人民卫生出版社，1987：2-56.

[4] 鲁在清，殷全喜，薛兆荣. 临床脑电图入门. 济南：山东科学技术出版社，1996：52-83.

[5] 大熊輝雄. 临床脑电图学. 第5版. 周锦华，译. 北京：清华大学出版社，2005：96-98.

[6] 大友英一. 老齢者. 臨床精神医学，1988，17(6)：885-893.

第十章　异常脑电图

所谓异常脑电图,即指超出"正常脑电图的范围"的脑波所见。异常脑电图不仅是在觉醒、安静闭眼时(脑电图记录的基本状态)出现的异常波,也包括对于诱发试验有正常范围以外的脑波异常现象。

一、异常脑电图的分类

对于异常脑电图,按照出现方式可以分为非突发性异常(nonparoxysmal abnormality)与突发性异常(paroxysmal abnormality)。所谓突发性,意思是指不是持续性的基础节律(背景活动)的异常,而是与背景活动有明显区别、突然出现又突然消失的一过性波形。与此相对,非突发性异常则是指基础节律的异常。

1. 非突发性异常波

非突发性异常主要是指脑电图的基础节律(背景活动)的频率和振幅的异常,但在实际上最为常见的是慢波。

(1) 慢波

慢波大致上分为 $0.5\sim3.5\,\text{Hz}$ 的 δ 波与 $4\sim7\,\text{Hz}$ 的 θ 波,这些慢波可以形成持续性的基础节律,或者在 α 波等的正常基础节律之中慢波不规则地混入。判定基础节律倾向于哪种程度的慢波,便需要与该年龄段的正常脑电图模式做对比观察。在成人,假若觉醒、安静时出现 δ 波则明确属异常,倘若 θ 波较显著也可以认为属轻度异常。在小儿,即使正常者其基础节律的频率也比成人慢,而且多有散发性慢波混入,所以对有否异常的慢波化(slowing)的判定需要特别慎重。

基础节律的慢波化,被认为在许多时候表示各种程度的脑机能低下。脑机能损害波及全脑或者使全脑机能受到影响的神经核或神经通路损伤时,慢波在全脑或左右侧半球对称性地出现,此种情况见于例如癫痫、脑深部的肿瘤、脑动脉硬化症、各种原因的意识障碍等。

在脑肿瘤和脑挫伤等发生伴有皮质神经细胞结构变化的局限性机能低下时,与其部位一致出现慢波,而这种慢波大多是多形性的(不是正弦波、呈多样的波形),这被认为是病灶处的慢波与从正常丘脑传递的 α 节律相互叠加所造成的。另外,在丘脑、丘脑下部或中脑损害时,广泛性慢波的突发被认为是向脑表面传递 α 节律被中断、衰减或者消失所致。

大脑皮质与间脑、脑干有着机能性的密切联系,在这些部位及联络通路发生障碍时,对此 α 节律便受到相应的影响。

（2）α波慢化

在成人出现 8～9 Hz 慢的 α 波，此时大多伴有 α 波的广泛化、调幅减少和单调化，在脑血管障碍、老年痴呆等有慢性经过的脑机能低下时容易见到。

所谓广泛性 α 波，不仅是 α 波的分布一样，而且 α 波出现率高呈持续性（continuous）出现，α 波的振幅和频率的变动少呈单一节律性（monorhythmic），还有调幅减少等特征。广泛性 α 波主要在耳垂作为参考电极的参考导联观察，也常做下述的分类：Ⅰ 型：在双极导联也显示广泛性 α 波者；Ⅱ 型：在双极导联记录到有部位差的正常波者；Ⅲ 型：在双极导联，除枕部以外，其他部位几乎成为平坦者。其中，Ⅱ 型属于正常范围，Ⅰ 型和 Ⅲ 型病理意义较高，但不伴 α 波慢化时也难以判定为异常。

广泛性 α 波常见于丘脑水平的轻度广泛性损害时（脑震荡、脑动脉硬化症、服用抗癫痫药、针刺麻醉等），被认为意味着丘脑的皮质去同步机能降低。广泛性 α 波大多是 α 节律频率较低，但不一定仅显示慢化，节律的慢化意味着其自身机能相对低下，广泛化与慢化其异常的意义不同。

（3）异常快波

作为基础节律的快波被看做异常，是其有异常高振幅时。一般把 30 μV 以上的快波看做是异常波。除癫痫外，异常快波在甲状腺功能亢进症、Cushing 综合征等常见，也可见于罹患脑炎后的小儿和脑性瘫痪的患者。局灶性快波在头部外伤、脑手术后等也可以见到。另外，极度的异常快波（30～40 Hz 的快波为主体）可见于成人，据说与脑器质性精神病或者与某种精神病素质（dull psychopathy）有关。

由于服用巴比妥类、苯二氮䓬类和抗癫痫药等，也常常出现相当高振幅的快波，因此在见到高振幅快波时，首先有必要调查此时的服药情况。

（4）α波及正常构成成分的异常

这些变化包括：①α 波或快波的局限性振幅降低或消失；②α 波或快波局限性振幅增大；③α 波频率的局限性慢化；④α 波的位相紊乱（正常时在对称部位间是同位相）；⑤睡眠时的快波、顶尖波、纺锤波、慢波以及 K 复合波等一侧性振幅降低或者缺如。

上述在正常时应该出现的脑波发生局限性（一侧性）振幅降低或者缺如，这样的所见被称为懒波活动（lazy activity）或懒波现象（lazy phenomenon）。懒波现象对于病变的正确定位没有帮助，但大多有助于确定出患侧。懒波现象常见于脑器质性损伤，在慢性硬膜下血肿的病例懒波现象有较高的出现率。脑肿瘤患侧有时也出现懒波现象，而且懒波现象受到肿瘤深浅的影响，在肿瘤直接侵袭大脑皮质时懒波现象最明显地出现。

2. 突发波

突发性脑电图异常，大致上分为棘波、尖波和阵发性节律波。棘、尖波可单独出现，有时也与慢波一起形成棘慢复合波、尖慢复合波（参看第四章图 4-5）。

（1）棘波（spike）

棘波是突发性异常脑电图最基本的形式，周期 20～70 ms（1/50～1/14 s），具有陡峭的波形，明显有别于背景脑电图。棘波多数为阴性波，有时呈阳性，有时还显示双相、三相性的波形。棘波的出现方式，有散发性和形成节律性群发（阵发）等。单个棘波局限性、散发性出现时称孤立性棘波(isolated spike),由数个棘波相连续形成多发性棘波,多发性棘波有一定节律性出现时称为节律性棘波。孤立性棘波以较长的间隔散发时,仅表示癫痫原发焦点的存在,通常不出现临床症状。从癫痫外科方面来看,发作间期棘波放电的部位被称为刺激区(irritative zone),由连续成串棘波引起足够强的痫样放电(后放电)侵入致症区才会引起症状。

棘波表示皮质神经细胞的超同步性放电。在癫痫患者,棘波成分被认为是最特异性的发作性放电(seizure discharge),特别是阴性棘波在振幅大且周期短时,其出现部位接近癫痫源性病灶,因此在脑电图学诊断上具有重要意义。但有时棘波可能是由其他部位传导而来神经冲动的诱发性棘波,此时的棘波周期较长,其背景活动大多正常。而阳性棘波一般不能作为定位的指标,仅作为参考具有提示意思。例如当耳垂参考电极受到阴性棘波的波及时,在颞部以外的其他部位往往记录到阳性棘波。

(2) 棘慢复合波(spike and wave complex)

棘波后续一个 200～500 ms 的慢波时称为棘慢复合波或棘慢波。此时若棘波为单发性时称棘慢复合波,多发性棘波后续慢波时称多棘慢复合波。

棘慢复合波也与棘波同样,在局限性出现时表示该部位有癫痫原发焦点。棘慢复合波的发生详细机制尚不明确,但发现慢波表示抑制过程,与棘波表示强烈的兴奋过程相反,于是认为由于机体的防御机制立即发挥抑制作用,便出现棘波后续慢波。另外,棘慢复合波比棘波单独出现时,大多表示癫痫源性病灶波及较广范围。局限性棘慢复合波多数呈群发出现。不规则棘慢复合波常见于癫痫强直阵挛性发作。广泛性 3 Hz 棘慢复合波节律的典型波形最多见于失神发作。频率为 1.5～2.5 Hz 的慢棘慢复合波(或称尖慢复合波)广泛性出现时,常见于 Lennox-Gastut 综合征。多棘慢复合波大多与肌阵挛发作相关。

(3) 尖波(sharp wave)

又称为锐波,波形与棘波相似,但周期较长为 70～200 ms(1/14～1/5 s),尖波的上升支陡峭而下降支略斜缓。尖波与棘波同样,多数是阴性波,但双相、三相性尖波也多见,特别是具有振幅大的阳性相者较多。尖波有时散发性出现,有时也呈节律性出现。阴性尖波的出现与阴性棘波同样,表示其部位接近癫痫原发焦点。

尖波的周期比棘波略长,呈周期较长的尖锐波形,这被认为是与棘波相比,神经细胞的同步化不够完全所致。其原因可能是:①其部位是原发焦点,由于在"空间上"癫痫源性病灶较广泛,而在广泛区域多数神经细胞的同步化比棘波需要更长的时间。②原发焦点在对侧半球、皮质深部、皮质下诸核等,而从这些部位产生的神经冲动传导至相应的皮质部位时诱发出现尖波,由于传导过程中神经冲动的"时间性"分散增大,遂使尖波的周期变长。因此,阴性尖波的出现,表示有较广范围的原发性癫痫焦点存在,或者原发焦点位于远隔部位。

(4) 尖慢复合波(sharp and slow wave complex)

尖波后续慢波所形成的复合波称为尖慢复合波。尖波为单相、双相或者三相性,周期多数为 80～120 ms,而后续慢波的周期为 500～1 000 ms。

尖慢复合波，一般在较广泛的致痫灶存在的部位记录到。尖慢复合波局限性出现时，可呈散发性、孤立性，也可以形成节律性爆发，还可以与失神发作时的 3 Hz 棘慢复合节律同样，呈广泛性节律性大约 2 Hz 规整地反复出现。

(5) 阵发性节律波(paroxysmal rhythmic activity)

是指不含有棘波或尖波，振幅较大，与背景活动有显著区别的节律性突发活动出现时，也被看做是发作性放电(seizure discharge)。不含棘波的阵发性节律波有 3 Hz、6 Hz 的慢波爆发、大约 10 Hz 的高振幅阵发、快波的阵发等。阵发性节律波最初是低振幅快波，但频率逐渐变慢、振幅逐渐增大的波形称为渐增节律(recruiting rhythm)。

约 3 Hz 的慢波爆发，在癫痫失神发作的患者有时作为 3 Hz 棘慢复合波的不全型出现，有时也局限性出现于枕、额、顶部等，但在广泛性出现时大多不伴有临床上的意识障碍。据说，特别是在复杂部分性发作的自动症时，大约 6 Hz 的慢波呈长程阵发，左右同步性广泛性或颞部占优势出现。大约 10 Hz 的节律波阵发形成渐增节律的形式，常出现于全身性强直阵挛发作的从初期向强直期移行的时期，但比正常 α 波振幅更高且连续出现，不受外界刺激的影响。以快波开始的振幅渐增的节律波，在癫痫发作初期由其病灶部位常可以见到。

(6) 6 Hz 棘慢复合波(6 Hz phantom spike & slow wave complex)

指较低振幅的 6 Hz 棘慢复合波，由于其波形类似于失神发作时 3 Hz 棘慢复合波的缩小型，也被称为"幻象小发作"或"棘慢波幻象"(wave & spike phantom)。但是，与临床上的"小发作"无关。频率多数为 4～7 Hz，一般形成大约 1 s 较规整的短程群发，两侧同步、左右对称，额、中央部大多占优势，有时顶、枕部占优势。主要在睡眠第 I 期出现，但过度呼吸、闪光刺激试验可以诱发。

棘波成分大多在 20 μV 以下，多数呈双相、阴性成分尖锐。但有时阳性成分显著，显示类似于 6 Hz 阴性棘波的波形。以女性多见，特别是在青春期至青年期好发。在显示本波形的病例中可见痉挛发作(约占 60%)以及自主神经症状或精神症状等，但也可见于健康人。另外，也有的学者认为棘慢波幻象是 6 及 14 Hz 阳性棘波现象的一部分，两者的区别与脑成熟过程有关。本波形与 6 及 14 Hz 阳性棘波相比，似乎其异常性略高，但其诊断意义迄今不够明确。

(7) 14 及 6 Hz 阳性棘波(14&6 Hz positive spike)

又称为 14 及 6 Hz 阳性波群发。频率为 5～7 Hz(6 Hz 最多见)或者 13～17 Hz (14 Hz 最多见)，形成"拱形"且群发性出现，在参考导联记录时最明显。一般在睡眠期的后颞、枕部占优势出现，大多为两侧性出现，但两侧同步出现者少见，据说右侧半球优势占其中的 70%。

本波形的频率与年龄有关，在学龄期常可以观察到。据报告，1 岁以下仅显示 6 Hz 阳性棘波者多见，10～30 岁显示 14 及 6 Hz 阳性棘波者较多(60%～70%)，其次是 14 Hz 阳性棘波，显示 6 Hz 阳性棘波者最少。但 40 岁以后仅显示 6 Hz 阳性棘波者多见。出现阳性棘波的睡眠阶段也与年龄有关，在婴幼儿多出现于睡眠 III～IV 期，10～19 岁容易出现于睡眠 I～II 期，40 岁以后出现于觉醒至入睡期。本波形被认为与丘脑及丘脑下部(自主神经症状等)有关,或许是表示极轻微脑障碍的软指征(softsign),属于缺乏特异性的异常波。但是,由于这种波形在对照组、甚至健康人群中的出现率也相当高,因此对本波形的意义仍存在争议。

(8) 小尖棘波(small sharp spikes)

是指在入睡期至轻度睡眠期,以不规则间隔出现的不太显著的单发性小棘波。振幅在 $20\ \mu V$ 以上(一般$20\sim50\ \mu V$),偶然出现,呈单发性、非局限性,是非常快的一过性现象,而且不显示棘慢复合波的波形。据 Gibbs 等报告,正常成人的 $6\%\sim8\%$ 可见小尖棘波,认为不太具有病理意义。另外,此种波形与普通棘波的区别不一定容易。

除癫痫外,具有精神症状的病例有时也出现小尖棘波,在双相型躁郁症患者可见较高的出现率。大多认为其中振幅高者病理意义较大,振幅小者被看做是界限所见。从神经生理学角度考虑,小尖棘波比普通的棘波程度轻,但也许是由同一种病理神经元的部分性活动所发生的。因此,小尖棘波也被称为良性癫痫样放电。

(9) 周期性同步性放电(periodic synchronous discharge,PSD)

PSD 是指以一定的周期、较规则反复出现的广泛性左右同步性的突发性异常波。通常突发波是尖波、棘波单发,或由慢波等复合组成 $3\sim5$ 相的波构成。有时也可见与肝性脑病的三相波相类似的波型。周期的长度分为短周期(大约 1 s)与长周期(数秒至 20 秒)。PSD 在出现初期,周期有时也不甚明显,但逐渐变得稳定出现,至末期 PSD 的周期大多显示延长倾向。在典型 PSD 出现时期,背景脑电图呈低振幅慢波化,末期则大致呈平坦化。PSD 有难以受到感觉刺激等影响的特征。

PSD 的发生机制,据说在大脑皮质和基底核广泛性损害时出现 PSD,而仅有大脑皮质或者白质的病变则不出现,这大概被认为是由于皮质下的起搏点及大脑皮质的不应期等相关联而形成周期性的脑电图波型。具有代表性的 PSD 之一,即是在 Creutzfeldt-Jahob 病时,多见短周期的突发波呈单发(2~3 相性)尖波,有时 PSD 也与肌阵挛发作同步出现,但不同步者多见。另外,短周期性 PSD 也可见于呼吸心跳停止所致的缺氧性脑病、肝性脑病、Alzheimer 型老年痴呆等。而在亚急性硬化性全脑炎(SSPE)出现的 PSD 是长周期、突发波含有慢波的复合波,所以也被称为周期性复合波。

(10) 周期性一侧性痫样放电(pariodic laterlized epileptiform discharges,PLEDs)

这通常是指以 $100\sim200\ \mu V$ 的较高振幅、短周期($100\sim200$ ms)、$2\sim3$ 相的尖波,呈周期性($1\sim5$ s)、在一侧半球且规则出现的脑电图波型。一般在各尖波之间呈现近似平坦的波形。

PLEDs 常见于急性脑血管障碍所致意识障碍的病例,许多时候在患侧大脑半球的对侧四肢对应部位可见反复出现的部分性(运动)发作。在脑血管障碍,特别是急性出血性梗死、老年者的陈旧性病灶合并代谢异常时容易出现。此外,PLEDs 在脑肿瘤(特别是转移瘤)、脑炎(特别是单纯疱疹病毒性脑炎)等也可以出现。

(11) 爆发—抑制波型(burst suppression pattern,BSP)

是由 θ 波及 δ 波的爆发(有时也混入快波、棘波样波形)、与介于其间的低振幅脑波(相对静止期)构成而具有特征性的脑电图波型。爆发部分是广泛性两侧同步性,大致上具有一定的周期性。BSP 与周期性同步性放电（PSD）的区别，在于 BSP 时爆发的间歇期显示完全的平坦状态，而 PSD 时则可以观察到不规则的低振幅脑波。另外，新生儿的交替性脑电图（trace alternants）也属于 BSP。

BSP 常见于大脑的广泛器质性病变，以及脑机能低下（包括深度麻醉时对脑电图的影响）。重症脑损害（例如心肺复苏时）出现的 BSP，周期越长预后越差，容易移行为平坦脑电图（Flat EEG）。显示 BSP 的患者大部分为深昏迷。而显示 PSD 的患者虽然有意识障碍，但大多数不是深昏迷。

在婴儿期的癫痫性脑病显示 BSP 者，被称为早期婴儿癫痫性脑病伴爆发—抑制（大田原综合征）。

二、异常脑电图的出现形式

异常脑电图不仅有上述的出现方式和"异常波形"方面的不同，还具有更为复杂的出现形式。在这里把异常波的出现部位等归纳如图 10 - 1 所示，并略作说明。

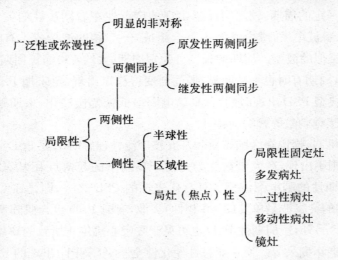

图 10 - 1　异常脑波的出现部位及出现方式

1. **异常脑波的出现部位**

一般大致分为广泛性或弥漫性（diffuse）以及局限性（localized）两种。在局限性异常中包括两侧性（例如两侧额部）、半球性（一侧半球）、区域性（例如在额、颞部出现）以及局灶（焦点）性等。

2. **异常脑波的出现方式**

例如，在时间顺序上有散在性（sporadic）、连续性（continuous, sustained）、间歇性（intermittent），单发、2～3 个连续、成群（持续数秒）、爆发（burst）或群发即指突然开始又突然终止、区别于背景脑电活动的出现方式。在波形的规则性方面，可以有规则性（regular）、不规则性（irregular）、节律性（rhythmic）等。还有周期性、阵发性（paroxysmal）、两侧同步性（synchrony）、非同步性（asynchrony）等形式。

3. 对称性与非对称

在异常脑波广泛性或两侧性出现时,便需要区分是左右对称的还是非对称的。若左右对称部位的异常脑波在波形、振幅、位相以及出现率等有明显的差异时,称为非对称。假如某种异常波在左右对称部位同步出现时,则需要区别它是原发性两侧同步(primary bilateralsynchrony)还是继发性两侧同步(secondary bilateral synchrony)。所谓原发性两侧同步,例如像癫痫失神发作见到的 3 Hz 棘慢波节律那样,是指某种突发波在左右对称部位的频率、振幅、波形、位相以及起始点等大致上不显示左右差异。而继发性两侧同步乍一看像是原发性两侧同步,但仔细观察振幅、波形、位相等多少有些左右差,实际上是源于局限性皮质的突发波。原发性两侧同步与继发性两侧同步的区别,在于后者有清晰的左右差。例如,通过设法精确测量左右侧棘波的时间差,便可以做出区别。倘若时间差在 6 ms 以内可看做是原发性两侧同步,而相差 9 ms 以上时则作为继发性两侧同步。此外,若发现一侧有局灶性异常,则也有助于鉴别出原发侧。

关于异常波两侧同步性出现的机制,一般认为在丘脑及脑干的异常兴奋对称性投射到两侧半球,在大脑皮质诱发出现原发性两侧同步的异常波。而皮质病灶部位的兴奋可通过胼胝体传导至对侧半球的对称部位,使对侧也随之发生异常兴奋,从而产生继发性两侧同步性突发波(例如棘慢波)。

4. 局限性异常波

异常脑波在一侧出现时,按照异常波出现范围的大小,可以分为局限在较小范围的焦点性(foca)、涉及略大范围的区域性(areal)、波及一侧半球全部的半球性(hemispherical)等。所谓的局限性异常,也有人称为局部性或限局性异常。

焦点性突发波最典型者,是周期短的阴性棘波恒定地在一定部位反复出现,这被称为局限性固定性表浅皮质灶(discrete superficial cortical foci),表示该部位附近有癫痫源性病灶存在。在两个以上部位同时存在局限性固定性病灶则称为多发病灶(multiple foci),此时各焦点的突发波可以同时出现,也可以是相互无关地各自放电,后者称为独立性多发病灶(independent multiple foci)。但也可以见到突发波不一定恒定地在一定部位出现,有时在某部位出现的焦点性异常波突然消失(一过性病灶),或者焦点转移至另一部位(移动病灶)。因此,在两个以上部位独立出现突发性异常波时,便需要注意是多发病灶还是移动病灶所致。

在一侧皮质有突发波的焦点时,有时在其对侧半球的对称部位也出现继发性突发波焦点,对于原发病灶而言,这被称为镜灶(mirror focus,或称镜像焦点)。此时,原发焦点的异常波例如棘波的振幅较高、周期较短、波形尖锐,背景活动大多混有慢波等异常波;而镜灶的棘波稍不显著、同时或略迟出现,有时也不伴棘波,背景活动大多正常。若测量原发焦点与镜灶的棘波出现时间,镜灶棘波可延迟出现 5～15 ms。一般认为,镜灶是原发焦点的异常神经冲动经过胼胝体、前连合、穹隆等的联系纤维传导至对侧的对称皮质部位,引起该部位的兴奋而产生的。

镜灶有时出现自发性放电。当原发焦点停止放电后,仅镜灶显示突发波时好像是焦点的移动。但在理论上,镜灶是由原发焦点继发性发生的之外,原来镜灶处也可能有独立的焦点存在,甚至原发焦点和被认为是镜灶的双方可能都是源自于真正原发焦点(例如皮质下部)的继发焦点。镜灶在颞叶或额叶有焦点的癫痫最容易出现。与成人比较,在小儿镜灶的出现率较高。

此外,所谓埋藏病灶(buried foci)是指焦点不在大脑皮质表面,而是在距离表面较远的皮质或白质,例如半球内侧面的矢状窦旁、大脑基底面、裂沟的深部(如岛叶)等,一般用头皮电极难以定位。

三、异常脑电图的判定标准

综合上述关于异常脑电图的知识,在整体地阅读脑电图时,成人的异常脑电图判定标准大致如下:

(1)基础节律的优势频率在 8 Hz 以下的慢波带,以及少见的优势基础节律为 14 Hz 以上的高振幅快波(低振幅快波图型也常见于正常者)。

(2)基础节律中混有非突发性慢波,混入 0.5~3 Hz δ 波时属异常;慢波为 4~7 Hz θ 波者,若较明显出现则一般考虑为异常。特别是慢波局灶性出现时,异常的可能性更大。

(3)基础节律的平均振幅异常增大,或者相反地基础节律完全成为平坦或仅有低振幅慢波出现。

(4)构成基础节律的波,即使给予各种觉醒刺激(睁眼等)时,不出现一侧性或两侧性抑制。

(5)基础节律的振幅在左右对称部位间有恒定的 20%(枕区 50%)以上的差异,或者左右对称部位脑波频率的平均周期有 10% 以上的差异。

(6)出现棘波、尖波、棘慢复合波或尖慢复合波等。

(7)出现高振幅的慢波或者快波的群发(爆发)。

(8)过度呼吸试验出现(6)、(7)的所见时。

(9)睡眠时出现包括棘、尖波的波形,但需要除外正常时出现的顶尖波等。

(10)对于其他诱发试验(例如戊四氮、贝美格等诱发),异常波的出现阈值较正常者显著减低时。

(11)正常睡眠时出现的快波、顶尖波、纺锤波、K 复合波等,有显著的左右差异或者有一侧性缺如。

对于异常脑电图的分类和分级,迄今尚未取得完全统一。目前在国内许多实验室是按照异常的程度,将异常脑电图依次分为轻度、中度及重度 3 级。但也有不同的主张,例如有人曾提出,将成人异常脑电图分类为广泛性异常与局限性异常,在广泛性异常之内划分出轻度、中度及重度 3 级,另有局限性异常(仅指出异常波的部位、出现方式及波形特征等)。所以相对来说,异常所见的具体内容显得更为重要。

此外,所谓界限性脑电图,一般是指介于正常与轻度异常之间、并且比较少见的某些情形或脑电图波形。在理论上,界限性脑电图是存在的,而且其诊断意义未能明确,或者学术观点尚有争议。例如,一些过去认为属于界限性脑电图的变化,如今认为属于正常范围的变异可能更为恰当。而另外某些过去看做属于异常的脑电图波形,也有人考虑属于界限性脑电图所见,这些波形包括 14 及 6 Hz 阳性棘波、小尖棘波、6 Hz 棘慢复合波、μ 节律、睡眠时枕部一过性阳性尖波以及成人潜在性节律性放电等。

参照 Strowss 等曾经的建议,倘若在小儿的脑电图有下述所见则判定属于异常:

(1) 2 岁以上有大量的 3～5 Hz 慢波。

(2) 4 岁或 4 岁以后,枕部的基础节律在 6 Hz 以下。

(3) 5 岁或 5 岁以后,枕部的基础节律在 7 Hz 以下。

(4) 9 岁或 9 岁以后,枕部的基础节律在 8 Hz 以下的 θ 波时为异常。

(5) 7 岁或 7 岁以后,出现不规则、弥漫性、对称性 2 Hz 以下的 δ 波者。

(6) 不规则慢波恒定性两侧不对称出现或局限性出现,或者一侧 α 节律消失等明显不对称。

(7) 出现振幅在 50 μV 以上的弥散性快波或局限性快波。

(8) 10 岁以后,枕部仍有少量以上的 3～5 Hz 慢波。

(9) 出现弥漫性 α 波图型者为异常。

(10) 出现间歇性节律性 δ 波或 θ 波时为异常。

(11) 睡眠时一侧纺锤波恒定性减弱或消失、或者持续出现高振幅纺锤波者。

(12) 出现棘、尖波及棘(尖)慢复合波,或者有不对称性 δ、θ 波爆发,以及节律性突发波等。

再者,新生儿的脑电图判读,需要在确定觉醒、各种睡眠状态的基础上,结合其孕龄周数再做判定。关于新生儿的异常脑电图,一般分为背景脑电图异常与突发性异常两类。

(1) 背景脑电图异常

常见于围生期缺氧缺血性脑病,包括:①轻度异常,例如安静型睡眠交替性波型的低振幅部分近乎平坦,几乎见不到高振幅慢波。脑电图成熟延迟 2 周以上,或者睡眠周期障碍(如不定型睡眠增加)。②重度异常,表示有严重脑功能障碍,预后不良,包括:出现爆发—抑制波型,或者出现平坦脑电图(flat EEG,或称电静息),持续低振幅脑电图(振幅不超过 20 μV);弥漫性高振幅 δ 波;显著不对称或者不同步。

(2) 突发性异常

包括:①出现局灶性棘波或尖波;②多灶性痫样放电;③不伴临床发作的电发作;④反复节律性放电,指在临床发作时的突发性异常波,可见反复出现棘、尖波及其复合波、发作性 δ、θ 波或 α、β 样波,以及去同步化、发作性渐增节律等。

参考文献

[1] 大熊辉雄. 临床脑波学. 第 4 版. 東京:医学書院,1991;129-157,221-226.

[2] 刘晓燕,冯保蓉. 儿童 14 和 6 Hz 正相棘波的临床意义. 临床脑电学杂志,1998,7(2):70-72.

[3] 大熊辉雄. 临床脑电图学. 第 5 版. 周锦华,译. 北京:清华大学出版社,2005;119-144.

[4] 蔡立新,王玉平,吴逊,等. 头皮脑电图继发双侧同步痫样放电的特点及其临床意义. 临床神经电生理

学杂志,2007,16(1):18-22.

[5] 福山幸夫.小儿实用脑电图学.张书香,译.北京:人民卫生出版社,1987:32-87.

[6] 何志江,蔡方成.新生儿脑电图的特征及临床应用要点.临床神经电生理学杂志,2007,16(2):116-119.

第十一章　脑电图的阅读与分析

为了有效地利用脑电图,从整体上说,需要强调脑电图技术的规范化、改进描记方法和提高判读水平的重要性和必要性。所以脑电图的阅读及判定,也便需要由具备资格的脑电图医生来完成。

一、脑电图的阅读及描述

实际上,人们所见到的脑电图——是把时间的推移作为横轴、电位的变化作为纵轴,用一定走纸速度描记下来的生物电活动的"波形"曲线图谱。关于脑电图记录法的要求及技术标准,请参看第五章及书末附录 2、3。

在阅读脑电图时,首先需要明确了解被检者的一般情况,包括被检者的姓名、年龄、性别,病史及临床诊断,用药情况等。特别需要注意各种技术参数、电极配置法和导联组合法等描记条件的设置,以及被检者的描记时状态。

然后,对脑电图进行阅读及判定,即采用肉眼的观察(目测)和手工测量。一般地说,对常规脑电图即在觉醒安静闭眼时脑电图的阅读和判定,其步骤如下:

1. 浏览

将脑电图图谱由前至后大致上完整地浏览一遍,注意有无明显异常,左右是否对称,有无局限性改变,异常波形的特征以及排除伪差等。

2. 测量

使用脑电图测量尺(通常用透明塑料制作)详细测量与多方面观察,确认包括 α、β、θ、δ 等成分的周期(频率)、振幅、波形、规则性、连续性、出现量(指数)、部位差异、位相关系以及出现方式等,仔细观察和测量比较左右对称部位有无差异,以便发现局限性异常;在测量振幅时,一般以参考导联为准,慢波的出现量用参考导联做评价。

3. 对比与判定

在观察和测量之后,对全部的脑波所见进行对比并做出判定,包括确定出基础节律(背景活动)属于哪种频率,空间分布、持续程度如何? 局限性、非对称的有无(局限性慢波、低振幅、懒波现象等),慢波的出现及其程度(频率、振幅、部位、持续性等),以及特殊波形等;确定对诱发试验的反应是否正常,局限性慢波出现的有无,突发性异常波是否被诱发或增强(突发波的波形、出现部位);若突发性异常波出现时,确定是广泛性还是局限性。在广泛性时,确定是广泛性的非对称性还是两侧同步性。在局限性时,判定是区域性、多焦点性、镜像焦点,还是继发性两侧同步;判定突发性异常波在哪一导联出现;最大振幅在哪一部位;放电的先行部位、位相倒转在哪里出现等。

4. 得出判定结论

将一份完整的脑电图图谱做出上述那样全面、综合的比较、观察和判定,然后再与该年龄组的脑电图判定标准作对照,得出判定结论。倘若判定属于正常脑电图,则不仅需要满足正常标准中的所有条件,同时也不得有异常标准之中的任何一项;假如判定为异常脑电图,则需要显示符合异常标准中的至少一项,符合条件越多,异常的可能性便越大。

在判读脑电图时,假如完全不考虑被检者的临床症状,仅观察脑电图记录描述其所见,称为绝对的判读法(absolute interpretation);或者在对脑电图所见的意义进行分析时,与其临床症状密切结合进行综合评价,则称为相对的判读法(correlative interpretation)。显然有理由认为,只有脑电图相对的判读法具有实际的临床意义。

将脑电图所见客观地描述下来并得出判定结论,这便是常见的临床脑电图报告书。由于临床脑电图的描述法以及判定标准也有地域差异,以至于报告书的记载各有特点,常见的有表格式和描述式等。

正式的报告书格式应该包括:一般项目(患者的基本信息)介绍、客观地描述详细所见、综合判定结论及解释等三个主要部分。在一般项目,首先需要说明被检者的状态,特别是对检测不合作、或不安静(如紧张)等情况,标明被检者在描记开始时的意识状态,正在服用的药物或为了描记睡眠脑电图而服用的药物,电极的配置法或描记其他生理参数的电极也需要提及,也包括描记所用的时间。在描述部分,应该遵循"所写即所见,所见即所写"那样客观而忠实的原则,对所有脑电图的特征包括正常或异常现象进行记载,尽可能避免主观性判断。

一般地说,脑电图的正式报告书以描述背景活动开始,可以作如下述那样的分类:

(1) 关于觉醒安静时的基础节律或背景活动特征的描述

首先描述作为优势活动(基础节律)例如 α 波的频率、振幅、数量(指数)、连续性、对称性、出现部位、是否为节律性或不规则性,对睁闭眼试验所致的衰减情况等。对其他成分,例如快波或慢波也做同样的描述,描述其频率、振幅、数量、出现部位、对称或不对称、有或无节律性等。在异常脑电图、婴儿脑电图或睡眠脑电图可能没有明显的优势频率,此时应针对不同的活动分别描述。若在两侧半球间显示明显不对称时,则对每一侧的脑电图特征分别加以描述。

(2) 异常波的描述

包括异常波的波形(如棘、尖波和慢波)、出现部位(广泛性或局限性)、对称性、同步性(半球内和半球间)、振幅、出现方式(散发性、持续性、间歇性、短程或长程、爆发)、数量等进行描述。异常波在诱发试验出现时,则在该试验项目里描述。

(3) 诱发试验效果的描述

例如过度呼吸试验,首先叙述在脑电图常规检测进行的过度呼吸试验的影响,记载过度呼吸试验的效果良否,在异常波出现时,描述其在过度呼吸的第几分钟出现,并描述在试验终止后异常波的变化情况。进行其他诱发试验例如闪光刺激时也同样描述其结果,包括正常或异常的反应。

（4）结论及解释

对脑电图进行综合判定之后得出结论或印象,判定结论可分为:①正常脑电图;②界限性脑电图;③异常脑电图(包括轻度、中度、重度)。其中界限性脑电图的判定一般用于临床意义尚不明确的波形,而且界限性脑电图这一结论实际上对临床诊断缺少积极意义,所以需要慎重。另外,每个实验室对脑电图异常程度的定义可能会有所不同,但在同一个实验室则最好能够保持一致。

在确定了脑电图正常或者不同程度异常的结论后,还应该简洁地列举得出此结论的原因或依据;假若有几种不同类型的异常时,则最好列举出 2～3 种最主要的异常。如果有以前的脑电图报告,便应该作对照比较。

有某些类型的脑电图模式对一些特殊的临床诊断有或多或少的提示,例如局灶性 δ 活动可能提示与临床相符合的结构性损伤;特殊类型的棘波或尖波可能提示潜在的癫痫灶。倘若脑电图异常与临床的诊断或疑似诊断相符合,也可以说明该脑电图与诊断一致或者支持该诊断。此外,根据实际需要,还可以建议做进一步的附加检查(如睡眠脑电图)或者脑电图追踪检查。

如果是做长程脑电图监测(例如新生儿的长程监测),报告内容将大量增加,除了按照上述常规脑电图的阅读及描述方法外,正式报告中应该包括觉醒和睡眠脑电图,脑电背景异常的评估,确认癫痫发作或临床下发作等。录像脑电图监测或癫痫长程监测的脑电图报告,应该包括背景活动和发作前的痫样放电的模式、波形、发作起始定位、扩散和发作终止的脑电特征、发作后改变。另外,对临床症状和发作期脑电之间的时间关联也需要特别注意和详细描述。

二、脑电图的分析方法

脑电图的正常或异常,从背景活动有无慢波化、快波化、左右差异、局限性异常,有无突发性异常等进行综合判定。假若有明显的突发性异常存在,肉眼判定结果不一致者少。但是,对背景活动有无异常,在判读者间的一致性就不一定高。这是因为 α 的频率、出现量以及慢波化的程度等个体差异大,而且又有年龄差异,即使是相同年龄也有相当大的个体差异。所以,对脑电图背景活动的肉眼观察便容易带有一定的主观性和经验性。

为了弥补这种人为的缺点和局限性,在很早就期待能够借助自动分析装置做出客观、定量的判定。例如,对背景活动的自动判定方面,设想借助快速傅立叶变换法(FFT),计算求出脑电图各频率的功率值或作为其平方根的振幅值。1986 年松浦等、1989 年加藤等也尝试采用波形识别法分析脑电图背景活动,将每个记录部位计 21 个要素进行定量及统计学分析,获得了与肉眼判定大致相同的结果。

关于脑电图的分析,作为对波形处理的方法还包括频谱分析(功率谱阵)、自身相关分析、脑电地形图(又称二维脑电图)、时域分析(棘波的自动检出),甚至还有偶极子源定位、脑磁图研究等,其中有一些方法已经开始应用于临床。

通常认为采用数学模型和统计学的分析方法,不仅能够达到客观地精确量化,还可以对复杂的脑电图曲线通过数学解析,对其特性有更深入的了解。

以目前最常用的脑电地形图(BEAM)为例,与传统脑电图目测分析相比,BEAM 的特点是能够对脑电图做定量的分析和参数统计学处理。其分析内容包括:背景脑电图各频带(δ、θ、α_1、α_2、α_3、β_1、β_2)的绝对功率值和相对功率值,比值检验例如 $(\delta+\theta)/(\alpha+\beta)$、$(\delta+\theta)/\alpha$、$\theta/\alpha$、$\beta/\alpha$、$\alpha_1/\alpha_2$、$\alpha_3/\alpha_2$、$(\delta+\theta)L/(\delta+\theta)R$、$\alpha L/\alpha R$、$\alpha F/\alpha O$ 等。另外,一般还采用显著性概率地形图(SPM)再进一步做统计学分析,包括 t 检验 SPM 和 z 检验 SPM,前者用于某一特定组与对照组的比较,而后者用于某一特定个体与对照组(如正常受试者组)作比较,当 z 值≥2.0 个标准差时则判定为异常。实践证明,最好是对各频带的 BEAM 进行多因素分析。已经发现,BEAM 分析在显示脑电图背景活动局灶性改变方面较目测分析敏感,倘若发现局灶性改变则具有定侧定位意义。但是也应该注意,BEAM 不能反映波形和出现方式,没有位相概念,也不能识别伪差等,所以 BEAM——作为一种有用工具需要在结合脑电图肉眼判读分析的基础上,才能够真正发挥出它的有力补充作用。

参考文献

[1] 大熊辉雄. 临床脑波学. 第 4 版. 東京:医学書院,1991,78-80,367-375.

[2] 美国临床脑电图学指南(7)脑电图报告书写指南. 秦兵,译. 癫痫与神经电生理学杂志,2012,21(2):102-103.

[3] 美国临床神经生理学会(9.3)癫痫长程监测指南. 陈艳羽,秦兵,译. 癫痫与神经电生理学杂志,2013,22(2):103-106.

后编　脑电图的临床应用

第十二章　癫痫与脑电图

自脑电图问世以后，癫痫的诊断及治疗有了飞速进展。或者说，脑电图最能够发挥其威力者也是在癫痫领域。

一、癫痫的定义

作为癫痫（epilepsy）的定义，在世界卫生组织（WHO）的癫痫辞典里描述为：癫痫是"由多种原因所致的慢性脑部疾患，是以大脑神经细胞过度放电引起的反复发作（癫痫发作）为主征，它具有复杂多样的临床表现及检查上的所见"。癫痫不是单一的疾患，而是具有各种成因的综合征。既有原因不明或许与遗传因素有关的特发性癫痫，也有作为围生期脑损害、出生后脑炎、脑外伤等后遗症的症状性癫痫。

癫痫发作（epileptic seizure），如上述的定义，在生理学方面是源于大脑神经细胞过度放电引起的发作，在临床上则由于脑的一过性机能异常而出现运动、感觉、自律神经以及意识方面的突然且短暂的障碍。另一方面，癫痫便意味着是产生癫痫发作的慢性病态，也包括与病因、临床表现、经过、转归等相关联。也就是说，癫痫发作仅是癫痫症状的一个方面，也应该考虑在症状的发展过程中经常出现的精神症状或智能、性格方面的障碍。

关于癫痫的定义，也是在临床实践经历中不断得到修正。例如，2005 年国际抗癫痫联盟（ILAE）和国际癫痫病友会（IBE）联合发表了统一的癫痫发作和癫痫的新定义。在新定义中，癫痫发作是指由于脑部神经细胞异常过度或同步性活动而出现的一过性体征和（或）症状。强调癫痫发作必须有临床表现，这既可以是患者主观感觉到的症状，也可以是客观观察到的体征。而癫痫的新定义则是：癫痫是一种脑部疾病状态，以具有能够产生癫痫发作的持久易患性和出现相应的神经生物、认知、心理及社会等方面的后果为特征。诊断癫痫需要至少 1 次的癫痫发作。癫痫不是一个独立的疾病实体，而是有着不同病因基础，以反复出现癫痫发作为共同特征的一组神经系统疾病状态。

二、癫痫的诊断分类

按照 1964 年 Jackson 的观点，癫痫是"放电性损伤（discharging lesions）"，这种放电性损伤是癫痫发作的始发点，即焦点（focus）。他认为，所有的癫痫发作都是焦点性癫痫发作（focal epilepsy），而且由癫痫源性焦点存在的部位及放电向其他部位的扩散，规定发作的症状。他还认为失神发作与大发作的不同，仅是开始于同一焦点部位的放电强度的差异。

Penfeld 及 Jasper 也基于脑生理学的研究和丰富的脑外科手术经验，认为多数癫痫患者显示有局限于皮质某一部位的癫痫源性焦点,证实了 Jackson 把大部分癫痫作为焦点发作来理解的观点。他们把这样的发作称为焦点(局灶性)发作,而把癫痫焦点位置不明确(推测在皮质下中枢)的失神发作和全身痉挛发作称为中央脑系统发作(centrencephalic seizure)。他们所提出的癫痫发作的分类,成为下述的现在国际分类的基础。

为了能够进行学术交流,加强国际合作,进一步提高癫痫研究水平,从 1964 年起不断修订提出癫痫的国际分类方案,例如 ILAE 在 1981 年修订的《癫痫发作的临床和脑电图分类》(表 12-1),如今在癫痫专家之间似乎已经成为主流。

表 12-1　癫痫发作的临床和脑电图分类(1981)

Ⅰ. 部分(焦点,局限)性发作

  A. 单纯部分性发作(无意识障碍)

  1. 出现运动症状

  (a) 不出现扩展的焦点运动性

  (b) 出现扩展的焦点运动性(Jackson 型)

  (c) 转动性(偏向性)

  (d) 姿势性

  (e) 发音性(发声或者语言停止)

  2. 出现躯体感觉或特殊感觉症状(单纯幻觉,例如针刺感、闪光、嗡嗡声)

  (a) 体感性

  (b) 视觉性

  (c) 听觉性

  (d) 嗅觉性

  (e) 味觉性

  (f) 眩晕性

  3. 出现自律神经症状或证候(包括上腹部感觉、苍白、出汗、潮红、竖毛及瞳孔扩大)

  4. 出现精神症状(高级大脑机能障碍)这些症状有时伴随意识障碍,但多数作为复杂部分性发作经过。

  (a) 言语障碍性

  (b) 记忆障碍性(例如似曾相识)

  (c) 感知性(例如梦样状态、时间感觉改变)

  (d) 情感性(恐怖、愤怒等)

  (e) 错觉性(例如视物变大)

  (f) 结构幻觉性(例如音乐、景象)

  B. 复杂部分性发作(伴随意识障碍,有时也由单纯部分性发作开始)

  1. 由单纯部分性发作开始移行为意识障碍

  (a) 由单纯部分性发作($A_1 \sim A_4$)移行为意识障碍

  (b) 伴有自动症

  2. 由意识障碍开始

  (a) 仅有意识障碍

  (b) 伴有自动症

  C. 由部分性发作至继发性全身性发作(可以是全身强直-阵挛发作、强直发作或者阵挛发作)

  1. 单纯部分性发作(A)进展为全身性发作

  2. 复杂部分性发作(B)进展为全身性发作

  3. 单纯部分性发作经过复杂部分性发作进展为全身性发作

Ⅱ. 全身性发作(痉挛性或者非痉挛性)

  A. 1. 失神发作

  (a) 仅有意识障碍

  (b) 伴有轻微的阵挛成分

  (c) 伴有张力丧失成分

  (d) 伴有强直成分

  (e) 伴有自动症

  (f) 伴有自律神经成分

  (从 b 至 f 可以单独或者合并)

  2. 非典型失神

  (a) 肌张力的变化比 A_1 明显

  (b) 发作开始及(或)结束不是突然的

  B. 肌阵挛发作(单独或者连续)

  C. 阵挛发作

  D. 强直发作

  E. 强直—阵挛发作

  F. 失张力发作(起立不能发作)

  (上述发作可有合并,例如 B 与 F、B 与 D 的合并)

Ⅲ. 上述分类不能包括的癫痫发作

Ⅳ. 附录

此后,ILAE 于 1989 年发表的修订版《癫痫及癫痫综合征的国际分类方案》如表 12-2 所示。在 1989 年的分类中,包括:①与一定部位有关的(焦点性、局限性、部分性)癫痫及癫痫综合征;②全身性癫痫及癫痫综合征;③不能确定为部分性或全身性的癫痫及癫痫综合征;④特殊综合征。对这种分类可以采取二分法,即首先根据患者具有的发作,区分为全身性与部分性两种类型,然后再按照病因分为特发性(原发性)癫痫、症状性癫痫、潜因性癫痫。该分类方案对属于各组的各种类型癫痫综合征的好发年龄、临床症状及脑电图所见等均做了相当详细的描述。

但是这些毕竟是描述性的定义,因此在日常临床进行癫痫的诊断及分类时可能会略感繁琐。

表 12 - 2　癫痫及癫痫综合征的国际分类方案(1989)

1　与部位有关的(焦点性、局限性、部分性)癫痫及癫痫综合征

1.1　特发性(发病与年龄有关)
- 伴有中央—颞部棘波的小儿良性癫痫
- 伴有枕部突发波的小儿癫痫
- 原发性阅读癫痫

1.2　症状性
- 颞叶癫痫
- 额叶癫痫
- 顶叶癫痫
- 枕叶癫痫
- 小儿期慢性进行性持续性部分癫痫(Kojewnikows 综合征)
- 由特殊方式诱发发作的综合征

1.3　潜因性
发作类型(参照癫痫发作的国际分类),根据临床特征、病因、解剖学的定位做出定义

2　全身性癫痫及癫痫综合征

2.1　特发性(发病与年龄有关,依年龄顺序排列)
- 良性家族性新生儿惊厥
- 良性新生儿惊厥
- 婴儿良性肌阵挛性癫痫
- 小儿失神癫痫
- 青少年期失神癫痫
- 青春期肌阵挛癫痫(冲动性小发作)
- 觉醒时伴有大发作的癫痫
- 上述以外的特发性全身性癫痫
- 具有特殊的赋活法诱发发作的癫痫

2.2　潜因性或症状性
- West 综合征(婴儿痉挛,闪电样—点头—鞠躬样痉挛)
- Lennox-Gastaut 综合征
- 肌阵挛—起立不能性癫痫
- 肌阵挛—失神性癫痫

2.3　症状性

2.3.1　非特异性病因
- 早期肌阵挛性脑病
- 伴有爆发—抑制波型的早期婴儿癫痫性脑病
- 上述以外的症状性全身性癫痫

2.3.2　特异性综合征
癫痫发作合并多种疾病时,包括发作占临床表现主要部分的疾患

3 不能确定为局限性或全身性的癫痫及癫痫综合征

3.1 具有全身性及局限性发作者
- 新生儿发作
- 婴儿重症肌阵挛癫痫
- 慢波睡眠期显示持续性棘慢波的癫痫
- 获得性癫痫性失语(Landau-Kleffner 综合征)
- 上述以外的不能确定的癫痫

3.2 缺乏全身性或局限性特征者
发作类型是全身性强直阵挛性痉挛,但其临床表现及脑电图所见难以明确区分是全身性或局限性时,例如包括睡眠时有大发作的许多实例

4 特殊综合征

与特殊状况有关的发作(机会性发作)
- 热性惊厥
- 孤立性发作或者孤立性癫痫连续状态
- 仅在急性代谢性或中毒性事件时发生的发作,例如乙醇、药物、子痫、非酮症高血糖等因素

三、癫痫的类型与脑电图的关系

癫痫患者的脑电图异常,其内容从本质上看,包括大致认为是有特异性的癫痫性波,以及在癫痫以外的脑机能障碍也能见到的非特异性(慢波等)脑电图异常。

癫痫波(癫痫样放电),是指与癫痫发作相对应由脑内产生的超同步性神经细胞过度放电,经过头颅由头皮上导出并记录到的。癫痫波从形态上看,一般有棘波、尖波或者与慢波结合成为棘慢复合波、尖慢复合波,而高振幅慢波爆发也被作为与棘慢复合波相近似的癫痫波形看待。癫痫波,按其出现部位及分布,可以分为广泛性与局限性。另外,按照描记的时期,有发作间期与发作期的区别。癫痫波在发作间期大多呈散发或爆发,而在发作期形成连续性(series)出现。

癫痫与年龄关系密切。小儿癫痫具有与成人癫痫不同的一些特征,尤其是具有年龄特异性,即在各年龄阶段可见到特有的发作类型、脑电图类型,这些又显示随年龄变化是最大的特征。这被推测为在发育过程的中枢神经机能为背景的痉挛预备性或癫痫预备性的年龄性变化所致。一般认为,痉挛预备性在新生儿期较低,自婴儿中期增大,2~3 岁达到高峰,以后又降低。

以兴奋、联络与抑制两种结构的发育为背景,在早产儿的新生儿期癫痫波的广泛化见不到,即使有广泛性器质性脑损害或代谢性异常也显示焦点性的倾向。在同侧半球内或者从一侧半球向对侧半球及部位移动(erratic discharges)。在婴儿期有时也显示两半球间的交替性放电。此后随着联络结构的发育,传播倾向增强。自婴儿中期以后癫痫波可见到高度失律(hypsarrhythmia)那样的广泛性、连续性杂乱的异常。但是同步性机制尚未成熟,因此随着半球间联络机能的成熟,广泛性两侧同步性放电在 1 岁以后开始出现。随着脑的进一步发育,显示出节律性、间歇性出现倾向,高度失律向弥漫性慢棘慢复合波移行。3 Hz 两侧同步的棘慢复合波出现于 3 岁以后。即 2~6 岁出现弥漫性慢棘慢复合波,

6～9 岁出现上述的 3 Hz 两侧同步棘慢复合波的特征性波型。但是,两者之间见不到相互移行。

　　青春期以后由于大脑抑制机制的发育,能够全面抑制癫痫波的出现,棘慢复合波的持续性变短、振幅降低、形态多样化的特性增强。在青春期,与素质明显相关的机能性癫痫波的消失引人注目。至成人期,癫痫波的检出率低,同时广泛性放电也减少。3 Hz 棘慢波、光敏性(photosensitivity)、中央—颞(rolandic)及枕部棘波那样的机能性焦点性棘波,在学龄期达高峰,青春期以后迅速消失。这些癫痫波反映了遗传因素,而且在癫痫患儿的亲属中也有较高的出现率,此时也显示出同样的年龄依存性。其他例如 4～7 Hz 异常 θ 节律、枕部 δ 节律等素质性非癫痫性脑电图异常,也从幼儿期至青春期显示出年龄依存性。前者如图 12-6 所示,觉醒时头顶部占优势并且广泛性出现 4～7 Hz θ 活动,睁眼不受抑制,2～7 岁时出现率最高,推测是幼儿期素质性痉挛预备性亢进的表现。而后者是在枕部优势出现,睁眼受抑制的高振幅 2～4 Hz δ 活动,被认为与抑制机能相关。

　　焦点的出现部位,年龄也是重要因素。据说幼儿期(4 岁前后)在枕部、学龄期在中颞部焦点多见,而且随着年龄增加向前方移动,逐渐地前颞多见,枕部及中颞部焦点到青春期有消失的倾向。但是,在同一个体是否会真的发生焦点的移动则并不确定。也有人认为,这种焦点的移动可能反映了脑的成熟过程,在特定年龄脑的特定部位是脆弱的,既有与年龄相对应的好发部位,还说明反复发作所诱发的焦点,与出生时等的缺血性病变所造成的海马硬化(incisural sclerosis)有联系。但是,在机能性的枕部与中央—颞部棘波,不仅有向前方性,还可见到相互移动。另外,1985 年 Hughes 指出,在难治性癫痫的脑电图追踪观察,癫痫波的种类及焦点不固定,随年龄不仅向前方而且向后方、侧方或者对侧(mirror focus)变化,最终颞叶焦点增加,这似乎是年龄与颞叶的低痉挛阈值所造成的。

　　显示皮质焦点起始的发作及脑电图所见的部分性癫痫,一般认为是大脑皮质有局限的器质性病变(与外因关系密切)的症状性癫痫。但是,也发现其中有缺乏器质性原因及神经病学异常,以遗传因素为背景的机能性焦点(也推测为从皮质下的投射)的年龄关联性良性癫痫。因此,在部分性癫痫的诊断上鉴别两者对治疗和预后也是重要的。

　　作为小儿的良性部分性癫痫的共同临床特征,包括:①无智能障碍及神经系统异常;②大多有癫痫特别是良性癫痫家族史;③发病在出生后 18 个月以后;④发作类型以运动或感觉性单纯部分发作多见,也有复杂部分性发作、继发全身性发作等,但无强直性或失张力发作;⑤发作时间短暂、频度也少者占多数;⑥治疗效果良好,精神运动发育正常且预后良好。在脑电图学方面,应该注意基础波、癫痫波的特征、出现部位、出现形式以及对各种诱发试验的反应等。基础波大致显示与年龄相应的发展,同时没有左右侧差异、局灶性慢波等局限性异常,所以是正常的。但可以见到前述的异常 θ 节律、枕部 δ 波爆发等素质性慢波。癫痫波焦点的部位在中央—颞、顶—颞、顶—枕部位者占多数,额及头顶则少见。也有两侧性或者伴有其他焦点的多焦点性,焦点有年龄性移动者也多见。

　　有许多的年龄依存性癫痫综合征由国际癫痫分类方案(1989)所提出,这些是伴特有的脑电图所见的临床—电复合体(clinicoelectrical entity)。按照癫痫分类建议,将目前已知的一些癫痫类型与脑电图所见的关系,列举如下。

1. 伴有中央—颞部棘波的小儿良性癫痫(benign childhood epilepsy with centrotemporal spikes)

也称为 Rolandic 癫痫。发病以 3～13 岁(高峰为 9～10 岁)的男性患儿为主,因口腔内异常感觉、一侧颜面部为主的短暂部分性运动发作而发病,有时也发展为继发性全身痉挛发作。脑电图如图 12-1 所示,在中央—中颞部见到棘波。此种棘波具有振幅高、波形钝,往往呈双相,有爆发倾向,睡眠时显著增加,容易从一侧向对侧移动等特征。预后良好,至 15～16 岁时脑电图也逐渐正常化而治愈。

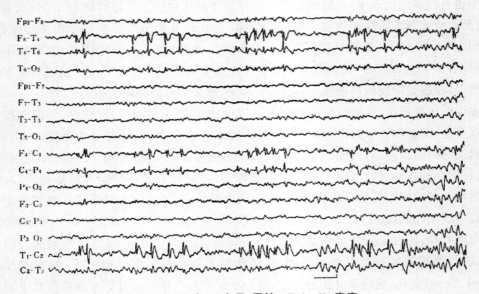

图 12-1　5 岁 11 个月,男性。Rolandic 癫痫

精神运动发育正常。自 3 岁 4 个月睡眠中出现全身强直阵挛抽搐,左半身痉挛,每月 1 次。睡眠脑电图(stag 1)见到右侧中央—中颞部爆发的 150～300 μV 高振幅棘波、棘慢波(校正标准 1 s,50 μV)

2. 伴有枕部放电的小儿癫痫(childhood epilepsy with occipital paroxysms)

又称为枕叶癫痫(occipital lobe epilepsy)。以视觉发作(暗点、闪光、错视、幻视)与脑电图上枕部占优势的棘慢波、尖波为特征(图 12-2),在学龄期好发。枕部的棘慢复合波显示被过度呼吸试验诱发,而睁眼或睡眠被抑制者多见。另外,有时也伴广泛性棘慢波或中央—颞部棘波。约 1/3 的病例可以见到光敏性(photosensitivity)。

3. 慢波睡眠期呈癫痫放电状态的癫痫(epilepsy with electrical status epilepticusduring slow sleep,ESES)

ESES 是如图 12-3 所示,在睡眠中特别是慢波睡眠时期,见到大致呈持续出现的广泛性棘慢波的小儿期特殊的非痉挛性癫痫持续状态。幼儿至学龄期发病。发作症状有多种,非典型失神发作、与主要在睡眠中见到全身或部分运动发作为主体,不出现强直发作。ESES 的出现多数是在癫痫发作初发后 1～2 年,伴随 ESES 出现智能或记忆力降低、时间空间认知障碍或行为异常等。从 10～15 岁时,临床发作与脑电图所见一起缓解者多见。

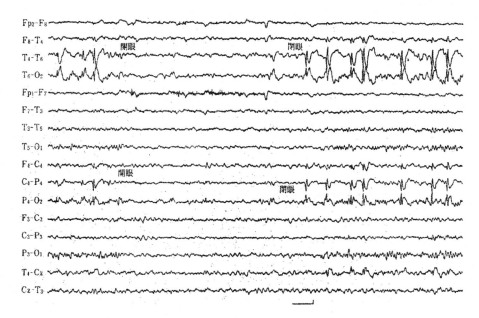

图 12 - 2　5 岁，女性。枕叶癫痫

　　精神运动发育正常。诉说约 10 天前眼前片刻出现数秒的变白。觉醒时脑电图顶、枕及后颞部常出现 150～300 μV 的高振幅、波形稍钝的双相性棘慢波，睁眼受抑制

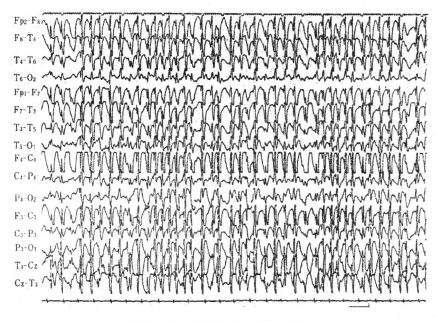

图 12 - 3　6 岁 6 个月，女性。ESES

　　5 岁 1 个月出现全身强直阵挛性发作，脑电图可见多焦点性棘波和广泛性棘慢波。5 岁 10 个月时如图所示在 stag 2～4 的慢波睡眠期见到 1.5～2.0 Hz 高振幅尖慢波大致持续性出现，有轻度智能低下、遗忘

但是，在小儿期特异性的非痉挛性癫痫持续状态（nonconvulsive status epilepticus）、非典型良性部分癫痫（atypical benign partial epilepsy）、获得性癫痫性失语综合征（Landau-Kleffner syndrome）等也显示与 ESES 相类似的睡眠脑电图所见。

4. 肌阵挛性癫痫（myoclonic epilepsy）

以瞬间电击样的上肢或全身挛缩的肌阵挛发作为主征的肌阵挛性癫痫，与极短暂的强直发作的鉴别往往有困难。此时，若仔细研究发作时的脑电图，前者如图 12－4 那样，见到广泛性出现的多棘慢波，而在后者见到募集节律（recruiting rhythm）或同步性快活动（rapid synchronization）这样的区别。假如同时描记肌电图，则对应关系更明确。

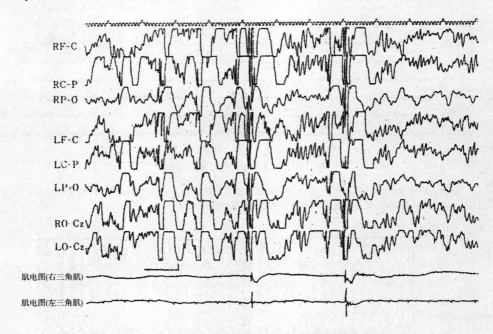

图 12－4　4 岁 1 个月，男性。儿童肌阵挛性癫痫

自 2 岁 2 个月出现全身强直性痉挛，数月 1 次。3 岁 3 个月在觉醒及入睡时出现肌阵挛发作，每日数次至数十次。发作间期可见额部占优势的广泛性 2.5～5 Hz 棘慢波、多棘慢波，睡眠时显著增多。发作时如图所示，与广泛性多棘慢波相一致，见到两侧三角肌放电

其他继发性全身癫痫，主要有作为 Lennox-Gastaut 综合征（LGS）的多样发作类型之一，与强直痉挛、非典型失神同时所见到的以及肌阵挛发作为主的 LGS 肌阵挛演变（myoclonic variant）。这些情形，在脑电图上有基础波慢波性节律异常，发作间期脑电图有 2 Hz 前后的弥漫性慢棘慢波成为主体，另外合并多焦点性异常等，以此作鉴别。

（1）婴幼儿良性肌阵挛性癫痫（benign myoclonic epilepsy in infancy）

这是指显示正常发育的出生后 6 个月至 2 岁的婴幼儿，以全身性肌阵挛发作发病，对治疗有良好反应。但青春期有时会出现全身性强直—阵挛发作。

发作时的脑电图，显示广泛性 3 Hz 前后的棘慢波、多棘慢波。发作间期可见在睡眠初期容易诱发的短暂群发性的广泛性棘慢波。浅睡期有时也见到发作，但是在慢波睡眠

期棘慢波减少且见不到发作,在 REM 睡眠期两者均消失。常显示出光敏性,而广泛性棘慢波、多棘慢波往往伴随肌阵挛出现。脑电图基础波大致正常。

(2) 婴儿重症肌阵挛性癫痫(severe myoclonic epilepsy in infancy)

婴儿期(出生后 2～10 个月),主要是发热时的全身痉挛或交替性一侧痉挛发病,在反复多次且持续时间长的发作中,从婴儿期后半至幼儿期(1～3 岁),能够见到肌阵挛发作、非典型失神、复杂部分性发作等,并且见到精神运动发育的退步。至学龄期,小型发作有时也减少或消失,但痉挛发作极其难治。

如此显示伴随年龄的特征性症状的展开,脑电图的变化也特殊,在婴儿期尽管激烈的痉挛发作频发,但癫痫波难以检出。从肌阵挛发作出现时,便能够见到往往是爆发性的 2.5～4 Hz 广泛性棘慢波、多棘慢波,而且出现光敏性或图形敏感性(图 12-5)的比例也较高。具有广泛性放电,同时合并多焦点棘波也是其特征,在癫痫分类上被作为"不能确定是局灶性还是全身性"的类型。

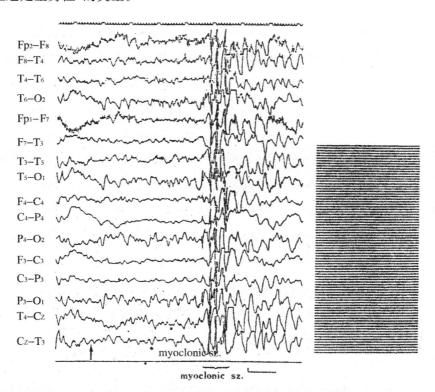

myoclonic sz.

图 12-5　3 岁 6 个月,女性。婴儿重症肌阵挛性癫痫

出生后 7 个月发热时、入浴时出现全身痉挛、交替性偏身痉挛(1～2 次/月)。2 岁前出现肌阵挛发作(5～10 次/日)及意识混浊发作(1 次/月)。在婴儿期的脑电图见不到癫痫波,但此时见到 2.5～4 Hz 广泛性棘慢波、多棘慢波爆发,常伴有肌阵挛发作,且长程爆发因瞬目及意识变化而中断。显示光敏性和图形敏感性,若让其观看图中的图形,则可诱发伴肌阵挛发作的广泛性棘慢波、多棘慢波爆发

(3) 肌阵挛—失立发作性癫痫(epilepsy with myoclonic-astatic seizures)

从 1 岁至 5 岁时发病,发育正常的男童占多数。以失立或者肌阵挛—失立发作(手腕

或颜面的肌阵挛继之引起肌张力降低而跌倒)为主征。

脑电图方面,发病初期睡眠中可见广泛性棘慢波。其后,频繁地见到额区占优势的广泛性棘慢波、多棘慢波,睡眠容易被诱发。在5~15岁期间显示光敏性的病例也较多。发作时的脑电图,难以清晰地描记到。基础波方面,前述的4~7 Hz异常 θ 节律,从幼儿期到青春期来看是特征性的(图12-6)。关于预后,发病早者(2岁以内)、有连续发作者以及强直阵挛发作次数较多者等难治,可见智能低下。

(4)青少年肌阵挛性癫痫(juvenile myoclonic epilepsy)

青春期发病,主要是出现上肢不规则的两侧性肌阵挛发作,呈单发或反复性,属于原发性全身性癫痫。大多数(80%)合并全身强直—阵挛发作,有时也见到失神发作(主要是青年失神癫痫)。这些发作在醒后不久容易连续出现,由于剥夺睡眠常常被诱发。

发作间期脑电图,见到3.5~5 Hz稍不规则的广泛性棘慢波、多棘慢波。光敏性、闭眼敏感性也可见到。

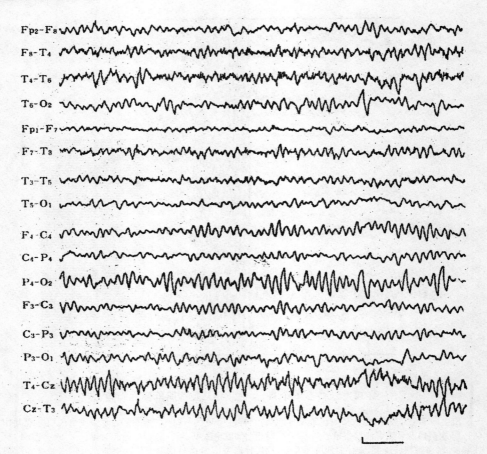

图12-6 3岁1个月,男性。肌阵挛—起立不能性癫痫

精神运动发育正常。2岁4个月出现全身强直阵挛发作(1~3次/月),2岁6个月时肌阵挛发作,2岁11个月时肌阵挛后续失张力而跌倒(肌阵挛—失立发作),每日数次至数十次。脑电图基础活动见到头顶部占优势的广泛性5~6 Hz异常 θ 节律,发作间期常见广泛性棘慢波、多棘慢波,与多棘慢波相一致,有时见到肌阵挛发作

5. 失神癫痫（absence epilepsy）

在被称为单纯小发作癫痫之中，可以分为小儿失神癫痫和青少年失神癫痫两种。失神发作，需要与属于继发性全身癫痫的非典型失神以及由部分性癫痫继发全身化的假性失神（pseudoabsence）相区别。

在脑电图上，失神如图 12-7 所示，见到额部稍占优势出现的两侧同步性节律性 3 Hz 棘慢波爆发。与此对比，在非典型失神两侧的同步性或节律性存在差异，有时也显示比 3 Hz 慢的慢棘慢波爆发，一般持续时间短暂。而假性失神，在额、颞或枕部等见到明显的棘波先行出现或者残存，同时合并有焦点性棘波。但是，由于在典型失神也可以见到中央—颞、枕部等机能性棘波，所以需要注意。

失神癫痫，采用过度呼吸试验通常能够诱发出现失神或棘慢波爆发，但是对非典型失神缺乏诱发效果。也可以见到光敏性，而非典型失神、假性失神则极少见。

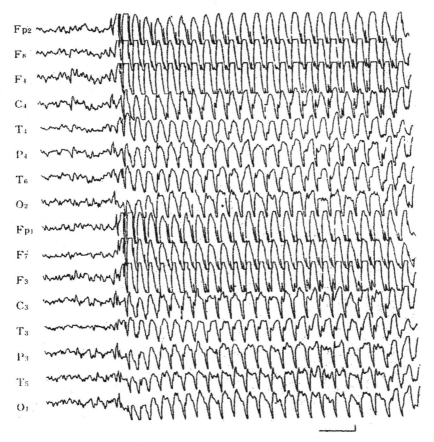

图 12-7 7岁2个月，女性。儿童失神癫痫

5岁5个月觉醒时出现伴有轻度口部自动症的失神发作，每日数次。脑电图见到额部占优势的 3 Hz 广泛性两侧同步性规则性棘慢波爆发，持续 5 s 以上时伴有失神，由过度呼吸所诱发增强

脑电图基础波,在非典型失神病例伴有相当显著的慢波性节律异常,而在典型失神癫痫时基础波大致是正常的。但是失神频发的病例,见到枕部高振幅较规则的 δ 波群发者有相当的比例。

(1) 小儿失神癫痫(childhood absence epilepsy)

达到一日数十次或以上频繁的失神发作,与脑电图上两侧同步性节律性 3 Hz 棘慢波爆发出现为主征,学龄期(6～7 岁为高峰)的女孩好发。过度呼吸容易被诱发。

再者,频繁失神与大致同样的 3 Hz 两侧同步性棘慢波爆发时,显示伴随四肢相当显著的节律性肌阵挛的失神,而这一组患者是被称为肌阵挛—失神性癫痫的独立的复合体(entity)。

(2) 青少年期失神癫痫(juvenile absence epilepsy)

失神发作的频度低,呈散发性出现。脑电图往往显示比 3 Hz 还快的棘慢波。青春期发病多数合并全身性强直—阵挛发作(主要在觉醒时)。另外,有时也伴有肌阵挛发作。

6. 年龄依存性癫痫性脑病(age-dependent epileptic encephalopathy)

是婴幼儿期显示非常显著的年龄依存性的早期婴儿癫痫性脑病(EIEE)、West 综合征和 LGS 的总称。即这些具有一些共同的特征:①特定的好发年龄;②显示频发的特有的小型发作;③呈现激烈且大致持续性的癫痫性脑电图异常;④病因及基础疾患的多样性;⑤多数合并智能障碍;⑥难治,预后不良。而且在三型之间随年龄增加,可以见到出生后 2～6 个月时从 EIEE 向 West 综合征移行、在 1～2 岁从 West 综合征向 LGS 移行,推测有着共同的病理生理学基础。但是,这三型是各自具有特异的临床及脑电图所见的不同病型,被认为是特定发育阶段(年龄)的脑规定病状的内容。

(1) 早期婴儿癫痫性脑病(earlyinfantile epileptic encephalopathy with suppressionburst,EIEE)

又称为大田原综合征(Ohtahara syndrome)。本病是年龄依存性癫痫性脑病的最幼小型,全部病例以粗大的器质性脑损害为基础,从新生儿期到未满 3 个月的婴儿早期,以短暂的强直痉挛发病。发作间期的脑电图如图 12-8 所示,不论觉醒还是睡眠状态都见到高振幅棘波、慢波的不规则性混合的爆发,与近乎平坦的抑制期交替性周期性地出现,形成特征性的爆发—抑制(suppression burst)。在出生后 3～6 个月时,脑电图向高度失律(hypsarrhythmia)移行,临床方面向 West 综合征转变者多见,也有的进一步向 LGS 移行。另外,本病还应该与早期肌阵挛性脑病(Aicardi 综合征)相鉴别。

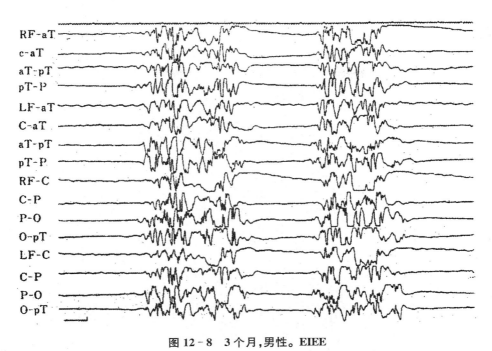

图 12 - 8 3 个月，男性。EIEE

发育迟滞，无脑回样脑回形成异常，视神经萎缩。出生后 1 个半月时单发及连续性强直痉挛混合出现。脑电图上不论觉醒还是睡眠均见到大致平坦的抑制与爆发交替性出现

(2) West 综合征（West syndrome）

也称为婴儿痉挛（infantile spasms）或点头癫痫。数秒钟的短暂强直痉挛，与脑电图上的高度失律以及精神运动发育停滞作为三大主征，婴儿中期（4～7 个月为高峰，大致到 1 岁）好发。强直发作其特征是觉醒时数次至数十次、间隔大约 10 s，容易形成一连串的连续发作。

高度失律（hypsarhythmia）如图 12 - 9 所示，是指高振幅慢波与棘波、尖波在时间上及空间上无秩序地广泛性出现持续性的高度脑电图异常。若进入睡眠，高度失律便显示群发化倾向，在 REM 睡眠则被显著抑制。也有显示明显群发化倾向者（周期性高度失律 periodic hypsarhythmia）或棘波成分少且非典型的情形（缓和型高度失律 modified hypasarhythmia），特别是伴有左右侧差异或局部异常（不对称性高度失律 asymmetric hypsarhythmia）者预后尤其不良。慢波及棘波完全没有同步性是其特征，但是到 1 岁前后则见到多少有些同步性（向弥漫性慢棘慢波的移行型），随年龄增加而逐渐明显，该综合征的约半数病例显示向伴有弥漫性慢棘慢波的 LGS 转变。

强直痉挛发作时的脑电图，显示为数秒钟的去同步化（desynchronization pattern），通常在起始部位伴有 1 s 以内的 16～18 Hz 快活动（rapid activity），形成连续性（series）。在连续强直痉挛反复出现期间，高度失律大多被抑制。

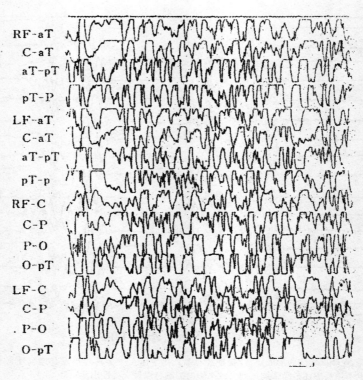

图 12-9 6 个月，男性。West 综合征

有精神运动发育迟滞，出生后 6 个月出现连续性强直痉挛。脑电图显示典型的高度失律，睡眠则显示爆发(群发)化

(3) Lennox-Gastaut 综合征(Lennox-Gastaut syndrome syndrome，LGS)

以数秒至十几秒的短暂强直痉挛为主，其他尚有非典型失神、肌阵挛发作及失张力发作等多种小型全身发作，与脑电图上的弥漫性慢棘慢波群发(爆发)作为主征，在 1～8 岁发病，特别是幼儿期好发。

弥漫性慢棘慢波如图 12-10 所示，大致上是同步性对称性地出现，同时具有假节律性(pseudorhythmic)的特征。在入睡期显著增加，深睡期减少，同时出现特异性的快节律(rapid rhythm)。这是广泛性出现的 8～14 Hz、200～400 μV 的高振幅波群发。通常除弥漫性慢棘慢波以外，常见到多焦点性的癫痫波，特别是从 West 综合征移行的病例更为显著，也有弥漫性慢棘慢波缺乏同步性对称性的倾向。

脑电图基础波显示慢波性节律异常。

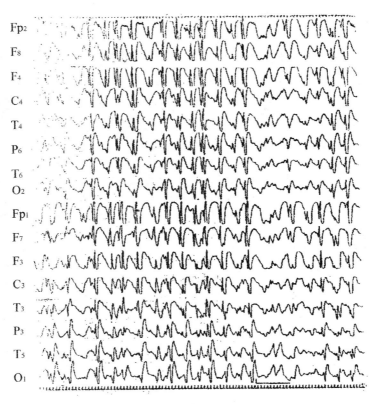

图 12 - 10　14 岁 2 个月,男性。LGS

有新生儿窒息,新生儿痉挛及精神发育迟滞。6 岁 6 个月时出现强直痉挛,肌阵挛发作,非典型失神,强直发作。脑电图有基础波显著的慢波性节律异常,2~2.5 Hz 慢棘慢波假节律性出现,在睡眠 stag 1 显著增多,stag 2 发生减少,但多次出现快节律,也可见到引起微小发作

发作时脑电图,肌阵挛发作呈现多棘慢波图型,非典型失神显示弥漫性不规则棘慢波或弥漫性慢棘慢波的爆发。强直痉挛,初期低振幅化,继之出现 8~14 Hz 及 18~24 Hz 的快活动(rapid activity),是振幅逐渐增大的募集节律(recruiting rhythm,图 12 - 11),或者见到快 的同步化(rapid synchronization,图 12 - 12)。其中,由 West 综合征移行而来的病例,在发作时的脑电图也见到从去同步(desynchronization)向募集节律或快同步化的转变。另外,在特别难治病例,有时在睡眠中诱发出现伴呼吸不规则且有睁眼的小型发作。伴随有时也达到 300~400 μV 的高振幅不规则快活动爆发,被认为大多是由苯二氮䓬类药物诱发所致。

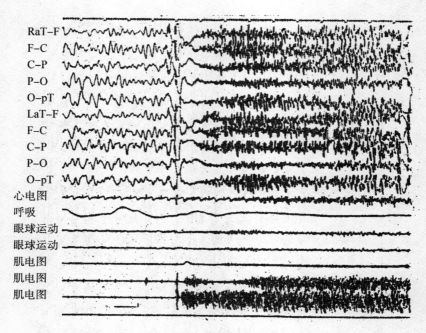

图 12－11　5 岁 1 个月，女性。LGS

　　精神运动发育正常，自 2 岁 9 个月时全身痉挛，依次出现强直痉挛、肌阵挛发作、非典型失神。发作间期睡眠时慢棘慢波被诱发增强，深睡期见到快节律。在约 10 s 的强直痉挛时，首先见到低电压化，随之出现渐增的 30～24 Hz 到 24～18 Hz，最后为 12 Hz 频率减低的快同步，后续数秒多棘慢波、棘慢波

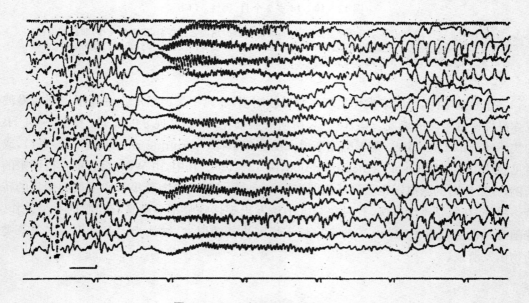

图 12－12　5 岁 10 个月，男性。LGS

　　6 个月时发生症状性 West 综合征，因难治 1 岁 10 个月时转为 LGS。强直痉挛发生时，见到由低电压化到振幅渐增至 150 μV 的约 8 Hz 募集节律

7. 全身性强直—阵挛发作(癫痫大发作)

本发作型可见于各年龄阶段,但青春期发病者最多见。此种发作型可以单独出现,也有合并其他发作类型者,据说前者占全部癫痫的 40%～50%,后者占合并者的 80%～90%。

发作间期脑电图,不仅基础活动(背景活动)而且在突发波方面,均见到多样的种类及程度的异常。作为基础活动的异常大多见到慢波,在有脑炎等病因或发作次数较多者,其脑电图异常程度增强。基础活动正常的病例约占 30%,其中特发性癫痫较多,而且发作预后较好者占多数。

作为突发波,本发作型没有特异性的波形,可以出现不规则棘慢波或多棘慢波的单发或爆发(图 12 - 13)或者高振幅慢波爆发。这些突发活动原则上是广泛性两侧同步性、分布和振幅的左右对称性出现。另外,闪光刺激容易被诱发。

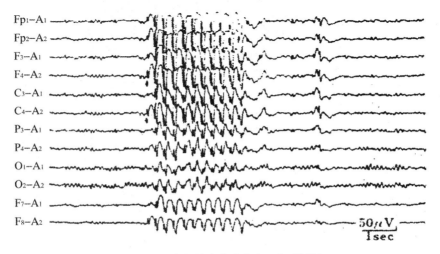

图 12 - 13　全身性痉挛发作(19 岁,男性)

自 9 岁开始出现意识丧失、全身性痉挛发作,1～2 次/月。X 线、CT 正常;脑电图显示从右额部开始,迅速呈继发性广泛化的尖慢复合波图型;PET 检查见到右侧颞叶葡萄糖代谢率(rCMRglc)减低

发作时脑电图,一般在强直期出现两侧性广泛性(额、中央部占优势)振幅渐增至高电位近似尖波样的节律性 6～10 Hz(recruiting epilptic rhythm)活动(图 12 - 14C、D)。在阵挛期,上述节律波由低振幅慢波或者平坦波逐渐周期性地被中断,显示慢波与多棘波交替出现的脑电图(图 12 -14E)。痉挛停止,同时脑电图成为广泛的平坦波形(图 12 -14F)。

在脑电图呈现平坦化的时期,患者显示昏睡状态。此后不久,脑电图出现不规则 δ 波(发作后蒙眬状态),随后逐渐从 θ 恢复到 α 波和发作前的脑电图。

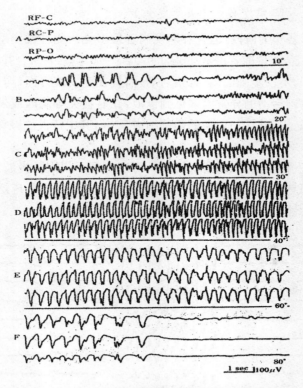

图 12－14　全身性强直阵挛发作的发作时脑电图

为避开全身痉挛所致的肌电图伪差,采用简便稳妥的双极导联记录,贝美格药物诱发。(18 岁患者的病例)

8. 皮质焦点性癫痫

包括焦点性(部分性)运动发作、Jackson 型发作、旋转性发作,焦点性躯体感觉发作、视觉发作、听觉发作、嗅觉发作及味觉发作等。

这种发作,是由于大脑皮质(大部分是新皮质)的局限性或焦点性癫痫样放电所引起,发作性出现与其皮质部位的脑机能相对应的症状。

发作间期脑电图,在原则上,因为有某些脑器质性损害为基础,所以基础活动具有广泛性或局限性慢波异常等的非特异性异常者较多。此种癫痫波,值得关注的是与发作症状相对应的脑部局限性的棘波、尖波、棘慢复合波。

发作时脑电图,在发作间期见到散发性癫痫波的部位,出现去同步化(低电压化)或慢波化,或者散发性棘波增多。不久即在该部位发生快同步化(快的 α 频带波活动,棘波或快波的连续)。其逐渐地振幅增加、频率减慢,有时也显示为棘慢复合波的波形。上述这些逐渐向周围区域传播,与此同时痉挛也往往扩展到上、下肢等,这称为 Jackson 型进展(图12－15)。

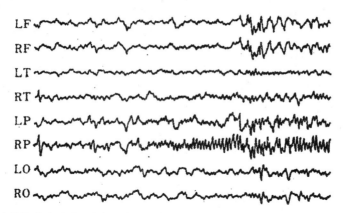

A:右中央占优势,振幅渐增而频率渐减的波突发且连续出现,临床上还见不到发作症状。入睡期

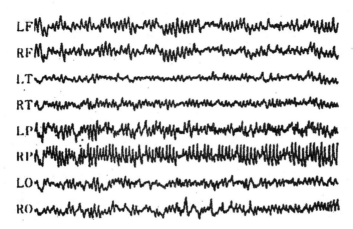

B:右中央占优势连续出现的波变为棘波样,并慢慢向周围传播,患者的左腕开始发生挛缩。患者觉醒

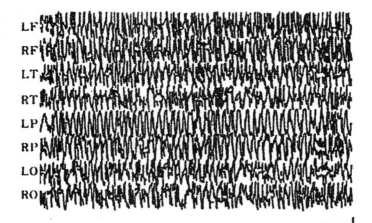

C:全部导联连续出现高振幅棘波,也可见肌电图混入。似乎患者有意识丧失,眼球上转,左腕挛缩(11岁)

图 12-15　Jackson 发作进展的脑电图

【病例1】　伴有向右侧旋转发作的全身性强直发作(36岁,男性)

12 岁时以痉挛发作发病。表现为全身僵直且向右侧转倒的发作,初期每月发作 2～3 次,给予抗癫痫药物治疗,近几年间已大致上见不到发作。在脑电图上,右额部出现孤立性高振幅尖波(图 12－16)。

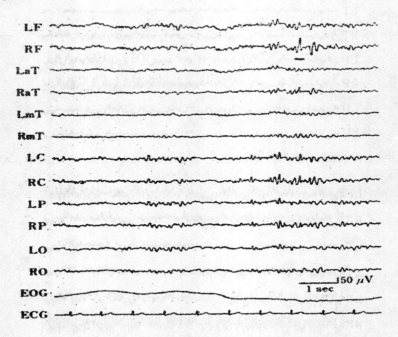

图 12－16 伴随向右旋转性发作的全身性强直发作(36 岁,男性)

中等振幅 8～10 Hz α 波少量、不规则、不稳定出现,额部、中央部占优势中等振幅 5～7 Hz θ 波散在。大的尖波在右额部孤立性出现(入睡期脑电图)

在旋转性发作,有向病灶的同侧发作与向对侧发作,一般向对侧发作多见,但本例被认为是向同侧发作。

【**病例 2**】 视觉发作与肌阵挛发作(32 岁,女性)

13 岁时初发。自初发时可见两种发作类型。其一,据说是突然有被铁锤击打那样的感觉袭来、眼冒金星的视觉发作;另一种与视觉发作不同,是两手突然出现颤抖的肌阵挛发作。两者在初期平均每 7 天发作一次,但近几年经过治疗两种发作均被抑制。

在脑电图上,入睡期出现两侧枕部半节律性频发的阳性尖波(positive sharp wave)(图 12－17)。双极导联则见到与其对应的尖波呈位相倒转(右侧稍著,图 12－18)。

9. 复杂部分性发作(精神运动性发作、颞叶癫痫)

精神运动性发作,是意识改变,自主神经症状,错觉、幻觉及情绪变化等主观症状,短时间的矇眬状态,记忆丧失、行为异常和言语性自动症等的一部分,或者是某些的组合成为恒定的形式,短时间(数秒至数分钟)的反复发作,属于部分性癫痫的一种类型。其中的发作先兆,可作为单纯部分性发作看待,若合并意识障碍或自动症则称为复杂部分性发作。

发作间期的脑电图,在颞部特别是前颞部显示棘波或尖波一侧或两侧性出现。这些癫痫样放电呈现尖波或近似尖波的波形者较多,一般比在局灶痉挛所见到的新皮质焦点性棘波不太尖锐,提示了这种病灶的深度。

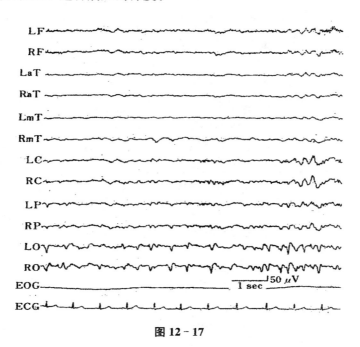

图 12-17

视觉发作与肌阵挛发作(32 岁,女性),入睡期两侧枕部(右枕略著)阳性尖波半节律性频发出现

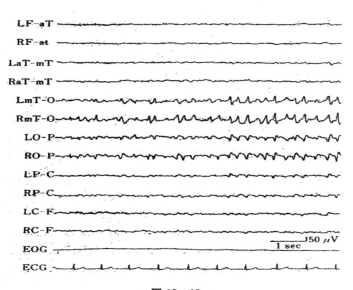

图 12-18

视觉发作和肌阵挛发作(32 岁,女性),入睡期左右侧的中颞—枕部导联(mT‑O)、枕—顶部导联(O‑P)的脑波,显示位相倒转的尖波频发(右侧略著)

颞部棘波在入睡期(drowsy state)容易出现。根据 Gibbs 的报告,具有本发作型的癫痫患者在觉醒时记录颞部棘波仅占 30%,而睡眠时记录则达到 88% 的较高出现率。

关于背景活动,在仅有本发作型的病例觉醒时记录其异常程度比较轻。但合并全身性强直—阵挛发作的病例,则背景活动的异常率较高。

发作时脑电图,作为精神运动发作自动症时的脑电图,一般的描述是连续性的高振幅慢波呈广泛性出现的研究者较多,但是其复杂的临床症状以发作时症状与脑电图的关系难以解释,未能得到发作时脑电图概括的及统一的见解。

宫坂及福泽等将本发作的全部症状,从相(表现)的结构及其发展的见解上加以整理,把发作结构分为发作进展的 4 相,在脑电图及多导图所见上指出各相的一些特征。即在第 0 相(前兆),脑电图变化最多的是出现包括群发的不规则慢波,随后大多出现衰减波型(attenuation pattern),其他多导生理描记见不到特别的变化。在第 1 相(精神运动性意识丧失)及第 2 相(口部自动症),脑电图上出现广泛性高振幅节律性 2～6 Hz 慢波,并见到脉搏增快、呼吸停止、脉波振幅降低等大致共同的变化。一般在第 3 相(行为自动症)的脑电图见到振幅不高、节律不整的不规则慢波图型,同时见到急速的心率渐慢,呼吸恢复,脉波振幅增大(图 12 - 19)。

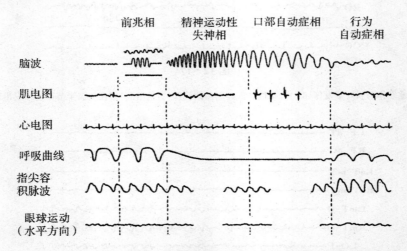

图 12 - 19　精神运动发作时的脑电图,多导生理描记变化的模式图

　　构成核心的精神运动性失神相和口部自动症相,脑电图显示高振幅节律性慢波,心率增快,呼吸曲线变动停止,手指脉波的振幅减低等是特征性的。在口部自动症相,往往见到与口部动作相一致的节律性肌电图簇群的重叠

由上述结果可知,第 1 相及第 2 相是本发作的核心部分,第 3 相从生理学角度来看,则是本发作停止之后的现象,即作为恢复期的初期。

【病例 3】　精神运动性发作(56 岁,女性)

既往史:6 岁时曾患赤痢,随着高热、意识障碍出现痉挛发作数小时。11 岁时患肺炎。

现病史:从 15 岁时出现伴流涎的意识障碍发作。17～18 岁时出现无意识中坐在邻居家椅子上,或者出现解纽扣欲脱衣服之类的行为自动症。也能见到其喉内咕咕声的口部自动症。最近每月发作数次。

脑电图所见,在闪光刺激试验停止前,出现右前颞部振幅高(右额部低)的阴性棘波。在右侧中颞、中央、顶及枕部的阳性尖波与阴性棘波同步出现。闪光刺激停止后仍然可见上述痫样波(图12-20)。在向睡眠移行时期的双极导联,右前颞部可见显示位相倒置的尖波,可知是右前颞部的焦点性尖波(图12-21)。

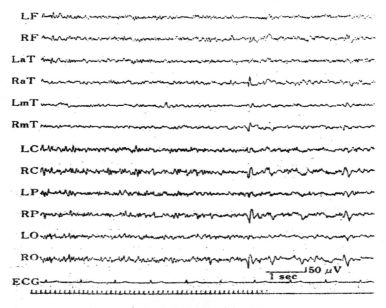

图12-20　精神运动发作(56岁,女性)

闪光刺激停止前和停止后,由前颞及右额部可见阴性棘波,而右侧的中颞、中央、顶及枕部则出现阳性尖波

10. 额叶癫痫

关于额叶癫痫,进一步区分为辅助运动区、扣带回、额极部、眶额部、背外侧部、岛盖及运动皮层的发作。由于上述各区域之间的密切联系,以致电活动在额叶内快速传播,遂使各种发作症状有许多的重叠。近些年研究观察显示额叶癫痫有下述的特征:①发作频繁、短暂,常有连续成串的发作;②发作快速开始且快速终止,发作后的恢复迅速;③特别是夜间浅睡期有群发倾向;④容易进展为继发全身性发作;⑤发作症状多样且不典型,包括躯体运动性自动症、不对称性强直、局部阵挛,发声、情绪变化、自主神经症状及性动作等。额叶癫痫的主要发作症状是出现自动症,额叶性自动症显示四肢或躯体的动作,伴发声或笑声、表情变化为主的症状,发作快速开始且快速终止,发作后的恢复也快。发作持续短暂至1 min程度,在同一病例,发作症状在时间上、空间上的推移常常是相同的。发作时没有或者有轻度意识障碍。

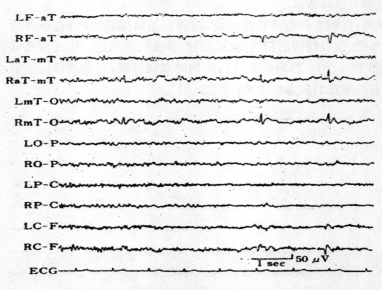

图 12－21　精神运动发作（与图 12－20 是同一病例）

在双极导联,向睡眠移行的时期,右额—右前颞部导联(RF－aT)、与右前颞—右中颞部导联(RaT－mT)的脑波,显示位相倒转的尖波出现,可以明确是右前颞部焦点性尖波

发作间期脑电图可见额部为主的异常电活动,其特点是棘、尖波数量稀少,振幅偏低,波形不典型,主要出现在睡眠期。由于额叶癫痫常起源于额叶内侧面、眶额部等深层结构,因此常规头皮脑电图的阳性率偏低。文献报告 37％～84％的额叶癫痫发作间期无癫痫性电活动,发作期也有半数以上无明确的异常放电,目前认为同步录像脑电图(Video-EEG)是额叶癫痫很有效的非损伤性诊断手段,特别是睡眠监测对诊断更有帮助,但精确定位需要深部脑电图记录。

由于额叶发作症状不够典型,难以用一般的癫痫发作类型解释,躯体运动性自动症很容易被误诊为癔症、夜惊症、行为异常等非癫痫性发作。另外,还需要注意额叶性自动症与颞叶性自动症的区别。

四、注意事项

癫痫的基本病态是大脑神经细胞过量异常放电(也可能是脑抑制机能的相对减弱而致),检出它的唯一方法——脑电图检查在癫痫的诊疗方面是不可缺少、最为有用的检查法。但是,其有用性依赖于癫痫波的检出率。一般地说,小儿时期比成人癫痫波的检出率高。但在 3 岁以下小儿,特别是从新生儿至婴儿初期癫痫波不容易检出,因此在小儿癫痫的诊断上需要注意。

癫痫不是单一的疾患,而是具有多种原因的临床综合征,包括原因不明或许被认为与遗传因素有关的特发性(原发性)癫痫以及临床常见的作为围生期脑损害、出生后脑炎、脑外伤等后遗症时的症状性(继发性)癫痫。小儿的症状性癫痫,理论上与成人病例没有本质上的不同,但应该注意在小儿期发作症状、脑电图所见由于脑的成熟度背景而被修饰。

　　另外,在成人期发生的癫痫,被称为迟发性或晚发性癫痫。大多数癫痫(约75%)在20岁以前发病,成人期以后发生癫痫者较少见,其中脑外伤、脑肿瘤及脑动脉硬化等原因的器质性癫痫占多数。

　　癫痫也是误诊率高的疾患,造成把非患者误判为患者(假阳性)或者把患者误判为非患者(假阴性)。癫痫诊断和脑电图判定的关键是医师的资质,其中关于脑电图癫痫样波形的误判或漏判是重要问题之一。英国癫痫协会曾经指出,调查非专业医生所致癫痫误诊的理由,发现主要原因是医师的知识不足。

　　在癫痫的诊断上,详细的病史、神经学检查以及脑电图检查都是很重要的。特别是对有否癫痫的诊断,脑电图是目前最敏感的检查方法。但是,实际上常规脑电图的阳性率有限,能够记录到发作期脑电图的机会很少,因此近些年长程脑电图监测技术(例如同步录像脑电图)的应用及发展,有力地提高了临床对癫痫诊断分型和鉴别诊断的水平。

　　此外,查找癫痫的原因及癫痫焦点部位的确定,神经影像学诊断也起到重要作用。癫痫的影像学检查,大致上可分为研究症状性癫痫的基础疾患形态学异常的方法,与研究包括特发性与症状性两者的癫痫机能性异常的方法。前者有单纯X线摄影、CT、MRI、脑血管造影等,后者包括SPECT、PET等。因此,重要的是根据病例需要,将这些检查法有效地组合应用。

参考文献

[1] 山口成良. てんかんの診断分類と診断基準. 臨床精神医学,1988,17(3):301-306.

[2] 金丽日,吴立文. 对癫痫发作和癫痫新定义的认识与探讨. 中华神经科杂志,2006,39(5):342-343.

[3] 大熊輝雄. 臨床脳波学. 第4版. 東京:医学書院,1991:159-163.

[4] 森　克己,宮坂松衛. 成人てんかん. 臨床精神医学,1988,17(6):843-852.

[5] 山磨康子,大田原俊輔. 小児てんかん. 臨床精神医学,1988,17(6):829-842.

[6] 小林勝弘,大塚頌子,大田原俊輔. てんかんと睡眠. 臨床精神医学,1988,17(3):331-338.

[7] 沼田陽市,清野昌一,八木和一. 前頭葉てんかんの臨床. 臨床精神医学,1988,17(3):315-321.

[8] 刘晓燕,冯保蓉. 额叶癫痫发作的临床与脑电图特征. 临床脑电学杂志,2000,9(4):196-199.

[9] 細川晋一,加藤元博. てんかんの画像診断. 臨床精神医学,1988,17(3):307-313.

第十三章　热性惊厥

所谓热性惊厥(febrile convulsion),系指不是中枢神经系统感染疾病原因的发热所伴随的痉挛,在痉挛准备性(易感性)高的出生后 6 个月至 3 岁初发,5 岁以后大致上消失。一般在小儿时期热性惊厥的出现率占 3‰~10‰,有明显年龄依存倾向,大多数至学龄期自愈。因此,在 2001 年的癫痫综合征方案中,热性惊厥被作为不需诊断为癫痫的癫痫发作。但是其中一部分热性惊厥将移行为癫痫(无热惊厥)。

研究发现,热性惊厥具有明显的遗传倾向,家族内发生者约占 25‰。根据 Lennox 的资料,有 45‰可见惊厥家族史。热性惊厥从临床表现方面可以分为单纯型与复杂型。1974 年福山曾提出单纯型热性惊厥的 8 项条件,包括:①无癫痫家族史;②无分娩外伤或其他原因造成脑损害的过去史;③发病年龄 6 个月至 6 岁以内;④发作持续时间在 20 min 以下;⑤痉挛呈左右对称、非局灶症状;⑥发作终止后无持续性意识障碍及偏瘫;⑦无明显的神经症状、智能及性格障碍;⑧发作在短时间内无频发。因此,若有 1 项以上条件不符合上述者,则被作为复杂型看待。一般认为,复杂型向无热性惊厥(癫痫)移行的危险性大。

从过去被认为是良性的单纯型热性惊厥中也有检出癫痫波的病例,增加上脑电图有无癫痫波,因此 1972 年 Livingston 建议将热性惊厥区分为单纯性、复杂性和癫痫性 3 型。据统计,后者的约 10‰以后将见到无热时的癫痫发作。

热性惊厥的临床发作型一般是全身强直—阵挛发作,其发作间期的脑电图所见包括正常、基础节律异常以及显示明显突发波者。一般在临床发作后 6 天以内进行脑电图检查,约 1/3 的病例觉醒期可见不同数量的慢波,慢波大多在枕部明显。3 岁以下的重症患儿大多会出现高振幅慢波或局限性慢波。当出现显著的弥漫性或局限性慢波时,也需要注意与脑器质性损害(例如急性脑炎)等相鉴别。另外,在入睡时常见的假性发作小的放电(pseudo petit mal discharge)、入睡期阵发性棘慢活动(hypnagogic paroxysmal spikewave activity)还需要与狭义上的癫痫波相区别。前者如图 13-1 所示,是入睡期 3~5 Hz 高振幅慢波爆发(burst),伴随中央、顶部尖波、棘波。而后者也是相类似的图型,但棘慢波常更广泛性出现。两者随阵发性 θ 波消失而不再出现,故被认为是不属于明确的异常现象。

1982 及 1983 年大田原等认为关于热性惊厥的脑电图与过去的报告有许多不一致,是由于检查条件不固定,并且强调从觉醒至睡眠各阶段的完整脑电图记录的必要性。在大田原等的 270 例热性惊厥研究,除外阳性棘波、6 Hz 棘慢波、高振幅慢波群发等,狭义的癫痫波(棘波、棘慢波)的出现率占全部病例的 47.4%,其中单纯性占 37.8%,复杂性占 49.1%,追踪 5～15 年期间其出现率分别为 57.5%、74.8%。可见单纯性热性惊厥也有相当高的"癫痫波"出现率。广泛性棘慢波与焦点性棘波的出现率无差异,两者并存的病例也较多。1983 年,山磨、大田原报告认为,棘波焦点的部位在中央部、顶部较多见,其次是枕、颞部等。

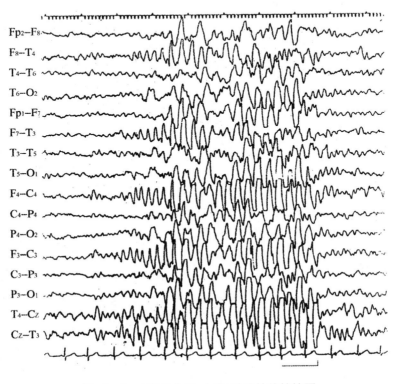

图 13-1　4 岁 5 个月,女性,单纯性热性惊厥

　　2 岁 9 个月在一次发热时出现全身痉挛,发育正常。脑电图显示入睡时伴随中央—顶部占优势的广泛性 3～4 Hz 高振幅慢波群发,中央—顶部可见棘、尖波,即出现假性发作性小的放电(pseudo petit mal discharge)

　　观察热性惊厥的脑电图与临床所见的联系,在大田原的病例,据说在出生后未满 6 个月的早发组、总发作次数多者、发作持续时间在 20 min 以上时、疑有脑器质性损害的病例、有癫痫因素等,癫痫波的出现率较高,可见到某种程度的临床与脑电图的相关性。

　　关于热性惊厥的预后,特别是向无热惊厥的移行,脑电图所见是否起作用,则意见不一。大田原等建议,把有狭义的癫痫性突发异常波的热性惊厥在本质上作为癫痫看待,首先按照有否癫痫性突发异常波将热性惊厥大致分为 2 类,无狭义癫痫波的病例根据其临床特征分为单纯性及复杂性,而有癫痫波者作为癫痫性,这样把热性惊厥分为 3 型(表 13-1)。这是因为癫痫波的有无与热性惊厥的预后有很大关系,在病程中未能检出狭义的癫痫波 75 例,最迟至 7 岁热性惊厥消失,完全见不到无热发作出现。但在伴有癫痫波的病例向无热发作的移行约占 10%,特别是具有焦点性棘波或广泛性棘慢波的病例占多数。

表 13-1 4 岁 5 个月，女性，单纯性热性惊厥

脑电图所见	热性惊厥的分类	例数	6 岁以后的热性惊厥	无热性惊厥
无狭义癫痫波	单纯性	24	0	0
	复杂性	51	6(11.8)	0
有狭义癫痫波	癫痫性	195	41(21.0)	19(9.7)
合计		270	47(17.4)	19(7.0)

考虑到 3 岁以下婴幼儿癫痫波的检出率低，因此即使是单纯性热性惊厥，也期望能定期追踪脑电图检查到 5～6 岁。

一般认为，由热性惊厥移行为癫痫的主要危险因素，包括：①复杂性热性惊厥；②有阳性癫痫家族史；③发病前已经有神经系统异常例如脑性瘫痪、智力低下等。1996 年 Kundsen 报告，无危险因素的热性惊厥患儿到 7 岁时仅有 1.2% 移行为癫痫，而具有 2～3 项危险因素者，到 7 岁时有 10% 移行为癫痫。按照国际抗癫痫联盟的建议，在热性惊厥之后若出现 2 次无热惊厥，即应考虑为癫痫。有资料表明，热性惊厥患儿有 1 次无热惊厥的发生率为 4.2%～20.2%。热性惊厥的转归有以下 3 种方式：一种是单纯性热性惊厥，3 岁以后发作减少，至 5～6 岁前不再发作。复杂性热性惊厥其中一部分转变为热性惊厥附加症(febrile convulsion plus)，另一部分则移行为颞叶癫痫。近年遗传学研究发现，单纯性热性惊厥的病理基因在染色体 19 p13.3，热性惊厥附加症的敏感基因位点在染色体 2 q 或 19 q，而染色体 8 q13～21 位点异常最终造成颞叶癫痫。第 3 种情况是，热性惊厥并不受基因控制，而是由于一些围生期或出生后的脑损伤，或者惊厥本身造成的脑损伤，引起海马的病变。所以反复惊厥会引起海马的电损伤，以致最终可能造成海马硬化性颞叶癫痫。

参考文献

[1] 山磨康子,大田原俊辅. 小児てんかん. 临床精神医学,1988,17(6):839-841.

[2] 大熊辉雄. 临床脑波学. 第 4 版. 东京:医学书院,1991:218-220.

[3] 专家座谈会. 小儿癫痫的诊断. 中国实用儿科杂志,2000,15(9):530-536.

第十四章　意识障碍与脑电图

由于引起意识障碍的原因有很多,所以在引起意识障碍疾患的鉴别诊断上,进行详细问诊,确实掌握意识障碍的程度,并且密切观察意识障碍的伴随症状和体征是非常重要的。

一、意识障碍的分类

所谓意识障碍,是关于正确理解事物以及对周围刺激的适当反应受到损害的状态。意识的构成有"清晰度"、"范围"和"内容"三个要素,但一般是指其中的"清晰度"降低称为意识障碍。意识范围的减弱(意识缩窄)包括催眠、意识混浊、昏迷、晕厥等。以意识内容改变为主,则是指谵妄、矇眬及精神错乱等。

觉醒的关键在于脑干网状结构调节系统,被认为由脑干网状结构的上行性激活系统与丘脑下部调节系统所组成。网状结构上行性激活系统接受所有感觉刺激的输入,即认为疼痛或呼唤刺激通过网状结构上行性激活系统能够提高觉醒程度。再者,关于认知功能,可以说存在于大脑皮质整体。通常在意识障碍时被认为有上述的一方或两方受到损害,但即使没有脑器质性疾患,假如有全身性疾患也可能有上述两者的损害。因此,一般在见到意识障碍时,应该考虑涉及脑干、大脑皮质、全身性疾患三个方面。

在广义上,从意识清晰到昏迷之间各种不同程度的意识障碍都可以称为意识混浊。而狭义的意识障碍,是指以一般性感知觉清晰度(意识水平)降低为基本特征。在临床上一般按照意识清晰度作如下的分类。

(1) 嗜睡(somnolence)

是指不给予刺激即处于睡眠状态,给予刺激便清醒,能够说出名字、正确回答简单问话的反应状态。嗜睡属于最轻度的意识障碍。

(2) 意识混浊(clouding)

对环境的知觉模糊,注意难以集中,反应迟钝,判断容易发生错误,可以有定向障碍。

(3) 昏睡(stupor)

指处于睡眠样状态,对疼痛刺激做用手推开等有目的的动作,大声呼唤仅获得简单无意义的应答。

(4) 昏迷(coma)

若仅对强烈刺激有逃避反射、防御反应,为浅昏迷;如果对呼唤姓名、使劲拉掐机体完全没有反应,瞳孔反射减弱甚至消失,则称为深昏迷。

再者,还有谵妄、精神错乱等可作为轻症意识障碍的变异型看待。

此外,近些年对急性脑损伤后意识障碍(特别是脑外伤),建议采用量表测评例如格拉斯哥昏迷评分法(Glasgow Coma Scale,GCS)进行判断,如表 14 - 1 所示。这也是在世界上被广泛应用的一般性评价标准,该法是通过对患者进行言语、动作和眼球运动功能的观察评分,由 E、V、M 大项目中各相应小项的得分合计来表示。按照该法评分最高为 15 分,最低为 3 分,得分越低则表示意识障碍程度越重。GCS 评分可作为急性脑损害性昏迷的预后指标,但也有对例如迁延性昏迷等不能够正确评价的弱点。

表 14 - 1　格拉斯哥昏迷评分法(GCS)

睁眼功能(E)	言语反应(V)	肢体运动(M)
自发睁眼　4 分	回答正确　5 分	依指令动作　6 分
呼唤可睁眼　3 分	答非所问　4 分	对刺激定位　5 分
刺激则睁眼　2 分	含糊不清　3 分	刺激则躲避　4 分
无反应　1 分	仅能发声　2 分	刺激则屈曲　3 分
	无反应　1 分	刺激则伸直　2 分
		无反应　1 分

注:GCS 评分为 15 分,表示意识清晰;12～14 分为轻度意识障碍;9～11 分为中度意识障碍;8 分以下为重度意识障碍(大多呈昏迷)

一般认为,大脑皮质广泛受损伤和(或)脑干网状结构损害是造成意识障碍的主要原因,而意识障碍也能够导致机体发生一系列生理学改变和代谢紊乱,将进一步加重脑损害。另一方面,对于昏迷患者,通常强调做连续脑电图描记或动态脑电图监测,最好采用同时记录包括眼球运动、下颌肌电图等的多导生理描记法。

二、意识障碍的脑电图特征

意识障碍由多种原因引起,但终归是脑机能全面降低的结果,所以在脑电图上既有共同之处,也可以见到某些差异。关于意识障碍的程度与脑电图变化,可见到某种程度的相关性(表14-2)。或者说,在发生意识障碍时,脑电图常显示带有某种特征性的波形,因此正确判定这些特征性波形具有重要意义。一般认为意识障碍的脑电图所见,可以列举下述几种类型。另外,癫痫发作伴随意识障碍的脑电图特征参见前述癫痫一章。

表14-2　意识障碍的程度与脑电图的关系

障碍程度	对刺激的脑电图反应	基本所见	病因举例
轻度 (嗜睡) 重度 (昏迷)	有 消失	有正常基础节律 正常基础节律的慢化 弥漫性间歇性慢波 间歇性节律性 δ 活动(IRDA) 三相波 弥漫性持续性多形性慢波 周期性波型 α 昏迷 低振幅持续性慢波 爆发—抑制波型 背景抑制图型($<10\mu V$) 无脑电活动($<2\mu V$)	正常,癔症 代谢性脑病 脑肿瘤(特别是脑转移瘤) CJD,SSPE,单纯疱疹病毒脑炎 脑干损害 大脑广泛病变 缺氧性脑病,代谢性脑病,药物中毒 脑死亡

1. 慢波化改变

这是与意识障碍的基本型即意识混浊相对应的脑电图变化。最典型者是各种麻醉时的脑电图变化,即随着意识混浊的加深,α 波的频率慢化,α 波消失,θ 波、δ 波出现,由于平坦期插入的爆发—抑制波形出现,以至最终出现平坦化图型。观察还发现,慢波周期的延长,与意识混浊的程度基本上呈平行关系,即意识混浊越严重,慢波的周期便越长。

δ 波昏迷(δ-coma)这种波型的脑电图最常见,而且脑电图所见与意识障碍的程度相关。这被认为是在脑血管障碍、脑炎、代谢障碍,以及中毒、缺氧时对脑干网状结构的直接损害,或者占位性病变时颅内压增高导致继发性网状结构机能异常所引起的。在意识障碍时,额或额—中央部占优势出现以 θ 波为主(无调节性,对刺激不出现反应)的脑电图所见,考虑是由于丘脑或脑干网状结构受损伤而出现的,这被称为 θ 波昏迷(θ-coma)。

2. α 昏迷

这是指在昏迷时显示与正常成人觉醒状态相类似的 α 波或以 α 波占优势的脑电图,或称为 α 样昏迷(alpha-like coma)。此种图型与正常觉醒脑电图的不同之处,是对各种觉醒刺激(如被动睁眼)不出现 α 波阻滞现象。研究发现,引起 α 昏迷的疾患,主要见于缺氧性脑病(例如心博骤停,其中以心肌梗死最多见)、脑干损害(脑桥与中脑交界特别是脑桥被盖上部梗死、外伤)以及药物中毒等。

其脑电图特征是,以 8～12 Hz α 样频率占优势,振幅较低为 15～40 μV。多数报告在缺氧性脑病 α 样波广泛性出现而且有前头部占优势的倾向,频率较慢(8～9 Hz),几乎没有自发性调节或对传入刺激的反应。而脑干损害所致者大多后头部 α 样波占优势,频率较快(9～12 Hz)。药物中毒引起的 α 昏迷,其脑电图改变大致与缺氧性脑病时相似,有时振幅较高,频率较快,或伴有 β 活动,有时也见到自发调节变化。

α 昏迷脑电图大多见于昏迷初期(1～4 天),以后移行为 δ 波昏迷等异常图型。除药物中毒者外,预后不良的病例多见。

3. β 昏迷

这是指在昏迷状态,脑电图全部导联持续出现低振幅快波为特征,可见于椎—基底动脉闭塞、低位脑干出血等。其发生机制可能是,由于脑干延髓内存在降低上行性网状结构激活系统机能的结构,当低位脑干受损害或其作用在脑桥部位受阻时即可出现昏迷,而脑电图显示 β 波或去同步化波型。此外,β 昏迷也可见于药物中毒,例如大剂量巴比妥、安定类药物可引起意识障碍,同时脑电图上显示广泛性 β 波,以前头部振幅最高。

4. 纺锤波昏迷

在昏迷状态脑电图显示与自然睡眠时相似的纺锤波,这被称为纺锤波昏迷(spindle coma)。脑电图显示广泛性 12～14 Hz 纺锤波,大致呈持续性或爆发性出现,以中央—顶部占优势,常伴有顶尖波。若给予觉醒刺激时纺锤波可消失,但患者不引起觉醒,背景脑电图的慢波化仍持续存在。

纺锤波昏迷多见于脑外伤(主要涉及脑干部位)急性期,少数见于非器质性损害,此型昏迷一般预后较好。另外,也有人提出昏迷预后的严重程度依次为:α 昏迷≥δ 波昏迷>β 昏迷≥睡眠纺锤波昏迷。

三、意识障碍的特殊类型

有一些状态与昏迷相似,但是在确诊昏迷时,首先通过鉴别诊断排除昏迷以外的可能性。例如,闭锁综合征、无动性缄默、紧张症性模糊等。

1. 闭锁综合征

又称为假性昏迷(pseudocoma)、脑桥腹侧综合征(ventral pontine syndrome)等。是指患者意识清晰,能够认识外界,但由于脑桥底部两侧损害而发生四肢瘫痪、假性延髓性麻痹、两侧面神经及外展神经麻痹,造成不能够表达个人意愿的状态。患者的手足动作和言语表达丧失,但动眼神经正常,此时仅能利用眼球上下运动和眨眼与人简单交流。大多数因脑桥底部两侧性梗死引起,其他有中脑腹侧两侧性梗死、脑桥肿瘤或出血等原因。此外,重症肌无力、Guillain-Barre 综合征、肌萎缩性侧索硬化症等也可见到类似闭锁综合征的现象。

脑电图大致正常,与真正昏迷的脑电图明显不同。但若继发广泛的脑损害而缺少正常 α 节律时,则与昏迷脑电图难以区别。

2. 去皮质综合征

以往也称为迁延性昏迷,是指由于大脑皮质广泛损害而致大脑皮质机能减退或丧失的状态,可见肌张力亢进、去皮质强直姿势。患者有眼球活动,但躯体完全不动,不能言语,睡眠与觉醒周期保持。迁延性昏迷持续 3 个月以上时,则被视为植物状态(vegetative state)。

植物状态是指患者丧失认知机能,不能意识周围环境,但保持着非认知机能和睡眠觉醒周期;患者有自主呼吸,有自发动作或对刺激产生反应而睁眼,但不能说话或遵从指令。植物状态极少有恢复,病因常见交通事故脑外伤、缺氧及脑血管障碍等多种。

植物状态的脑电图大多见到广泛性慢波甚至平坦波型。

3. 脑死亡

所谓脑死亡(brain death)是指包括脑干在内的全部脑机能不可逆性低下至不可能恢复阶段的状态。或者说,脑死亡是指生命维持所需要的脑干机能发生不可逆性停止的状态。目前大多数国家把强调大脑和脑干机能低下的"全脑死"作为脑死亡,而在英国采用仅有脑干机能低下为条件的"脑干死"。作为脑死亡判定的前提条件包括:①深昏迷;②原有疾患已确诊,没有恢复的希望。脑死亡判定与器官移植没有关系,需要由 2 名以上有脑死亡判定经验的医师做出诊断。

脑死亡判定标准包括:①深昏迷(GCS 3 分);②瞳孔固定,两侧 4 mm 以上;③脑干反射(对光反射、角膜反射、睫脊反射、头眼反射、前庭反射、咽反射、咳嗽反射)消失,需除外失明、鼓膜或眼球损伤等;④平坦脑电图(即使给予刺激,也至少 4 个导联描记 30 min 以上呈平坦波型);⑤自主呼吸消失。

平坦波型或称无脑电活动(electrocerebral inactivity),又称为脑电静息。在做这样的判定时通常需要遵循特殊的技术要求,国际脑电图·临床神经生理学会联盟也曾发表"昏迷患者—无反应状态"的电生理学监测标准(1996)。这可概括为,脑电图记录应该由熟练的技术员或医师实施,脑电图判读也需有经验的医师进行;仪器噪音应低于 2 μV;除通常的仪器校正标准外,灵敏度增加至 2 μV/mm 或 50 μV/20 mm,头皮电极间阻抗需低于 10 kΩ而大于 100 Ω;至少在头皮上安放 8 个记录电极,耳垂参考电极导联和电极间长距离的双极导联两种方式记录,尽可能识别和消除各种干扰伪差;至少需要进行 30 min 连续脑电图记录,在间隔 6 h 后以同样条件进行记录。

此外,也有必要采用反映脑干机能的脑干诱发电位对脑死亡判定。例如脑干听觉诱发电位(BAEP)的各波均消失、短潜伏期体感诱发电位(SEP)的 N13 或 N20 之后的波形消失,可作为判定脑死亡的参考依据。因此,主张在躯体检查的基础上做出综合的分析判断,才能够提高脑死亡诊断的可靠性。

参考文献

[1] 福山幸夫. 小儿实用脑电图学. 张书香,译. 北京:人民卫生出版社,1987:190-209.

〔2〕大熊辉雄. 臨床脳波学. 第 4 版. 東京：医学書院，1991：534-538.

〔3〕朱德辉. α 昏迷. 国外医学神经病学神经外科学分册，1986，2：63-66.

〔4〕美国临床脑电图学指南(3)疑似脑死亡的脑电图记录最低技术标准. 秦兵，译. 癫痫与神经电生理学杂志，2011，20(4)：241-243.

第十五章　脑的炎症性疾患

　　脑的炎症性疾患主要包括脑炎和脑膜炎。而所谓脑膜炎者,也往往是以脑膜脑炎的形式出现。一般地说,脑炎或脑膜炎,在急性期脑电图显示非特异性的弥漫性或局限性δ、θ波异常;在恢复期,除作为后遗症状而残留神经损害或癫痫发作以外,脑电图异常大致上逐渐消失,但通常是脑电图的改善比临床症状的消失更晚。在亚急性脑炎或者慢性脑炎,脑电图异常呈缓慢进展。

　　脑炎、脑膜炎由病毒感染所致者最多见。经过多年免疫接种的普及和深入开展,近些年在我国一些危害较大的重症脑炎,例如日本脑炎、流行性脑脊髓膜炎、麻疹脑炎等已经明显少见。另一方面,由于自然环境和人们生活、工作环境的变化,所接触的病毒种类及其生物学性状也在变化。这些综合因素的影响,以至引起病毒感染的病原谱发生改变,某些病毒性脑炎的发生率容易被低估。研究发现,在目前临床观察到的病毒性脑膜炎和脑炎,大多数由各型肠道病毒(包括 CoxVA、B,EchoV,EV68－71)引起,也可见到腮腺炎病毒、单纯疱疹病毒(HSV)等。但是,其中轻症病例占据大多数。据我们的资料,小儿拟诊轻型病毒性脑炎 134 例,其中拟诊脑炎 69 例,可疑脑炎 65 例,结果发现拟诊脑炎与可疑脑炎初诊时的脑电图异常率分别为 84.0％和 93.8％,若以弥漫性慢波异常作为特征性评定指标,则脑电图对拟诊或可疑脑炎患儿的诊断敏感性分别为 82.5％和 93.4％;脑电图作为间接证据对脑炎早期诊断帮助较大,轻症特别是非典型脑炎的发生率比临床估计的更高。

一、病毒性脑膜炎

　　这是指由于病毒感染而引致脑膜的炎症。病毒性脑膜炎,有时在病原未明确前还被称为无菌性脑膜炎。在概念上,所谓脑膜炎是显示蛛网膜、软脑膜及其两者围成的蛛网膜下隙的炎症。脑膜炎表现以持续头痛和发热为主征,可见脑膜刺激症状,脑脊液细胞数量增加。有时炎症从蛛网膜下隙越过软脑膜波及脑实质,发生意识障碍、痉挛或局灶症状等,则被认为是呈现脑膜脑炎的病型。

　　据统计,大约 85％的无菌性脑膜炎由肠道病毒感染引起。临床上以发热、恶心呕吐或头痛急性发病,可有颈项强直、Kernig 征阳性等脑膜刺激症状,而腱反射亢进或病理反射等脑实质症状缺乏。在典型病例可见发热、头痛、呕吐三个主要症状,但症状不典型、缺少脑膜刺激症状和病理反射者也常见,所以容易被低估而造成漏诊或误诊。资料显示,这些病例以 3～9 岁儿童占大多数,有年龄依存倾向。基本呈散发趋势,但夏季和冬春季有集中发病的较小流行性,其临床经过及脑电图异常所见与腮腺炎病毒脑炎相似。另外,也由于脑电图变化比临床表现更敏感,因此对急性脑膜炎的早期诊断很有提示意义。

对于病因方面,则需要有脑脊液等的病毒学的实验室诊断相关证据。

脑膜炎一般是伴有脑表面实质炎症的脑膜脑炎。一般说来,病毒性脑膜炎与化脓性或结核性脑膜炎比较,炎症的程度较轻,脑实质受损害也少,所以临床症状轻、脑电图异常的程度也不严重。

此外,过去曾发现,在某些病毒感染而不显示脑炎的中枢神经症状的病例,有时也见到一过性的脑电图异常,并认为这属于一过性脑炎,其中包括麻疹、流行性腮腺炎、水痘、猩红热和风疹等。因此,这种"无脑炎症状的病毒感染症的脑电图异常"似乎颇值得关注,也很可能属于轻症(轻型)病毒性脑膜炎的一种类型。

脑电图异常的特征,一般与脑炎时的情形类似,以慢波出现为主,但比脑炎时程度较轻。在炎症急性期,往往出现弥漫性或弥散性δ、θ波,左右常不同步,生理波如α波也可见不同程度的改变甚至明显减弱;在后头部异常慢波占优势,往往与患儿的年龄有关,而并不提示病变的部位。有时可见到局限性异常,也可见到慢波呈群发倾向。从亚急性期至恢复期,δ波减少,同时θ波及α波不断增多,逐渐正常化。有痉挛发作的病例,多显示棘波、尖波、棘慢波等突发性异常波。

脑电图异常与临床症状大致上呈平行关系。在脑膜炎初期和急性期,特别是在非典型或疑似病例,由于脑电图的异常率高,所以对早期诊断很有帮助。但是,至恢复期即使症状消失,也有一部分病例仍然残留脑电图慢波异常。据说,在临床症状消失后1个月时,还有约1/2急性期的病例可见脑电图异常。

二、结核性脑膜炎

关于结核性脑膜炎,并不是结核菌血行性急性扩散至脑膜而发生的。在结核感染初期,有少数粟粒大小的结核结节散布在脑实质及脑膜。结核结节采用融合与增殖而增大,通常形成干酪化。而干酪化病灶是否显示引起脑膜炎倾向,则由病灶距离蛛网膜下隙的远近、纤维性包膜形成的速度来决定。天幕下的干酪化病灶数月乃至数年间仍处于非活动性状态,以后由于向蛛网膜下隙传播结核菌或结核抗原而引起脑膜炎。结核性脑膜炎的神经并发症,是结核菌或结核抗原向蛛网膜下隙散布、对此发生过度反应而产生的。其结果渗出液充满脑底池,数日内形成增殖性蛛网膜炎,以至会发生梗阻性脑积水或交通性脑积水。由结核对血管壁的直接浸润而发生的血管炎乃至蛛网膜炎,脑底部血管受压而发生脑缺血或脑梗死。

结核性脑膜炎与真菌性脑膜炎一样,是从亚急性走向慢性经过的脑膜炎的代表,但其症状不一样。在脑膜刺激症状出现之前,往往有发热、头痛、恶心、呕吐、食欲缺乏等持续至少2周以上,这称为前驱期。随着病程大多显示脑膜刺激症状。另外,也有以性格变化、记忆障碍的缓慢进行性认知机能低下发病者。

结核性脑膜炎的经典脑脊液异常:包括脑脊液压力上升,100～500 mg/dl 范围的脑脊液蛋白量上升,10～500/μl 范围的淋巴细胞占优势的白细胞增多,糖含量降低。另外,脑脊液细菌培养的灵敏度为71%,培养结果的得出需要2～4周时间。即使脑脊液 PCR 检测,灵敏度为 56％,特异性为 98％。

　　头部 MRI:初期有时也见不到异常。结核性脑膜炎为脑底脑膜炎的形式,故可见到脑底部均一的增强效果。在病程中若见到环流障碍所致的继发性脑积水、血管炎性脑梗死、结核瘤形成时,则结核性脑膜炎的可能性增大。

　　一般在脑膜炎时,与脑炎相比,脑电图的异常程度较轻,但是在结核性脑膜炎急性期,几乎全部病例显示脑电图异常,特别是小儿可见高度的脑电图异常。因此,在病毒性还是结核性区别困难的脑膜炎,假如脑电图见到高度异常,则最好考虑可能是结核性脑膜炎。

　　在结核性脑膜炎的急性期,脑电图出现弥漫性慢波(图 15-1)。这种慢波与意识障碍的程度相平行,而成为高度的脑电图异常。在伴有痉挛发作的病例,也见到突发性异常波。恢复期慢波逐渐减少,脑电图正常化者较多,但残留突发性异常波或额部慢波者也不少见。

　　结核性脑膜炎即使进行适当的治疗,也有约 10％一时性的加重。有的报告致死率在20％～50％。据说在 20％～30％的生存者可见脑神经麻痹、眼球运动障碍、精神症状、运动失调、偏瘫、失明、耳聋等后遗症。

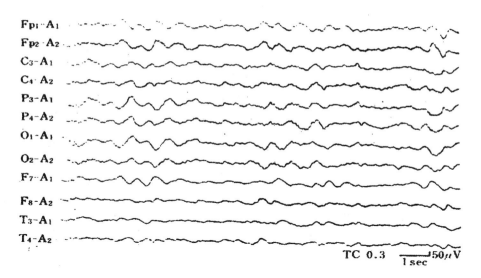

图 15-1　结核性脑膜炎(28 岁,女性)

　　因头痛、发热、恶心而发病。其后出现呕吐、痉挛发作、意识障碍于第 19 日入院,翌日做了脑电图检查,当时有 39℃的发热,轻度意识障碍。脑电图显示弥漫性 1.5～2 Hz,70～150 μV 的慢波,α 波完全见不到,中央及顶部出现 10～12 Hz 慢的纺锤波样波形

　　由细菌、真菌或寄生虫所致的局部感染侵害脑组织时,根据有无包膜形成,称为脑脓肿或脑实质炎症。脑脓肿通常显示类似于脑肿瘤的脑电图所见。幕上脑肿瘤大多为一侧性或局限性多形性 δ 波,可见 0.5～2 Hz 的高振幅慢波。慢波的范围较大,可能与脓肿周围水肿有关。约 1/3 的病例伴有癫痫发作,脑电图可见到棘、尖波。若有多发性脑脓肿,可显示多发性焦点

三、单纯疱疹脑炎

单纯疱疹脑炎占全部脑炎的 10％～20％,是已判明病毒的散发性脑炎中最多的疾患。推测单纯疱疹脑炎的 95％由 HSV-1 感染所致,70％～80％为 HSV 的复发或再感染。在相当于全部单纯疱疹脑炎约 80％的典型病例,呈现颞叶、额叶眶回等选择性损害、左右非对称急性坏死性脑炎的病理所见,因此引起精神症状者多见。而其余的 20％为非典型病例,且常见轻症、慢性脑炎、脑干脑炎等形式。在对各年龄的研究中,发现尽管有适当的治疗,包括死亡和严重后遗症的转归不良率仍高达 30％～50％,社会回归率也限于约半数。作为后遗症多见记忆障碍、行为异常、症状性癫痫等。

本病的临床类型已知有多种,举例如下:

颞叶型或边缘系型:所谓边缘系脑炎是典型的单纯疱疹脑炎,主要损害颞叶下内侧部、额叶眶回、岛回、带状回、海马、杏仁核、壳核等,所以呈现精神症状。

颞叶脑干型:与颞叶型同样,而见到脑神经区域的损害。有脑干 HSV 感染的可能性与颅内压增高的可能性。

脑干脑炎:与颞叶型比较,据报告发病早期发热的频度低,初次脑脊液压力低,脑电图上见不到周期性同步性放电等特征。但是在尸检病例也报告有单纯疱疹脑炎的脑干脑炎型,也存在预后不良病例。

慢性脑炎:有 4～5 个月经过的慢性缓慢进行性脑病的病例报告。

轻症～非典型例:单纯疱疹脑炎的确定诊断由依赖脑活检替换为 PCR 法,已经指出存在非典型的轻症病例。被称为轻症～非典型病例,是显示治疗后完全恢复、仅呈现痉挛和精神状态的变化,无神经系统局部症状,脑 CT 呈现正常所见等的病例。这种病态发生的背景,据说有 HSV-2 感染或宿主免疫机能低下、脑炎病灶局限于右侧半球颞叶等几点。

小儿的单纯疱疹脑炎:与成人有一些不同之处,例如小儿 HSV 初次感染而发病者多见,新生儿由 HSV-2 感染发病呈现全脑炎者较多,小儿病例初次治疗终止后 2 周至 2 个月以内复发率可达 20％～30％。3 岁以下发病、GCS 评估 10 分以下者预后不良。

本病各年龄均可发生,而 50～60 岁为发病高峰。起病提示有急性(有时亚急性)脑炎的表现。症状以头痛、呕吐、发热多见,但也有报告这些症状仅见于大约 50％的病例。常见脑膜刺激症状,急性意识障碍(觉醒水平降低,幻觉、妄想,精神错乱等意识改变),痉挛,局部神经缺失症状(失语症、听觉失认或幻听等听觉障碍、铭记障碍、运动麻痹、脑神经麻痹、视野障碍、异常行为等)不随意运动,自律神经障碍等。

脑脊液检查:显示脑脊液压力上升、淋巴细胞增多,蛋白量增加。糖定量大多正常。有时也可见到红细胞。

病毒学检查:例如采用脑脊液的 PCR 法,可检出 HSV-DNA。但即使是阴性也不能否定诊断。在治疗开始后阴性化的可能性较高。采用 PCR 由脑脊液能够较高频度分离到 DNA,但分离到病毒的可能性少。

头部放射性学检查:在颞叶及额叶(主要是颞叶内侧面、额叶眶回、岛回皮质、角回)等,检出病灶。

　　脑电图：在早期诊断上，脑电图也是有用的辅助诊断方法之一。在脑电图上，与其他脑炎同样即使显示弥漫性慢波的病例，大多也见到左右差异；与脑炎的病变相一致，大多显示一侧颞部棘波或尖波，或者出现周期性复合波。这种周期性复合波（图 15 - 2），是以1～5 s 的间隔，高振幅慢波或尖波单独或者群发性出现。周期性复合波有时在全导出部位出现，或者与病变相一致，在一侧半球或一侧颞部出现，大多呈现周期性一侧性痫样放电（PLED）的形式，而作为比较特征的 PLED 可见于约 30％的病例。疱疹性脑炎时的周期性复合波，主要出现在急性期，例如据 1970 年 Upton & Gumpert 报告在发病第 2～15 天出现。在这一点上，也与慢性期出现的亚急性硬化性全脑炎或 Creutzfeldt-Jakob 病的周期性复合波不相同。另外，疱疹性脑炎时的周期性复合波不伴肌阵挛。

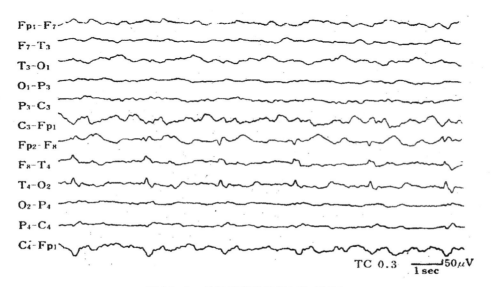

图 15 - 2　单纯疱疹脑炎(32 岁，男性)

　　因全身倦怠感，嗅觉异常，健忘等发病。第 5 日入院，入院后翌日出现意识障碍，脑电图检查时(入院第 5 日)处于浅昏迷状态。脑电图显示低振幅 3～5 Hz 慢波活动，在 F_8 有位相倒转的尖波以 2.5～3 s 的周期反复出现，可看做是周期性复合波

　　其他病毒性脑炎，例如麻疹脑炎、水痘脑炎、腮腺炎脑炎、风疹脑炎等，与脑炎一般的脑电图所见相差不大，但一般是脑电图的改善比临床症状改善晚些，有时脑电图异常也持续相当长时间。

四、亚急性硬化性全脑炎

　　亚急性硬化性全脑炎(subacute sclerosing panencephalitis，SSPE)曾被称为包涵体脑炎、亚急性硬化性白质脑炎，现在则认为是由慢病毒(slow virus)性质的麻疹病毒(变异麻疹病毒)在脑内持续感染所致的小儿期好发、预后不良的脑炎。男性病例多见，95％为 3～14 岁发病，特别是 6～9 岁最多。从麻疹感染至 SSPE 发病经过 4～10 年时间，其中 10％为麻疹隐性感染。临床常见以学业成绩下降、性格变化等发病，以至出现肌阵挛和去脑

强直。

本病的临床经过大致可分为 4 期,第 1 期(发病期)出现智能减退、性格变化以及行为异常等;第 2 期(痉挛及运动障碍期)出现肌阵挛发作、大脑锥体系及锥体外系症状;第 3 期(昏迷期)处于昏迷状态、无反应、去脑强直等;第 4 期(终末期)显示脑机能大致丧失、出汗及高热等自律神经症状。

脑脊液检查,显示麻疹抗体的上升。

头部 CT 检查,发现白质、有时基底核的低吸收区,侧脑室扩大、脑萎缩。MRI 检查可见白质、基底核、小脑、脑干的 T2 高信号区,脑室周围 T2 高信号区、脑萎缩。

本病大致上在全部病例出现持续性的周期性复合波(图 15 - 3),因此脑电图在诊断上也是重要的。这种复合波,按 1950 年 Cobb 等的最早记载,最初出现振幅大的尖波,随后出现几个慢波(周期性突发性高振幅慢波群发),在慢波不出现的间歇期成为近于平坦的波形。最初出现振幅大的慢波时,常伴随肌阵挛抽搐或其他不随意运动。

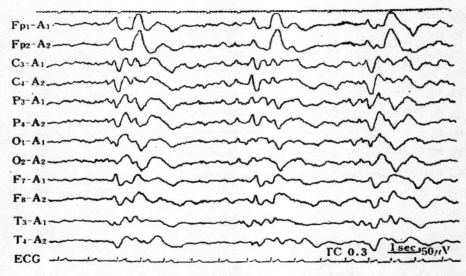

图 15 - 3 亚急性硬化性全脑炎(SSPE。12 岁,女性)

9 岁时因兴趣缺乏、记忆障碍、智能减低而发病。其后有缓慢经过,脑电图检查当时可见失立、失张力发作及震颤等症状。脑电图显示两侧同步性、左右对称性的 100~300 μV 高振幅慢波爆发(群发),持续 1.5~2 s,有时混入尖波,以 4~5 s 的周期反复出现。在这种周期性复合波不出现的间歇期,显示 10~30 μV 的较低振幅 θ 波

1975 年 Markand 等归纳报告了本病 31 例的脑电图所见,其中 30 例见到周期性复合波。复合波由两侧同步性、左右对称性的 100~500 μV 数个高振幅慢波组成。复合波持续 1~3 s,以 5~20 s 的周期反复出现,并且与临床肌阵挛相对应出现。在高振幅复合波不出现的间歇期成为低振幅的波形。在死亡前脑电图的平坦化明显。与疱疹脑炎不同,SSPE 周期性复合波在慢性期也出现,但随病情进展振幅逐渐地降低,至末期消失。

采用偶极子追踪法研究 SSPE 出现的复合波以及周期性同步性放电的起源,发现该起源局限于大脑深部、丘脑—中脑近旁。

参考文献

［1］大熊輝雄.臨床脳波学.第 4 版.東京:医学書院,1991:285-292.

［2］董永绥,方峰.小儿常见病毒感染的实验室诊断及评价.中国实用儿科杂志,2001,16(8):449-451.

［3］鲁在清,汤海涵,徐景华,等.小儿拟诊轻型病毒性脑炎与脑电图变化的相关性研究.临床神经电生理学杂志,2003,12(3):165-168.

［4］鲁在清,汤海涵,徐卫,等.小儿轻型急性脑炎诊断模型及其应用评价.现代电生理学杂志,2005,12(4):206-210.

［5］菅野 道.その他の特殊疾患.臨床精神医学,1988,17(6):905-911.

［6］大熊輝雄.临床脑电图学.周锦华,译.第 5 版 北京:清华大学出版社,2005:270-276.

第十六章　脑器质性障碍

广义的脑器质性障碍,也包括脑部感染症,或药物、各种内分泌疾患、血液疾患及中毒等。但这里叙述的是发生在脑结构上的损害,即关于狭义的脑器质性障碍及其脑电图变化。

自头部 CT、MRI 等影像学检查法相继出现,给沿用的诊断以很大变革,但这主要是在病灶定位诊断上发挥了巨大作用,而在病变的种类和定性上仅能提供某种程度的参考。但是,脑电图能够得到影像学检查所不能提供的信息,在临床脑机能障碍方面的有用性仍然没有减小。因此,在脑器质性损害的诊断上,一方面脑电图可以作为进一步做头部 CT、MRI 检查的过渡检查法,起到筛选作用;另一方面,将影像学检查与脑电图结合,两者互补不足,则有助于进一步深入了解病态变化。

一、脑肿瘤

由于脑肿瘤占据的部位及其扩展影响,而产生各种神经及精神方面的症状。这些症状可以分为:受到侵袭的脑局灶症状(如额叶肿瘤时的主动性降低、意志减退、无欲状态等),以及颅内压升高所致的全脑障碍(主要是意识障碍),如果肿瘤继续进展则不例外地从意识障碍移行至昏迷。癫痫发作与脑肿瘤的关系,各家报告不一。据说 20 岁以后发生癫痫发作时,脑肿瘤的可能性占 10%,40 岁以后发生者占患者的 11%,50 岁以后上升至15%,而这些包括原发性与转移性两方面的肿瘤。

脑肿瘤没有特异性的脑电图所见,但尽管如此,已经知道也有一些特征性的脑电图变化。脑电图的创始人 Berger 曾经指出,在脑肿瘤时出现慢波。而关于脑肿瘤的定位,大概最初 1936 年由 W. G. Walter 进行了详细研究。他报告肿瘤位于深部或者天幕下时,不显示局限性慢波;当肿瘤存在于皮质内给予皮质直接影响时出现局限性慢波,这种慢波与其说从肿瘤自身,还不如说是来自于其邻接组织,之后便将这种慢波命名为 δ 波。在脑肿瘤脑电图上可记录到慢波,这种观点至今也没有改变。

1. δ 波

(1) 持续性不规则(多形性)出现时

一般认为局限性、持续性的多形性 δ 活动,表示脑白质的破坏性损伤。在初期而且肿瘤位于深部时,δ 波振幅常较低,这种 δ 波特别在过度呼吸试验时呈现群发、连续或短程发放(表示向大脑皮质的传递性慢波或远隔性异常波)。颅内肿瘤的最一般特征性所见,是局限于肿瘤(特别是假如接近皮质表面)部位附近,往往是出现一偏侧性的、比背景脑波更大的不规则(多形性)局限性 δ 活动。在典型的时候,视觉注意或紧张(刺激)、睡眠时 δ 波不衰减。1951 年,据 Schwab 曾报告在距离肿瘤 6～7 cm 的区域,则可记录到接近正常的脑电图。

图 16-1 的病例是 24 岁女性,自 1987 年 8 月受到剧烈头痛的折磨,12 月感到左眼视力降低,于 1988 年 2 月在脑外科初诊。CT 检查可见右额叶大的低吸收区(肿瘤)、中线移位。在脑电图上,枕部的 α 波变慢为 8～9 Hz,右侧的额、中央、顶、前颞及中颞出现多形性的不规则 δ 波。

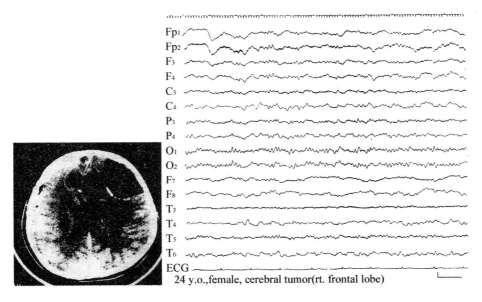

24 y.o.,female, cerebral tumor(rt. frontal lobe)

图 16-1　24 岁,女性。右额叶脑肿瘤

(2) 间歇性、节律性(规则性)出现时

这种 δ 波发放,是规整、节律性的,通常在额部两侧性出现,少见枕部两侧性出现。波形与频率一定,呈阵发(群发)出现。此波形由 Van der Drift(1957)描述为单一节律性正弦样 δ 波(monorhythmic sinusoidal delta activity),而被其他研究者描述为间歇性节律性 δ 波(intermittent rhythmic delta activity,IRDA),这样即有额部的 IRDA(FIRDA)、枕部的 IRDA(OIRDA),或者较持续出现的单一节律性额部 δ 波等。这种波形的上升支比下降支迅速,频率 2.5 Hz 左右,与难以受到刺激影响的局限性 δ 活动不一样,IRDA 常有反应。

IRDA 主要为两侧同步性出现,在一侧性出现时 70%～80% 见于患侧脑干或小脑半球的对侧,但有时也为同侧性出现。据 1959 年中井的资料,单一节律性 δ 波在额部(61%)比枕部(33%)多见。从年龄上看,14 岁以下 77% 在枕部,14 岁以上 80% 在额部有焦点。另外,单一节律性 δ 波在中脑及小脑蚓部的肿瘤时出现率较高。此时,由于中脑导水管附近的脑脊液通路完全被阻断,造成第 3 脑室扩大、间脑诸结构高度变形,推测与此波的发生关系密切。

单一节律性 θ 波,即指在额、颞部等两侧同步性出现的 4～7 Hz θ 波,大多呈正弦波样波形群发出现,多见于中脑、间脑的正中线附近肿瘤。

图 16-2 的病例是 17 岁男性,因头痛、情绪不稳、失眠而就诊。除有被毒害、被跟踪的被害妄想外,也有情绪高涨与抑制等变化。CT 可见第 3 脑室附近较大的不均一高吸收区(肿瘤)。脑电图上,随着不规则的基础波反复出现 IRDA。

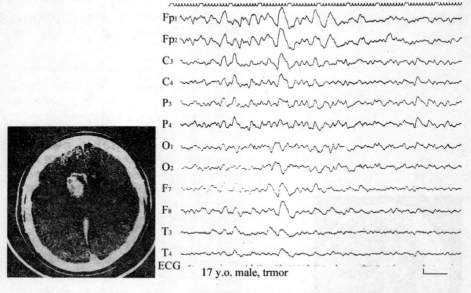

图 16-2 17 岁,男性。第 3 脑室附近的脑肿瘤

2. 基本节律的不对称

由临床症状或表现能够确定诊断时,通常可以见到 α 节律的改变。α 节律的慢化一般比其振幅的差异更为重要,在肿瘤一侧常可见到 α 波慢化,特别是位于后头部一侧半球的神经胶质瘤时,可见 α 节律慢化、持续性消失、θ 波混入所致的障碍。在有占位性病变的顶部、顶枕部肿瘤,有时 α 节律由视觉注意刺激而不受到抑制。

脑肿瘤除可见 α 波的改变以外,还可见到在患侧的 β 波、睡眠纺锤波等缺如,即出现所谓懒波活动(lazy activity)。懒波活动往往受到肿瘤深度的影响,在大脑皮质直接受侵袭时最明显,肿瘤位于脑干时几乎不受影响,而肿瘤位于皮质下白质深部或脑底部时懒波活动以不完全的波形出现。这种懒波现象对肿瘤的正确定位没有直接作用,但对患侧的判定多有帮助。

3. 棘、尖波及棘慢波活动

发作性反复出现的棘、尖波及棘慢复合波局限于一定的部位,对肿瘤而言不是多余的。1974 年 Krenkel 报告,肿瘤病例的 20%~30% 是癫痫性的,但不能清楚区别是否来自脑肿瘤。1957 年 Van der Drift 也曾认为癫痫样放电与肿瘤的部位不是特别有关联。

在脑肿瘤患者,除上述那样的局限性脑电图异常外,还可显示各种程度的背景活动异常。恶性程度较高、生长快速的肿瘤,脑电图的异常率高,背景活动弥漫性异常者多见,主要为δ、θ波普遍性增多,α波改变甚至消失。而良性肿瘤(如脑膜瘤)生长缓慢,一般不显示有明显的慢波,背景活动也大多数正常。

此外,据说 CT 检查所见与异常脑电图的定位一致率,幕上(半球)肿瘤为 70%～80%。例如 1984 年驹井等的资料显示,脑实质内肿瘤两者的一致率为 81%(26/32),而脑实质外肿瘤则为 38%(8/21)。1997 年 Fernandez-Bouzus 等研究认为,δ波来自脑损害本身,而θ波与脑水肿关系密切。

二、脑血管障碍

脑血栓形成和脑栓塞引起的脑缺血,其结果皆可导致脑梗死,但其临床症状并非由于血管病变本身引起,而是由于脑缺血、脑梗死及脑出血等脑神经细胞病变引起的。近些年,神经影像学检查如 CT、MRI,以及 SPECT、PET 等对脑血管障碍的早期确诊也成为可能。

由脑血管障碍所致的脑卒中(包括缺血性与出血性)的脑电图变化,没有特异性,但脑电图对代谢障碍和皮质缺血敏感。因此,应用脑电图仍然有助于了解大脑受损害的部位及其扩展范围、估计预后等。对于脑卒中的病例,若发病早期的 CT 检查除外出血而又未显示梗死灶,则脑电图特别有价值。

1. 急性脑血管障碍

作为临床症状,以突然发生卒中发作的情形多见,但有时见到头痛、眩晕、四肢麻木、无力等前驱症状。大部分病例伴随脑的局部机能缺损症状和意识障碍,但神经症状、意识障碍等因出血部位、出血灶大小以及血肿形成速度而有不同。

在脑电图上,基底节外侧型脑内出血的脑电图,局限性的高振幅慢波容易出现于颞、额部,有时也出现于患侧半球。基底节内侧型脑内出血,大多出现两侧广泛性慢波,但有时可见到患侧半球占优势的θ、δ波群发。伴有穿破脑室的脑内血肿,随着意识障碍和症状恶化,可见两侧性慢波异常或普遍性低电压化及平坦化。脑桥出血,虽然患者处于昏迷状态,但往往显示意料之外的正常安静觉醒时那样的规则性α波或低振幅快波,或其两者混合的脑电图所见(α - coma)。若病变波及中脑或丘脑,则见到从含有θ波的异常(θ-coma)到含有δ波的异常脑电图。一般地说,脑出血的急性期及亚急性期多见到两侧性脑电图异常,与此对比,在脑梗死患侧局限性脑电图异常多见。

由于动脉硬化、脑血管狭窄逐渐发展形成脑血栓,或急性发生脑栓塞,导致灌注压降低而造成脑缺血性病变。病变部位因缺血、水肿、变性坏死等损害,故伴随出现相应的脑机能缺损症状。脑梗死的脑电图改变与梗死发生的急缓、损害范围和程度,以及梗死部位、脑水肿程度,有否意识障碍等相关联。在皮质或靠近皮质的梗死,脑电图往往出现局限性δ、θ波活动。而深部脑梗死时,临床虽然有偏瘫症状,但脑电图可见到广泛性异常或者在患侧显著。

图 16 - 3 的病例是 65 岁女性,临床症状见右侧半身不遂,左侧动眼神经麻痹,CT 检查可见左侧丘脑至中脑的出血灶。在脑电图上显示左右差异,右侧见到 7～8 Hz 的慢波,左侧则见到频率更慢的 2～4 Hz 的δ活动。图 16 - 4 是 MRI 显示左颞叶皮质下出血的病

例及其脑电图所见。

　　此外,1967 年 Gibbs 报告,据说在成人见到的特殊异常波有额部节律性慢波,这种波形多见于脑结构损害,特别是脑血管障碍,而在脑肿瘤少见。

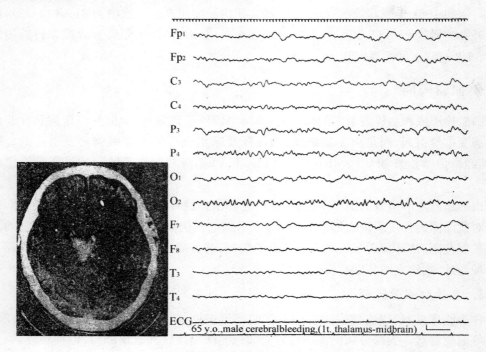

图 16-3　65 岁,女性。左侧丘脑~中脑出血

　　图 16-5 的病例是诊断为脑梗死的 66 岁男性,自 1987 年 8 月有时因起立性低血压出现意识丧失。1988 年 1 月在诵读经书时意识丧失而就诊于脑神经外科。脑电图上显示广泛性慢化和节律异常,并出现额部慢波节律(anterior bradyrhythmia)。

　　蛛网膜下隙出血时的脑电图,由于同时发生的脑组织破坏程度而有相当大的差异。有脑损伤或者意识障碍时,脑电图出现局限性慢波或广泛性慢波化。若无脑损伤时,一般不显示明显的脑电图异常。

　　2000 年据 Bladin 等报告,颅内出血患者中有 10.6% 继发癫痫发作,缺血性脑卒中有 8.6% 继发癫痫发作;其中 95 例动脉瘤性蛛网膜下隙出血者入院前 17.9% 继发癫痫发作,入院后 4.1% 继发癫痫发作。

　　近年李新宇等报告,初诊脑梗死 16 例,男 11 例,女 5 例,年龄 49~71 岁,头部 CT 检查均正常(此后 MRI 确认为半球梗死)。发病 24~48 h 内的脑电图异常率为 88%(14/16),脑电功率谱分析显示患侧 α 频段功率值降低,慢波功率值增高,α 波指数显著下降、δ 波指数显著增高,脑电图定侧与 MRI 基本相符。因此认为脑电图在脑梗死早期诊断中具有较高的应用价值,还可作为超早期选择溶栓治疗的参考指标之一。

　　1984 年 Nagta 等报告短暂性脑缺血发作(TIA)25 例,CT 检查的阳性率为 8%,而定量脑电图(BEAM)显示一侧性异常率可达 68%,与临床症状相符合;TIA 在 2 周内 BEAM

一侧性异常率为 88％,而 2 周后仍为 59％,这提示 TIA 后脑血流虽然恢复,但其电生理学改变难以完全消失。

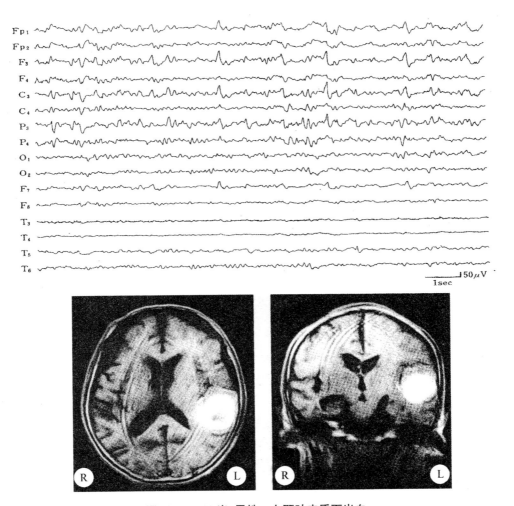

图 16－4　80 岁,男性。左颞叶皮质下出血

受障碍侧见到基础节律慢化,局限于额、顶、颞部的不规则 θ 波以及尖波频发。在头部 MRI 所见,见到左颞叶皮质下血肿(49.4 ml),未见到中线移位

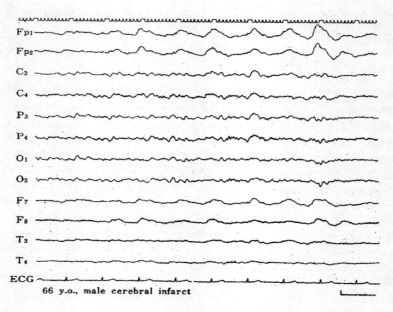

66 y.o., male cerebral infarct

图 16 - 5   66 岁，男性。脑梗死

2. 脑动脉硬化症

在轻度脑动脉硬化，多数的脑电图上大致见不到异常。若动脉硬化症进展而出现各种神经、精神症状，则脑电图也见到一些变化。与此相比，还是多发脑梗死等所致的脑电图异常多见。

作为缺少局灶症状的脑动脉硬化症，在脑电图上主要是 α 波的变化、频率变慢为 8～9 Hz，显示单调缺乏变化的波形连续且广泛性出现（diffuse slow α pattern）这样的异常波型。图 16 - 6 的病例是 49 岁的男性，以头痛为主诉就诊。其脑电图显示广泛性出现的 8～9Hz 的慢 α 波，低振幅的 δ 波也散发混入。

1972 年大友研究了老年者的剖检病例与其生前脑电图的关系，结果发现优势 α 波的频率，显著脑动脉硬化组平均为 9.65 Hz±1.43 Hz，无或轻度脑动脉硬化组是 9.80 Hz±1.35 Hz，在前者有频率减小的倾向；两组间广泛性 α 波型的出现频度无差异，但 α 波的频率在前者为 8.74 Hz±0.93 Hz Hz，后者为 9.50±0.69 Hz，前者有意义变慢（$P<0.01$），且显示 8 Hz α 波者近半数（42%）。因此，显著的脑动脉硬化会对脑电图特别是优势 α 波的频率给以明显影响。另外，在显著脑动脉硬化组不规则的电压更少，大多给以单调印象，并且有低电位快波不规则出现更少的倾向。

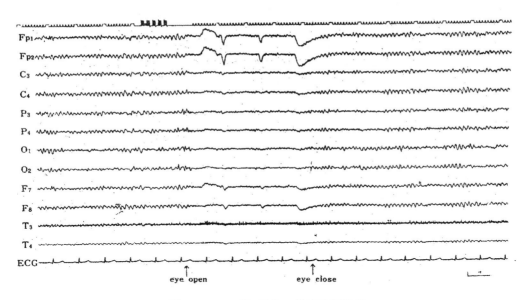

图 16 - 6　49 岁，男性。脑动脉硬化症

3. 烟雾病

烟雾病(moyamoya disease)是指在脑底部见到异常血管网的脑血管障碍，过去曾称为 Willis 动脉环闭塞症。本病在脑血管造影上显示像吸烟者喷吐出的烟雾状所见，遂命名为"烟雾病"，据说是多见于亚洲人特别是日本人的原因未明的血管进行性闭塞性疾患。一般认为，首先缓慢发生 Willis 动脉环部位的闭塞，为补偿缺血而形成丰富的侧支循环径路，因此在脑血管造影上呈现充满毛细血管网的特征性(烟雾样)所见。但这些代偿性的血管太纤细，以至成为脑缺血或出血等各种发作的原因。

本病好发年龄在 5 岁和 30～40 岁，有两个高峰。在小儿时期常见发作性头痛、偏瘫、语言障碍、痉挛发作等，常伴有智能障碍。成人则多见剧烈头痛、偏瘫，或伴有意识障碍的颅内出血。

缺血发作常由于过度呼吸状态(如吹热面条、啼哭、吹奏乐器等)而发生。所以在脑电图上，过度呼吸试验终止后，又出现再慢波化(rebuild up)这一特征性所见，特别在小儿时期具有诊断价值，但在成人病例见到时也提示有本病的可能。在诊断上，近些年 MRI 或 MRA 检查已经大致上替代脑血管造影。

图 16 - 7 病例是 35 岁女性，以剧烈头痛(左侧明显)为主诉就诊。在脑电图 A 显示稍不规则的基础活动，并且有低振幅慢波增加。过度呼吸试验诱发出现显著的慢波(脑电图 B)，过度呼吸试验终止后慢波消失，但在 3 min 后又出现再慢波化(rebuild up)现象(脑电图 C)。

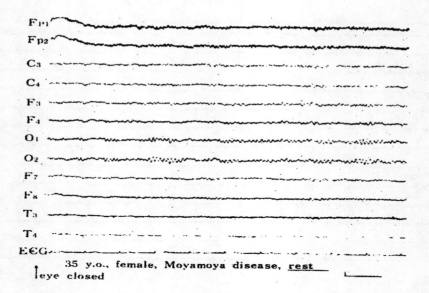

A. 安静时

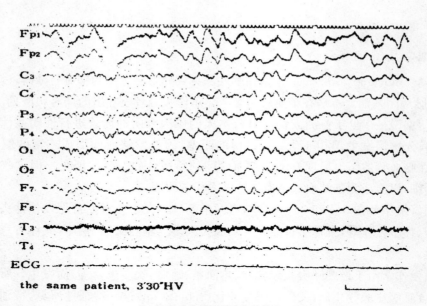

B. 过度呼吸试验所诱发的慢波

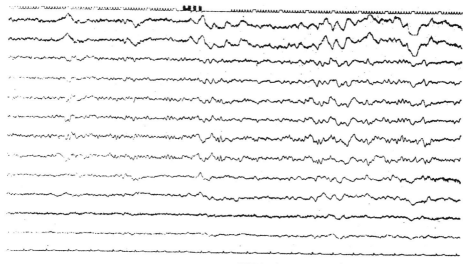

post HV 3 min

C. 过度呼吸试验停止 3 min 后开始出现的再慢波化(rebuild up)

图 16-7　35 岁,女性。烟雾病

三、颅脑外伤

颅脑外伤主要是指头部外伤致颅骨骨折、脑损伤和颅内血肿等。脑损伤又分为脑震荡与脑挫伤,但临床上脑震荡与轻度脑挫伤的区别并不容易。闭合性脑损伤仅从受伤部位和临床症状常不能够确定损伤部位,例如脑损伤有时发生在接受外力的部位,但也有可能因外力致脑受伤部位的对侧撞击至颅骨内壁而发生对冲伤(contre coup)。据说,在脑电图见到局灶性异常的颅脑外伤病例中,20%~40%为对冲伤。

颅脑外伤的严重程度,通常取决于外伤类型、意识障碍程度及其伴随症状。目前在临床上一般采用 GCS 评分及头部 CT、MRI 检查做出诊断及分类。

关于颅脑外伤脑电图检查的作用,在外伤急性期主要是:①判定有无脑电图异常及异常的种类、程度等,例如据此作脑震荡与脑挫伤的鉴别;②脑损伤的定位判定;③预测发生外伤性癫痫的可能性;④推测意识障碍(昏迷)时脑损伤的部位及程度。在慢性期则包括:①颅脑外伤后遗症的脑器质性损伤与心理因素分析的参考;②发现慢性血肿或脑脓肿等特殊后遗症;③作为法医学判定资料,往往涉及因交通事故、工伤等的损害赔偿等。

在颅脑外伤,小儿或老年者可见到与成年人有些不同的特征。例如,在小儿期容易出现脑电图异常,即使轻度颅脑外伤也可见到明显的脑电图异常,容易出现外伤性癫痫相关性突发波,枕部慢波容易残留等;而在老年人,脑电图异常率随年龄成比例地增加,棘波少见,更容易引起硬膜下血肿、继发性脑缺血等。

1. 脑震荡

除动物实验外,在人类脑震荡即刻记录脑电图的机会几乎没有。目前脑震荡的诊断定义为,有短暂的意识障碍且在伤后 56 h 内经头部 CT 或 MRI 检查无异常发现者。但是,也有报告 SPECT 检查发现脑震荡者有枕叶和小脑的血流量低下。

据说脑震荡大约 70％的患者脑电图正常,仅部分患者出现一过性异常,例如局限性 α 波变慢、θ 波增加或短程群发等,可能与脑水肿有关,最迟 2～3 周内消失。另外,广泛性 α 波型可能与脑震荡引起间脑障碍有关;广泛性低振幅快波(去同步化脑电图)反映中脑网状结构兴奋性增高,但也可能由于脑外伤后的精神(情绪)反应所致。

2. 脑挫伤

脑挫伤后急性期的脑电图所见不是外伤特有的变化,与一般脑损伤时的所见相同。

(1) 局灶性异常

局灶性异常最典型的是在损伤部位出现的慢波,特别是 δ 波或 θ 波焦点,约占全部病例的 20％。这不仅出现于直接受到外伤的部位,而且也出现于对冲伤的部位,有时在同一病例显示 2 个慢波焦点。

(2) 广泛性异常

作为广泛性异常,特别是存在意识丧失、意识混浊、健忘综合征等,可见广泛性基础节律的慢波化。重症脑挫伤后意识混浊明显时,也可见脑电图完全平坦化,此后随脑机能恢复,逐渐移行为慢波占优势的脑电图。在小儿颅脑外伤,枕部容易出现慢波,但需要与正常小儿的枕部慢波作鉴别。

颅脑外伤后急性期,由于意识障碍而出现广泛性慢波,脑损伤所致的焦点性异常往往被掩盖。此时,若给予声音、疼痛等觉醒刺激,尽量减少广泛性慢波,则焦点性异常便容易显露出来。若有重度意识混浊(昏迷)时,通常显示以 δ 波为主的脑电图(δ - coma)或接近平坦的脑电图所见。若损伤主要涉及脑干时可出现大约 10 Hz 的 α 波样波型(α - coma)、快波图型(β - coma)以及接近自然睡眠的纺锤波(spindle-coma)等。

在脑损伤部位出现的焦点性 δ 波,多数仅在受伤后急性期一过性出现,与挫伤程度相应地大部分在数日、数周或 2～3 个月内消失。脑电图广泛性慢波化在全脑存在严重损伤时,残留相当长时间,但由外伤致急性脑水肿等出现的慢波,在 1 个月以内大致消失。

焦点性 δ 波消失时,通常经过焦点性节律异常的时期,最后在损伤部位或损伤侧残留 α 波的振幅减低,但有时 α 波的振幅在患侧反而增大。有时显示 α 波的频率仅患侧变慢,或患侧顶、枕部 α 波的振幅减低,这大概与脑挫伤病例 CT 扫描多见侧脑室一侧性扩大有关,但这种 α 波振幅减低在数月或数年也大致变得不明显。在脑挫伤慢性期,约 20％的病例显示广泛性 α 波型。

α 波振幅减低现象消失后,虽然脑电图看似正常,但这并不意味着没有器质性变化。脑电图所见与临床症状间的不一致也不少见,有明显神经症状而脑电图大致恢复正常时被称为 Williams 悖论。这种情形意味着到达了最终固定的缺陷状态,此后临床的改善希望较小。

关于狭义的颅脑外伤后遗症,1948 年 Cohn 曾报告外伤性神经症组异常脑电图的出现率为 28％,无脑外伤的头痛组异常率则为 10％。因此他建议对这些病例,不仅是安静时的脑电图,而且有必要应用各种诱发试验仔细检查。

据说,局限性或广泛性突发异常波的出现率,闭合性脑外伤大约为 5%,有颅骨骨折、痉挛等的病例其出现率则较高。

此外,近年也有报告颅脑外伤 SPECT 检查可比 CT 或 MRI 发现更多的病灶。

3. 颅内血肿

急性硬膜下血肿时,先有脑挫伤而产生血肿,若血肿增大压迫局部,进一步发生切迹疝等导致脑干损害。脑电图异常也成为由于各种因素的参与程度而相应地出现局限性 δ 波、一侧半球 δ 波、广泛性慢波群发以及这些所见的综合。据说,脑内血肿的脑电图相似于皮质下肿瘤的脑电图,但前者随时间推移可有改善或不变,而后者则恶化。

成人型(特别是老年者)慢性硬膜下血肿,一般是轻度颅脑外伤后 1~3 个月出现慢性颅内压增高症状、头痛、麻痹、定向力障碍等,属于颅内占位性病变的一种。硬膜下血肿时脑电图出现的异常波,除外伤所致的广泛性异常外,尚有局限性或一侧性 δ、θ 波,患侧 α 波的振幅减低或增大以及懒波活动等。

4. 外伤性癫痫

外伤性癫痫,是指作为外伤性脑损伤的后遗症而发生的癫痫。这包括受伤后 1 周以内发生的早期癫痫,以及受伤 1 周以后发生的晚期癫痫,而后者被称为狭义的外伤性癫痫。一般在小儿,早期癫痫多见。据统计,外伤性癫痫在外伤后 1 年以内约有 1/2 发病,2 年以内约有 3/4 发病。外伤性癫痫有自然治愈的倾向,比其他癫痫预后好。

关于外伤性癫痫的诊断,按照 Walker 的建议,外伤后癫痫的诊断标准应该包括:①确实为癫痫发作;②外伤前无抽搐史;③无其他的脑及全身性疾患;④外伤的严重程度足以引起脑损伤;⑤首次癫痫发作在外伤后不太长的时期内发生;⑥癫痫类型和脑电图改变与脑损伤的部位相一致。

观察外伤后局灶性癫痫焦点或广泛性异常波的演变经过,发现局灶慢波或局灶快波阵发,多数可发展为棘波、棘慢波。据 1944 年 Williams 报告,慢性期出现外伤性癫痫时,在发作出现前,已经存在的 δ 波焦点中开始出现棘波和尖波,这对预测癫痫发作出现有帮助。

外伤性癫痫时见到的焦点性异常波,一般是散发性棘波、尖波以及棘慢波。在参考导联记录到阴性棘、尖波时,可以认为致痫灶位于大脑皮质。有时作为焦点性异常,可见振幅相当大(约 50 μV)的 β 波焦点,这样的焦点性快波又称为刺激性 β 波(irritable beta)。

在中央部或中颞部附近有脑手术致颅骨缺损的病例,有时出现局限于中央、中颞部的 6~11 Hz μ 波样波形的活动,多伴有快波成分。其中,中央部的波握拳即衰减,但颞部的波对任何刺激都不衰减,即使做颅骨成形术此波也不一定消失。1979 年 Cobb 等把这种波称为缺口节律(breach rhythm),认为不仅是骨缺损所致,可能表示某些脑机能障碍,但是与癫痫或脑肿瘤再发无关。

另外,小儿轻度颅脑外伤后仅在脑电图上出现棘波等突发波有何种意义?对于其中较多见的中央—颞部棘波(rolandic spike)进行了一些探讨。近些年的研究显示,小儿中央—颞部棘波为常染色体显性遗传,伴有明显的年龄依存性,此波正常儿童的出现率为

2‰～3‰,高峰年龄为 6～8 岁,但是在所有中央—颞部放电的儿童中出现癫痫发作者仅占 8.8‰。这提示,由于各种刺激因素包括脑损伤可能使发育期儿童中央—颞部皮层的兴奋性增高,从而更容易出现异常放电和癫痫发作,但真正出现临床发作的可能性很低,预后良好;或者是先有中央—颞部棘波,然后发生颅脑外伤,二者共存而不相关,可能纯属偶合现象。

参考文献

[1] 井上令一,冈田滋子. 脑器质障害. 临床精神医学,1988,17(6):873-883.

[2] 大熊辉雄. 临床脑波学. 第 4 版. 东京:医学书院,1991:255-268,271-281,295-308.

[3] 吴萍嘉,宰春和,施增儒. 大脑半球凸面肿瘤脑电图与肿瘤性质的关系. 脑电图学与神经精神疾病杂志. 1990,6(4):204-206.

[4] 大熊辉雄. 临床脑电图学. 第 5 版. 周锦华,译. 北京,清华大学出版社,2005:244-255,256-263.

[5] 宫本智之,平田幸一. 宫本雅之,他. 神经内科疾患と脑波(Ⅳ). 脑血管障害. 临床脑波,1998,40(4):258-264.

[6] 李新宇,王薇薇,吴逊. 脑梗死急性期脑电图检查意义探究. 临床神经电生理学杂志,2006,15(5):284-286.

[7] 福山幸夫. 小儿实用脑电图学. 张书香,译. 北京:人民卫生出版社,1987:165-189.

[8] 董静静,刘晓燕. 儿童及青少年中央颞区放电的临床分析. 临床神经电生理学杂志,2006,15(6):347-350.

第十七章　脑部特殊疾患与痴呆

除前述的脑器质性疾患之外,在临床上也常见到一些慢性的脑部特殊疾患。例如,小儿时期正在发育尚未成熟的大脑若受到各种损害,便容易出现复杂且变化的脑机能障碍,其中包括脑性瘫痪、智力低下等。

另一方面,随着人口的老龄化加速,老年期罹患痴呆样疾患显著增加,已引起人们的关注。而在痴呆状态下,有时能见到一些特征性提示意义的脑电图变化,所以也颇值得观察和研究。

一、脑性瘫痪

脑性瘫痪(cerebral palsy),也称小儿脑性麻痹,是指从受孕到新生儿期间发生的、由于脑的非进行性病变而产生永久但有变化的运动障碍及姿势异常,其症状在 2 岁前即被发现。也常伴有智力低下、癫痫、语言障碍或感知觉障碍等。推测其可能的原因,包括受孕期、围生期及出生后,以围生期异常产及新生儿窒息最多,其次是早产儿、重症黄疸,构成脑性瘫痪的 3 大原因。脑性瘫痪的诊断主要依靠病史及体格检查。神经影像学检查如CT、MRI 常发现有脑器质性变化,对病因和预后判断可能有帮助。

从生理学的角度分类,脑性瘫痪可分为痉挛型(占 60%～70%)、手足徐动型(约占20%)、其他少见的类型如强直型、共济失调型、震颤型、肌张力低下型以及混合型等。倘若早期发现、早期治疗和进行功能训练等,可能收到较好的疗效。

脑性瘫痪是一种综合征,由各种原因引起,按病型其临床症状也各种各样,故对此不能一概而论。关于脑性瘫痪脑电图所见的诸多报告,也由于脑电图检测设施种类不同、被检者的年龄及病型有差异,所以直接比较其异常脑电图的出现率不太有意义。因此,下述各报告者的异常脑电图出现率,最好理解为表示大致倾向的程度。

异常脑电图的种类极其多样化,包括基础节律的异常例如低振幅化、慢波、快波、α 波缺如、α 波枕部不占优势、左右差、懒波现象、高振幅纺锤波或极度纺锤波(extreme spindles),与突发性异常(棘波、棘慢复合波、高度失律等)。这样的脑电图异常,按照有无临床癫痫发作,其种类及出现率有相当不同。例如,癫痫发作组 67.6% 可见棘波,而无癫痫发作组棘波的出现率仅为 9%。

据说主要对 3 岁以下患儿,选择觉醒安静时的脑电图记录,详细观察其基础节律的变化,在不合并癫痫发作的病例,也有约 75% 可见基础节律的异常。若把早产儿的基础节律异常同样进行分类,则广泛低振幅节律失调占 32.3%,广泛慢波节律失调占 27.0%,快波节律失调占 8.7%,不对称占 7.0%。观察基础节律异常与病型的关系,低振幅节律失调和快波节律失调以手足徐动型、强直型多见,慢波节律失调以痉挛型多见。无临床癫痫发作的病例,20.3%可见到突发波,主要见于痉挛型。

作为特征性的现象,有 Kellaway 曾描述的高振幅纺锤波或极度纺锤波,这是睡眠时的纺锤波变为高振幅且长时间持续出现的波形(图 17-1)。1955 年 Winfield 等报告在脑性瘫痪中,有手足徐动型的 50%、痉挛型的 12%见到这种波形,但长畑等报告仅有 2.6%。

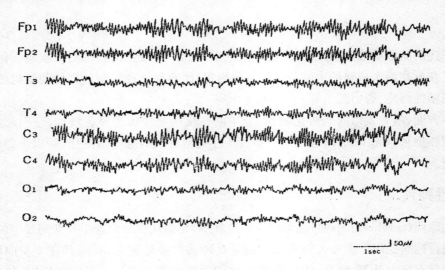

图 17-1 脑性瘫痪所见到的高振幅纺锤波(3 岁,男性,睡眠时)

具有临床癫痫发作者,占 20%~40%,但强直型特别是单侧瘫痪型可高达 85%,在手足徐动型仅有 4%~5%。与此相应地,在具有癫痫发作的病例异常脑电图出现率高,正常脑电图仅占 7%,而无癫痫发作者 46%可见到正常脑电图。若把有或无癫痫发作两者合并,观察突发性异常波,则棘波的出现率为 20%~50%。根据 1961 年长畑等的资料,在全部 448 例病例中,21%可见棘波,其中 65%显示局灶性焦点,棘波的出现方式为单发性及多发性棘波占 38%,1~4 Hz 棘慢复合波占 62%,高度失律(图 17-2)占 4.8%。

脑性瘫痪从整体上看,一般是痉挛型脑电图异常波的出现率高,为 40%~85%;手足徐动型异常波的出现率低,为 20%~60%。据 1963 年 Gibbs 报告,异常脑电图的出现率以偏瘫型最高,以下依次为四肢瘫痪、截瘫、手足徐动型。在长畑等的资料,异常脑电图可见于痉挛型的 43%(其中棘波占 37.6%),手足徐动型的 23.2%(棘波占 16.1%)。这可能是由于在痉挛型大脑皮质的损伤多见,而手足徐动型皮质下部的损伤较大。将病型与脑电图异常内容的关系概括地看,在痉挛性两侧瘫痪因为有两侧大脑皮质损伤,可见基础节律的慢波化、不规则化。重症病例显示高度节律失调(hypsar rhythmia),突发波也可见棘、尖波及其复合波多焦点性出现。在痉挛性偏瘫型,主要有大脑半球偏侧损伤,所以大多显示基础节律的振幅左右差异、一侧平坦化、懒波活动,突发波以颞部棘慢、尖慢复合波的形式出现,随年龄增加成为广泛化,大多形成 Lennox-Gastaut 综合征的波型。可见脑电图异常侧与癫痫发作为同侧者也不少。手足徐动型主要由于皮质下诸核的病变所致,因此一般来说脑电图异常是轻度的,但睡眠时显示高振幅纺锤波者不少。

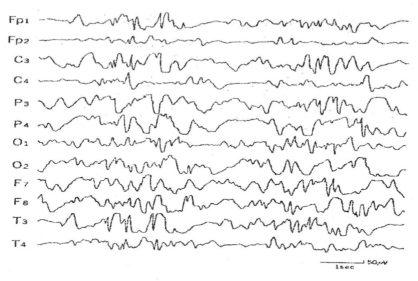

图 17－2　脑性瘫痪见到的高度失律(6个月,女性)

孕龄 9 个月早产儿,出生时体重 2 400 g,出生后第 4 个月开始痉挛发作。此图是自然睡眠时脑电图,左侧中颞、左中央及左额部等棘慢波或尖慢波频发,左枕部、右顶部等出现孤立性棘波,呈多焦点性,显示近似于高度失律的脑电图所见

观察瘫痪部位与异常脑电图出现侧别之间的关系,发现异常脑电图的定位,多数与瘫痪部位相对应,但也有不一致者。例如,在单瘫及偏瘫病例,棘波出现于瘫痪对侧的大脑半球占 56.9%,同侧占 26.2%,两侧占 16.9%;慢波出现于对侧占 50%,同侧占 12%,两侧占 38%。懒波活动出现于对侧占 89%,同侧占 11%,可见与棘波或慢波相比,其与临床所见障碍部位的一致率更高。

二、智力低下

智力低下(mental retardation),又称为精神发育迟滞,是指在发育时期出现的智力障碍即智力发育障碍。大多认为其定义包括:①智力功能明显低于同龄儿童的平均水平(即智商 IQ 低于人群均值的 2 个标准差);②适应社会的行为能力有缺陷,明显低于社会所要求的标准;③一般指 18 岁以下。在世界卫生组织(WHO)的国际疾病分类 ICD－10(1993)和美国精神医学会《精神障碍的诊断及统计手册》(DSM－Ⅳ)所提出的智力低下定义也与上述相似。目前按照新的智力低下的程度分级大致上分为轻型和重型,且将智力低下的 IQ 值规定在 70～75 以下。

智力低下的病因复杂,但可分为内因性(遗传因素)与外因性(胚胎期、出生时、出生后的各种脑损伤以及先天性代谢异常如苯丙酮尿症等)。而在外因性智力低下,不仅有精神发育迟滞,并且合并各种神经症状或癫痫发作者较多,因此不能够仅将其脑电图异常所见与智力低下直接联系起来。

内因性智力低下的脑电图所见,认为最特征的主要是在中央、顶部出现,也波及额部的 5～7 Hz 高振幅、超同步性 θ 波(hypersynchronous theta),同时枕部可见连续性缺乏的不规则 8～9 Hz 慢周期 α 波。此后,超同步性 θ 波随年龄增加而消失,移行为在 α 波中混入 4～6 Hz 中等振幅散发性 θ 波的阶段。另一方面,在枕部不规则 8～9 Hz α 波逐渐移行为 10 Hz 前后的 α 波。

若比较智力低下与正常儿童的脑电图发育过程,发现内因性智力低下在 14 岁前见到的顶部超同步性 θ 波以及枕部的慢 α 波,与正常儿童作为正常脑电图发育的最初分化而在 2～3 岁时所见的脑电图很相似。因此,在内因性智力低下儿所见到的超同步性 θ 波,可看做是表示脑成熟迟滞的一个指标。内因性智力低下儿脑电图发育程度与精神机能中的单纯记忆力、基础理解力具有高度相关性。

从整体上看,与肉眼观察研究的结论同样,采用频率分析研究,发现智力低下儿的脑电图有的显示与健康儿童同样的特征,或显示更小年龄健康儿的特征,也有的显示在健康儿童脑电图发育过程中所见不到的异常特征等等,与健康儿童比较,其脑电图表现非常多样。但是,这些脑电图所见的多样性,据说基本上可以理解为智力低下儿的发育性变化,在一定阶段停滞下来或者发育的速度正在变慢为起因,再加上较大的个体差异所致。

与内因性智力低下脑电图的广泛性慢波化不同,在外因性智力低下慢波化的倾向较小,出现额部或枕部占优势的广泛性快波,快波及不规则慢波的混入,左右非对称,额部占优势阵发性慢波等杂乱的脑电图所见。这不仅是单纯的脑成熟迟滞,而且是反映与器质性脑损伤相应的脑机能障碍。在有痉挛及其他癫痫发作的外因性智力低下,一般常见脑电图异常程度重、基础节律显著的左右差以及所谓懒波,此外还常见棘波或棘慢复合波等异常波,但这样的异常脑电图大多与癫痫发作有关,而与智力低下的关联并不大。

在智力低下一般是 α 波发育差且有慢波化倾向,但也有观点认为内因性智力低下的脑电图多数在正常范围内。另外,关于智力低下的智能与 α 波的周期延长、连续性低下之间的相关性,也较多持有否定的看法。所以,脑电图背景活动的频率与智力水平之间缺乏密切的联系,仅采用脑电图尚难客观评价智力状态。

据说在病因不明且不合并癫痫的智力低下儿中,约有 1/4 的脑电图正常甚至会出现"超前现象",即表现出 α 节律和 α 指数的发育超前于其实际年龄,α 波显得更有节律性和持续性,振幅较高,同步性较好。这种现象被认为可能是由于这些儿童的精神活动较少所致。

智力低下也常伴发其他的缺陷,除脑性瘫痪、癫痫发作以外,还可以伴发精神症状和行为异常如儿童自闭症、注意缺陷多动障碍、抽动症等多种。另外,智力低下还常伴有临床异常体征,这可作为病因诊断的参考。例如 Sturge-Weber 综合征(脑—面血管瘤病),是以智力发育障碍、癫痫发作、偏瘫等精神神经症状,以及颜面单纯性血管瘤,先天性青光眼、突眼等眼部症状作为 3 大主征,被认为与遗传有关的先天性疾患,头部影像学通常可见一侧大脑半球的萎缩和钙化。脑电图棘波、棘慢波或 δ 波一侧性、局灶性出现者多见,但广泛性出现而不能判明哪一侧是损害部位者也有。

在智力低下或倒退的儿童中,有些特殊的脑电图现象对病因诊断有帮助或提示意义,但并不具有高度特异性,也不能反映智力低下的程度(表 17-1)。

表 17-1　对智力低下或倒退病因有提示意义的脑电图改变

脑电图表现	可能的病因
特殊形式的痫样放电	相关的癫痫综合征(多为症状性癫痫)
周期性放电	亚急性硬化性全脑炎
Rolando 区放电	Rett 综合征、脆性 X 综合征、Turner 综合征、自闭症、脑性瘫痪
额区和枕区持续大量高 振幅慢波、棘慢波	Angelman 综合征
大量非药物性异常 β 频段快波活动	先天脑发育畸形或神经元移行障碍(无脑回、厚脑回、巨脑回、多微小脑回、灰质异位等)
双侧半球电活动分离	胼胝体发育不良或缺如
局灶性或一侧性低电压	大的脑穿通畸形、孔洞脑、大范围的脑软化
背景异常进行性恶化伴光敏性反应	神经遗传变性病(进行性肌阵挛癫痫)

三、痴呆

所谓痴呆(dementia),在日本也被改称为"认知症",是指出生后一度达到正常水平的精神机能(智能)发生慢性减退及丧失,给社会生活和日常生活带来障碍的低下状态。即痴呆是由于后天原因发生的智能障碍,这一点与智力低下(精神发育迟滞)不同。在医学上,痴呆被定义为是除智力损害外,还包括记忆、定向力障碍,以及伴有人格变化等的综合征,但没有意识障碍。另外,痴呆患者多数并没有意识到自己患病,所以病人自己主诉痴呆而就诊的几乎没有。

目前最常用的痴呆诊断标准是 DSM-Ⅳ或者 ICD-10 分类方案。以客观数据评价记忆和认知机能程度的检查,有 WecHsler 成人智力测验(WAIS-R)等,在日常诊疗应用会略感烦杂。作为简便的筛选检查,有世界上被广泛应用的简明智力状态检查(MMSE),也常用长谷川式痴呆量表(HDS-R)、Hachinski 缺血评分量表等。按照不同原因疾患可作痴呆的大致分类:①脑血管性痴呆,常见多发脑梗死型;②神经变性疾患,例如 Alzheimer 型痴呆、Lewy 小体型痴呆、伴有痴呆的 Parkinson 病、额颞型痴呆(Pike 病、进行性核上性麻痹等)、Huntington 病;③感染(Creutzfeldt-Jakob 病、HIV 相关痴呆、梅毒相关痴呆等);④可治疗的痴呆(慢性硬膜下血肿、正常颅压脑积水、甲状腺功能低下症等)。

作为痴呆的原因,Alzheimer 病最常见,但上述多种疾患可成为痴呆的原因,特别是具有中枢神经系统病灶的下述疾患为代表。

1. 脑血管性痴呆

在脑血管性痴呆中,受累部位主要是容易发生脑血管病变(梗死、出血等)的基底神经节或大脑白质部分,由于大脑深部白质纤维的联络机能被中断而出现痴呆症状。在大脑表面附近发生梗死的病例,若梗死灶的容积超过 100 ml 则痴呆的出现频度增加。

脑血管性痴呆的发病比较急剧,以脑缺血发作为开端,呈阶梯性加重,症状多具反复性,性格尚属正常。头部 CT 检查,常见多发性梗死灶。以侧脑室前角为中心,常发现脑室周围有低密度灶。与 Alzheimer 型老年痴呆比较,年龄、病期大致相同者,侧脑室扩大明显,而脑回萎缩较轻。

在脑电图上,由于脑血管障碍不论在左侧或右侧病变显著,脑电图显示左右差异者多见,但在 Alzheimer 型老年痴呆大多缺乏明显的左右差异。另外,在脑血管性痴呆反映明确粗大的脑损伤,所以从初期起脑电图异常的程度便相当大。但是,在 Alzheimer 型老年痴呆,初期脑电图异常程度意外地轻的情形不少见。追踪经过做脑电图记录时,在初期脑电图异常程度小的 Alzheimer 型老年痴呆,异常程度急速进展。而脑血管痴呆时,从初期脑电图异常程度相当大,异常程度的进展缓慢,显示与 Alzheimer 型老年痴呆有相当的差异。实际上,伴有脑血管障碍的 Alzheimer 型老年痴呆也不少见,因此需要注意鉴别。

2. Alzheimer 型痴呆

Alzheimer 型痴呆按发病年龄以 65 岁为界,可大致分为早发型和迟发型(65 岁以后)。早发型中发病年龄在 18~39 岁者称为青年期痴呆,40~64 岁者称为初老期痴呆。早发型 Alzheimer 型痴呆显示家族性的常染色体显性遗传。推测家族性者约占 1‰以下,而大部分为晚发型非家族性的散发病例。由于病理学变化相同,近些年已将过去所称的早老性痴呆与 Alzheimer 型老年痴呆合并在一起只称 Alzheimer 病(AD),而老年性痴呆通常是指 Alzheimer 型老年痴呆。

AD 的病理学特征为神经原纤维变化和老年斑的显著出现,神经细胞丧失伴胶质细胞增生等。病变大多位于大脑皮质联合区,海马、颞叶皮层以及杏仁核等,也可合并有脑血管淀粉样变性。AD 的病情进展大致可分为 3 个阶段,由于尚无根治疗法,其病情有下述慢性进行性经过。第 1 期从近期记忆减退开始,表现为学习新事物困难,有定向障碍等,人格尚保持完整。第 2 期是记忆明显障碍、高级机能障碍显著的时期,常见视空间失认、地址定向障碍,外出时大多不能返家,人格发生变化,有时出现徘徊、烦躁、失眠等(图 17-3)。特别是初老期发病者,感觉失语、构成失行、观念运动失行、穿衣失行等障碍也不少见。第 3 期智能呈极重度障碍,也可见额叶症状,碎步行走和前倾姿势等运动障碍,最终出现去皮质综合征等。

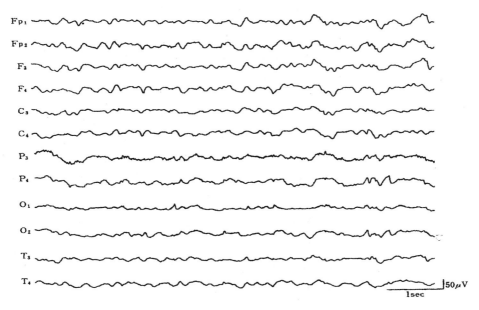

图 17 - 3　Alzheimer 型痴呆

在出现定向力障碍、失语的临床中期，脑电图显示 4～6 Hz θ 波为主体的基础活动，少见低振幅 α 波

目前有许多的实验室检查方法用于 AD 的诊断和鉴别。在头部 CT 上，AD 的脑萎缩表现比加龄引起的脑老化严重，可见脑沟增宽，脑室扩大，大脑呈弥漫性萎缩。多数人认为痴呆与脑萎缩所见有明显相关性。MRI 更容易获得清楚的脑萎缩图像，可以更正确地评价脑萎缩。另外，SPECT 及 PET 有可能对 AD 作出早期的诊断。应用 SPECT 测定局部脑血流量(rCBF)，在 AD 痴呆轻度者无显著低下，但随痴呆病情进展在颞—顶部发现 rCBF 显著低下，同时脑电图慢波频带增加，α 频带、快波频带(主要是 β_1 波)减少。

痴呆的程度与脑电图异常有某种程度的相关，多数报告痴呆越严重，脑电图异常也便越显著。在 AD 初期，脑电图显示大致正常者并不少，有时甚至从脑电图所见怀疑痴呆的存在。在第 2 期脑电图逐渐变为背景节律慢波化，CT 也可见脑室扩大和脑沟阴影增大。至第 3 期，在第 2 期出现的脑电图异常和 CT 改变进行性加重。

例如，在 Alzheimer 型老年痴呆，慢波(θ 波、δ 波)非局限性出现。1984 年，大友报告，与健康老年人比较，快波的出现率则低。Alzheimer 型老年痴呆脑电图出现 α 波的慢化，振幅低下，θ 波出现，重症时 δ 波出现，脑电图平坦化等广泛性、非局限性出现。早发型 Alzheimer 型痴呆初期，脑电图大致无异常或仅见到轻度的慢波化，在病情有某种程度进展时期出现各种程度的脑电图异常，脑电图异常的出现率比 Alzheimer 型老年痴呆时更高。

此外，事件相关电位检测发现，例如 P_{300} 潜伏期延长、振幅减低等，但对于 AD 来说也尚未发现其特异性。

3. Parkinson 病

Parkinson 病(PD)是中老年期常见的神经系统变性疾患。大多数病例呈散发性，神经变性的原因不明(特发性),也有遗传家族性发病者,其他有中毒、药源性、头部外伤、脑血管疾患、感染后等引起者,这些可总称为 Parkinson 综合征。

PD 的病理学特征是中脑黑质的多巴胺分泌细胞变性脱失,出现 Lewy 小体,蓝斑变性,但没有纹状体苍白球病变。PD 的症状大致分为运动症状与非运动症状。运动症状主要有以下 4 项:安静时震颤、肌肉僵硬(包括假面样颜貌)、动作缓慢、姿势反射障碍。非运动症状包括自律神经症状,如流涎、吞咽困难、饱胀恶心、便秘等胃肠功能障碍,起立性低血压,出汗过多等。精神症状方面,多数合并情感迟钝、焦虑、抑郁、幻视、认知障碍等。

PD 多数病例特别是在发病初期可见症状的左右差异,以后随病情进展出现两侧性症状,左右差大多不明显。病情严重者独立生活有困难,甚至在无帮助情况下只能卧床或坐轮椅。

本病合并痴呆者也不少见。据报告 PD 患者的 10%～40%合并痴呆,对 PD 患者进行 8 年追踪调查,发现有 78%发生痴呆。

另外,本病的病因尚未完全阐明,但造成纹状体的多巴胺缺乏,应用左旋多巴治疗而症状显著改善是其特征,这在 Parkinson 综合征与本病的鉴别上可作为重要的依据。需要与 PD 相鉴别的疾患包括:①纹状体黑质变性症;②进行性核上性麻痹;③橄榄体、桥小脑萎缩症;④Shy-Dragen 症候群;⑤弥漫性 Lewy 小体病;⑥进行性苍白球萎缩变性症等。

本病 CT 及 MRI 影像学检查见不到特异性异常(除外显示特征性所见的神经变性疾患或脑血管障碍性 Parkinson 综合征),服用左旋多巴症状改善,则临床可诊断为 PD。

在 PD 出现的脑电图异常是轻度的非特异性异常波,θ 波或 δ 波呈散发的程度。脑电图异常通常为广泛性,但枕部附近最多出现,有时一侧比另一侧占优势。在记录 Parkinson 综合征患者的脑电图时需要注意,由于震颤所致身体或电极摆动的伪差不要错判为异常波。据早期的研究者观察,在 Parkinson 综合征患者出现与四肢震颤同步的约 6 Hz 慢波伪差,曾错判为慢波。对此,若同时描记震颤强的四肢部分的肌电图则能够明确区分。有轻度震颤时,由检查者按住或握住其四肢,使震颤暂时停止,即使短时间无震颤时期的安静觉醒脑电图,也有必要尽可能记录到。PD 的脑电图异常率大约为 50%,其中多数为轻、中度异常,重度异常或局限性脑电图异常较少见。但脑电图异常与运动和认知障碍的程度明显相关,特别是伴有痴呆者的脑电图异常率更高。另外,在 PD 的事件相关电位 CNV、P_{300} 等潜伏期延长,这被认为是与 PD 可见精神机能迟钝或智能障碍有关。

4. Creutzfeldt-Jakob 病(CJD)

本病是初老期发生的痴呆,伴有锥体系及锥体外系症状、小脑症状、肌阵挛等复杂神经症状,是亚急性进行性预后不良的中枢神经变性疾患。目前认为 CJD 是由异常朊蛋白(Prion)侵入脑内沉积,造成脑组织海绵状空腔而引起脑机能障碍,发病后的病情进展快速,大多在 6 个月至 2 年死亡。一般在初老期发病,发病初期出现步行障碍和轻度痴呆、视力障碍等。

本病按照原因及症状可作如下的分类:①散发性 CJD 约占 85%,发病原因尚不明确,患者多数是 50 岁以上发病,一般认为与横向传播、Prion 的基因突变或变异有关,可分为 6 个亚型。②家族性 CJD 占 10%～12%,发病年龄常见 55～65 岁,平均病程不超过 1 年,可以横向传染给他人。已知在第 20 号染色体短臂上存在 Prion 基因,发现有 15 种点突变和 8 种插入变异。③医源性 CJD,是由于使用了被异常朊蛋白污染的医疗器械,来自 CJD 患者的角膜或硬脑膜等的组织移植等医疗行为所致。医源性和变异型的潜伏期大约经过 10 年。④变异型 VCJD 是见不到散发性 CJD 时的脑电图周期性同步性放电,脑病变部位有异常朊蛋白沉积所致的广泛 Kuru 斑等特征所见。推测是因食用患牛海绵样脑病的牛肉危险部位而感染到人的,变异型的发病年龄具有 10~30 岁的年轻特征。

发病早期 CT 及 MRI 大多正常,随着病情进展可出现脑萎缩,在 MRI 增强影像可见大脑皮质及丘脑、基底核有高信号区域。

对于 CJD 来说,若检出异常朊蛋白或有病理学特征性所见时即可确诊。目前认为除病理组织学检查可以明确诊断外,对于 CJD 的临床诊断,脑电图是颇为重要的实验室指标。

作为 CJD 的脑电图所见(图 17 - 4),在多数病例可见到特征性的周期性同步放电(periodic synchronous discharge,PSD),脑电图的诊断价值高。CJD 的脑电图异常随病情进展而变化。发病初期可见基本节律的慢化,特别是 δ 波出现等非特异的广泛性变化,可见左右差或局灶性变化。痴呆、肌阵挛变得显著,临床症状完全时,大多数病例出现上述的 PSD。PSD 是以一定的周期较规则地反复出现、广泛性左右同步的突发性异常波。突发波为尖波、棘波、慢波等单发或呈复合波出现,CJD 时呈单发性尖波多见,有时也出现与肝性脑病时三相波的相似波形。其周期在 CJD 时较短,为 0.6~1.0 s,感觉刺激不容易受到影响,并且有时 PSD 与肌阵挛同步出现。PSD 出现初期,其周期性往往不太明显,但逐渐变得稳定出现,在末期 PSD 的周期大多延长。在典型 PSD 出现时期显示背景脑电图低振幅慢波化,至临床末期大致呈平坦化。

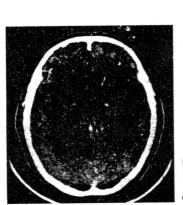 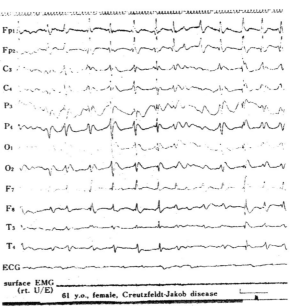

图 17 - 4　61 岁,女性。Creutzfeldt-Jakob 病

CT 可见颞部显著的脑萎缩;脑电图见到额部占优势、广泛性周期性同步性放电

　　总之,在临床上有急速进展的痴呆和肌阵挛,脑电图可见较为特征的 PSD 异常,CJD 的诊断即被看做是"临床明确"。所以进行多次脑电图检查以便及时发现 PSD,在临床诊断上是常常被强调的。

　　此外,还需要与 AD 痴呆等其他的脑器质性疾患相鉴别,特别关注阻断 CJD 医源性感染途径和加强医护人员的安全防护。

参考文献

［1］大熊辉雄. 臨床脳波学. 第 4 版. 東京:医学書院,1991:226-228,234-240,309-316.

［2］福山幸夫. 小儿实用脑电图学. 张书香,译. 北京:人民卫生出版社,1987:165-189.

［3］左启华. 小儿神经系统疾病. 第 2 版. 北京:人民卫生出版社,2002:726-731.

［4］井上令一,岡田滋子. 脳器質障害. 臨床精神医学,1988,17(6):873-883.

［5］刘晓燕. 小儿神经系统某些常见病的 EEG 表现. 临床神经电生理学杂志,2007,16(2):112-115.

［6］山崎 薫,平田幸一. 神経内科疾患と脳波(Ⅲ). 変性疾患. 臨床脳波,1998,40(3):168-192.

［7］大熊辉雄. 临床脑电图学. 周锦华,译. 第 5 版. 北京:清华大学出版社,2005:292-299.

第十八章　其他疾患与脑电图

一、头痛及偏头痛

　　头痛是日常诊疗中最多见的神经症状之一,头痛的原因疾患多种多样。2004 年由国际头痛学会发表的《头痛分类和诊断标准》修订版(ICHD-Ⅱ)已经被广泛认可,以及在头痛的诊疗和研究领域得到应用(表 18-1)。

表 18-1　头痛的新国际分类(ICHD-Ⅱ)

1. 原发性头痛
　　1) 偏头痛
　　2) 紧张型头痛
　　3) 丛集性头痛和其他三叉自主神经性头痛
　　4) 其他原发性头痛
2. 继发性头痛
　　5) 因头颈部外伤的头痛
　　6) 因头颈部血管病变的头痛
　　7) 因非血管性颅内疾患的头痛
　　8) 因物质或其戒断的头痛
　　9) 因感染的头痛
　　10) 因内环境稳态失衡的头痛
　　11) 因头颅、颈部、眼、耳鼻、鼻窦、齿、口腔以及其他面、颅组织病变的头痛及颜面痛
　　12)因精神疾患的头痛
3. 颅神经痛、中枢性原发颜面痛及其他头痛
　　13) 颅神经痛、中枢性颜面痛
　　14) 其他头痛、颅神经痛、中枢性或原发性颜面痛

　　头痛患者的诊疗,最重要的是鉴别原发性头痛和继发性头痛。通过问诊和查体进行初步的鉴别,原发性头痛原则上没有持续性神经系统症状体征,若有神经系统症状体征时应考虑为器质性疾患。特别值得注意的是:①从未经历过的突发头痛;②逐渐加重的头痛;③起病就严重的头痛;④每天晨起的头痛;⑤头痛伴颈项强直、发热或出疹,头痛伴瘫痪、视力视野异常、意识改变或抽搐等神经系统症状体征;⑥全身性疾患的既往史;⑦40 岁以后的初次头痛等。这些都应该考虑是继发性头痛,并选择相应的辅助检查,CT 和 MRI 对于排除器质性疾患有用。

　　一般来说,在继发性头痛的原因中,包括头部外伤、脑血管障碍、脑膜炎及脑炎、低血

糖、副鼻窦炎及中耳炎、CO 中毒、失眠及抑郁症等多种多样。具有脑器质性疾患者,脑电图的异常率高,可见到相应不同程度的脑电图变化。关于这些器质性疾患的异常脑电图特征,可参看前面的章节,不再赘述。

在原发性头痛中,最常见的是紧张型头痛,据说每个人一生中患此病的可能性为 30%～70%。其次是偏头痛,典型先兆偏头痛是最常见的(表 18-2)。原发性头痛大多是发作性、反复性的慢性头痛。据统计,头痛在儿童和青年期常见,其中紧张型头痛的约 60%、偏头痛的约 80%为女性。

表 18-2 偏头痛的亚型和派生型

1.1 无先兆型偏头痛(migraine without aura)
1.2 先兆型偏头痛(migraine with aura)
　　1.2.1 典型先兆偏头痛(typical aua with migraine headache)
　　1.2.2 典型先兆伴非偏头痛性头痛(typical aura with non migraine headache)
　　1.2.3 典型先兆不伴头痛(typicalaura without headache)
　　1.2.4 家族性偏瘫性偏头痛(familial hemiplegic migraine)
　　1.2.5 散发性偏瘫性偏头痛(sporadic hemiplegic migraine)
　　1.2.6 基底动脉型偏头痛(basilartype migraine)
1.3 儿童周期综合征(多为偏头痛前驱表现)(childhood periodic syndromes that arecommonly precursors of migraine)
　　1.3.1 周期性呕吐(cyclical vomiting)
　　1.3.2 腹型偏头痛(abdom inal migraine)
　　1.3.3 儿童良性发作性眩晕(benign paroxysmal vertigo of childhood)
1.4 视网膜偏头痛(retinal migraine)
1.5 偏头痛的并发症(comp lications of migraine)
　　1.5.1 慢性偏头痛(chronic migraine)
　　1.5.2 偏头痛持续状态(status migrainosus)
　　1.5.3 持续性先兆不伴脑梗死(persistent aura without infarction)
　　1.5.4 偏头痛性脑梗死(migrainous infarction)
　　1.5.5 偏头痛触发的痫性发作(migra inetriggered seizure)
1.6 可能偏头痛(probable migraine)
　　1.6.1 可能的无先兆型偏头痛(probable migraine without aura)
　　1.6.2 可能的先兆型偏头痛(probable migraine with aura)
　　1.6.5 可能的慢性偏头痛(probable chronic migraine)

在偏头痛特别是先兆型偏头痛常有家族史。但偏头痛的发病机制仍未完全阐明,迄今有血管源学说、扩散性抑制假说、三叉神经—血管学说以及自主神经机能紊乱学说等几种观点。偏头痛先兆被认为是一种完全可逆的脑干或大脑皮质的局灶性症状体征,其中典型先兆包括视觉症状、感觉症状、语言障碍等。家族性偏瘫性偏头痛有时也容易被误诊为癫痫。儿童周期综合征是指在儿童期出现的发作性疾患,经过长期观察,大多随发育移行为偏头痛。

关于偏头痛的脑电图报告较多,可见 10%～65.5%的脑电图异常,平均为 41%。一般认为,偏头痛的脑电图异常率与习惯性头痛或神经症性头痛没有大的差别。但是,在各种诱发试验时可见到异常波的出现率相当高。而且,在一部分病例显示高振幅慢波群发等显著的脑电图异常,有时抗癫痫药也有效(图 18 - 1),被称为节律异常性偏头痛(dysrhythmic migraine)。而这种节律异常性偏头痛与癫痫的关联有肯定的和否定的各种见解。

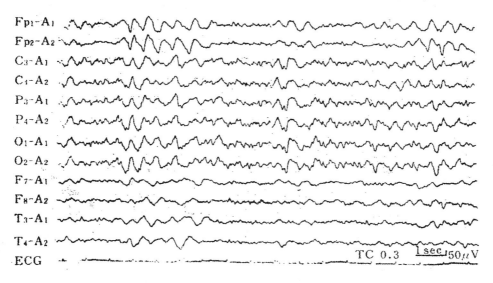

图 18 - 1 节律异常性偏头痛(dysrhythmic migraine。58 岁,女性)

自 3 年前头痛发作频繁,也伴随恶心、呕吐。因心理因素使头痛次数增加,也出现癔症症状而入院。其后,经过抗癫痫药物治疗,头痛发作消失,癔症状也改善。脑电图显示 7～9 Hz 的不规则基础活动,5～6 Hz θ波混入也较多见,前额部占优势出现 2 Hz、120～200 μV 的高振幅慢波爆发

　　一般在典型(先兆型)偏头痛和普通型(无先兆型)偏头痛时,出现的异常脑电图的种类不是特定的,头痛发作的间歇期出现散发性 θ 波或轻度节律异常等基础节律的轻度异常多见。但也有报告 δ 波的出现率为 13％、θ 波出现率为 29％的相当高异常率。1968 年 Slatter 报告,枕部附近的非对称性慢波、广泛性 θ 波、额颞部的局限异常多见。也有人认为枕部的非对称性 δ 波,是所谓的青少年枕部慢波过度出现。

　　再例如,对偏头痛的脑电地形图研究,将偏头痛患者脑电图各频带的电位分布以及与正常对照组比较的显著性概率地形图(SPM)发现,在 30 例偏头痛患者中,脑电图枕部局限性异常 3 例,枕部和颞部异常 8 例,颞部局限性异常 8 例,枕部以外的广泛异常 3 例,额部异常 3 例,正常 5 例;并且有 δ 波频带异常在颞部、θ 波频带异常呈广泛性分布倾向。

　　据说很少能观察到偏头痛发作时的脑电图,在头痛发作的先兆(闪辉暗点、同侧骗盲)或发作中,出现与推测患部(枕部)相一致的焦点性 δ 波或者 θ 波增强。但是一般在头痛发作中也见不到特异的脑电图异常(图 18 - 2)。

　　如前所述,偏头痛患者的异常脑电图,一般以基础节律的慢化为主,但出现突发性异常波者也不稀少,因此在伴有突发性异常波的病例与癫痫鉴别也便成为问题。1967 年 Bancaud 等认为,即使间歇期出现突发异常波,在头痛发作过程中假若不出现突发波,头痛发作用抗癫痫药可被抑制,则也不能够证明其是作为癫痫发作的头痛。这样的例子,被认为是显示突发异常波的状态与发生偏头痛的状态,二者容易共存。在临床上,由偏头痛先兆诱发的痉挛与偏头痛、枕叶癫痫的鉴别相当困难,关联密切。例如,有的儿童良性枕叶

癫痫发作时出现头痛、呕吐或视觉症状,这可能与癫痫发作导致基底动脉和大脑后动脉异常痉挛有关,在发作间期可见枕区散发性棘波。

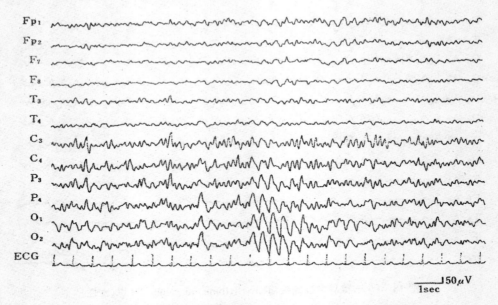

图 18 - 2　基底动脉型偏头痛(basilar migraine。14 岁,女性)

主诉头痛持续且右半身感觉异常(感觉麻木或发麻)。脑电图基础节律以 7.5~8 Hz 的慢 α、θ 波为主,混入右枕叶占优势 3~4 Hz 的 δ 波群发

癫痫性头痛这一术语,是指作为癫痫发作(单纯部分发作、自律神经发作)的头痛,以及癫痫患者在不发作时作为伴随症状的头痛这样两种不同的现象。在头痛作为癫痫伴随的非发作症状时,异常脑电图的出现率与未述说头痛的癫痫病例相似。近些年的一些长程脑电图(例如录像脑电图)监测结果,倾向于认为真正的头痛性癫痫要比过去所认为的更少见。

此外,关于头痛的脑电图与 CT 所见的比较,1979 年间中等报告在脑神经外科初诊头痛 704 例,包括血管性头痛占 35.2%,肌紧张性头痛占 35.9%,其中有 204 例进行了脑电图和(或)CT 检查。脑电图结果大约 70% 正常,约 10% 为界限性,约 20% 为异常脑电图。脑电图与 CT 所见对照发现,脑电图正常者 94.5%CT 也正常,界限性脑电图病例的 94.4%CT 正常,在脑电图异常病例的 19.6%CT 显示异常。从 CT 异常的内容上看,脑肿瘤、慢性硬膜下血肿等有手术适应证的疾患,全部属于脑电图异常组,因此认为脑电图作为筛选检查很有价值。

二、晕厥

所谓晕厥,在狭义上是指由于一过性全脑缺血所致的短暂意识丧失,常伴有肌张力丧失而不能维持一定的体位。因此,晕厥应该与癫痫失神发作、发作性睡病、癔症发作等相鉴别。据统计,发生晕厥的高峰年龄分别是 15 岁前后和 60 岁以后。在所有晕厥病例中,据报告 70％有反复晕厥发作的病史。

引起晕厥的脑血流阈值，从全脑循环角度来看，为 25～30 ml/100 g/min；从局部脑循环来看，发生意识丧失的血流危象阈值在脑的各部位不同，即直接参与维持意识的脑干网状结构激活系统，较轻度的血流低下便会导致晕厥，而在没有直接关系的部位，即使血流显著低下也不发生意识丧失。晕厥时的脑血流减少，常见由于末梢血管扩张或心搏出量减少导致血压急剧下降等原因引起。正常时脑血流依靠自身调节，平均动脉血压维持在 8～20 kPa（60～150 mmHg）的范围，因此倘若血压低于自身调节的下限或者由于自身调节发生障碍时，脑血流量便随之减少，产生晕厥。

关于晕厥大致可分为 3 类：①反射性晕厥，包括血管迷走神经反射性晕厥，体位反射性晕厥，伴有胸腔内压上升的晕厥（例如咳嗽晕厥、排尿晕厥），颈动脉窦性晕厥以及非典型形式的晕厥（没有典型的触发因素或表现形式不典型）；②体位性低血压晕厥，发生在起立动作后，又称为直立性低血压晕厥，包括原发性、继发性等；③心源性晕厥，由于心律失常或器质性心脏病等引起心搏出量减少而发生的晕厥。据报告，包括晕厥在内的一过性意识丧失患者的各种原因，以血管迷走神经反射性晕厥的发生率以 58％的绝对高比例引人注目。反射性晕厥大多数见于儿童和青少年，诱因大多为剧痛、情绪应激等，其前驱症状有颜面苍白及出汗、恶心、散瞳等自主神经亢进反应，心动过缓、血压下降，最终意识丧失。而高龄者中，由于多伴有某种基础疾患，所以在诊断晕厥患者时，应该首先判明晕厥的种类，其次再慎重检查有无基础疾患存在。

在临床上需要与晕厥鉴别的其他疾病有癫痫、脑血管疾患引起的脑血流障碍、低血糖、低氧血症、急性出血、偏头痛、癔症等。与神经科相关的检查包括脑电图、CT、MRI 及神经血管检查等。

脑电图检查有助于鉴别诊断，有的癫痫发作类似晕厥（特别是复杂部分性癫痫）。再例如，晕厥发作几乎都是在站立时，有前驱症状，意识障碍通常持续数秒至数分钟，有时出现四肢或颜面阵发性痉挛但不出现全身痉挛，短期内和自发性的完全恢复；发作间期脑电图正常，而发作时脑电图主要为非特异慢波改变。与此对比，癫痫大发作时往往无诱因，突然发病跌倒，面色发绀，脉搏增快，四肢抽搐，可伴尿失禁或舌咬伤，发作后有一定时间的嗜睡状态或头痛等；癫痫失神发作虽然恢复快，但不跌倒；癫痫发作间期脑电图常见痫样放电及其定位征象，而在发作时有特征性的异常放电现象作为诊断依据。

参考文献

[1] 大熊辉雄. 临床脑波学. 第 4 版. 東京：医学書院，1991：241-245.

[2] 菅野 道. その他の特殊疾患. 臨床精神医学，17(6)：1988，905-911.

[3] 平田幸一，小鷹昌明，新井美緒. 神経内科疾患と脳波（Ⅰ）. 機能性疾患. 臨床脳波，1998，40(1)：46-48.

[4] 福山幸夫. 小儿实用脑电图学. 张书香，译. 北京：人民卫生出版社，1987：121-124.

[5] 晕厥. 陈维嘉，译. 日本医学介绍. 1987，8(3)：99-100.

第十九章　睡眠觉醒障碍

　　关于睡眠障碍，在 1990 年发表的睡眠障碍国际分类（ICSD）将睡眠障碍大致分为 4 类：①睡眠异常，指睡眠本身发生的疾患，包括失眠症、发作性睡病、睡眠时呼吸暂停综合征、睡眠相后退综合征等；②睡眠时伴随症，指睡眠中所见到的异常行为，包括夜惊症、夜尿症、睡眠麻痹、周期性四肢运动、睡眠相关摄食障碍等；③内科、精神科的睡眠障碍，包括躯体疾患、精神病及焦虑障碍、抑郁症等伴随的失眠或过度睡眠；④其他，指尚未能完成正确分类，如短时间睡眠者及长时间睡眠者等。对睡眠障碍而言，往往会涉及脑电图及多导睡眠图（polysomnogram）之类的神经生理学检查。

一、发作性睡病

　　所谓发作性睡病（narcolepsy），是指在白天（昼间）不选择场所及状况，而发生强烈的困倦发作为主要症状的脑部疾患（睡眠障碍）。发病期主要是 15 岁前后多见，40 岁以上发病者很少。本病在症状特性上，由患者本人发觉到自身患病的情形少见，所以从发病到确定诊断的平均时间很长，大约为 15 年。

　　在《睡眠障碍国际分类第 2 版》（ICSD - 2）中将发作性睡病细分为 4 个亚型：①伴有猝倒的发作性睡病；②不伴猝倒的发作性睡病；③躯体疾患所致的发作性睡病；④不能分类的发作性睡病。发作性睡病的病因，近年认为与食欲素（orexin）缺乏有关。食欲素是由丘脑下部分泌的神经递质，对于维持觉醒水平、觉醒—睡眠状态的适当维持及调控具有重要作用。有实验证明，在破坏了食欲素基因的小鼠可出现发作性睡病症状。而且证明，对破坏食欲素神经细胞且人为引起发作性睡病的实验鼠，导入食欲素基因或脑内投予食欲素后，其发作性睡病症状得到改善。因此，可以认为本病是脑对睡眠与觉醒的调控发生障碍所致。

　　临床症状包括：①睡眠发作，是指在白天突然遇到难以忍耐的困倦这一发作。②猝倒发作。在嬉笑、愤怒等情绪激动作为诱因时，突然发生摔倒（骨骼肌失张力）的发作。除全身倒地的发作外，也有膝部力量丧失、语言含糊等的部分发作。③入睡时幻觉。患者由于睡眠发作而陷于睡眠以及在夜间入睡时，往往见到现实感鲜明的幻觉。这被认为是入睡后即为 REM 睡眠状态，伴有很有现实感的做梦。有时诉说入睡时见到幽灵之类的灵异现象，但这也可以由入睡时的幻觉见到。④睡眠麻痹。是被称为所谓用铁链捆住的症状，患者不能调动睁眼及醒来时的随意肌活动。

　　以上称为发作性睡病的 4 大症状。而且下述的 3 项与 REM 密切相关，被称为 REM

关联症状:①在入睡时 REM 睡眠期(SOREMP),有入睡时幻觉及睡眠麻痹发生。②自动症,是指患者虽然没有睡眠的感觉,但是对眼前所做的动作没有记忆的状态。也就是说,患者无意识地睡倒,虽然睡眠还不停止动作。③睡眠中途觉醒,熟睡困难。指夜间睡眠中多次觉醒,或者有幻觉、睡眠麻痹,也有睡眠结构紊乱,所以熟睡困难。

　　本病的睡眠发作,是大约 10 min 的短暂时间,而此基础常可见到强烈的入睡倾向。Daly & Yoss(1957)曾经指出,在通常的脑电图检查可见:①很容易入睡;②可见低振幅的 θ 波及快波不规则出现的持续性入睡期波形(persistent drowsiness);③若令其睁闭眼,可见反常性 α 波阻滞(paradoxical α - blocking);④脑电图呈现入睡波型,但患者没有自觉的困倦(denial of drowsiness)等特征。其后,这种观察在本疾患 SOREMP 高频度出现,他们所称的持续性困倦便被看做是 REM 睡眠在多导睡眠图中的脑电图波型。但是,反常性 α 波阻滞及否定困倦这一附带现象,这不是 REM 睡眠,显示为真正的持续性困倦。再者,反常性 α 波阻滞这种现象也常见于高度疲劳或睡眠不足的状态,但没有涟波期以上的入睡倾向(图 19 - 1)。

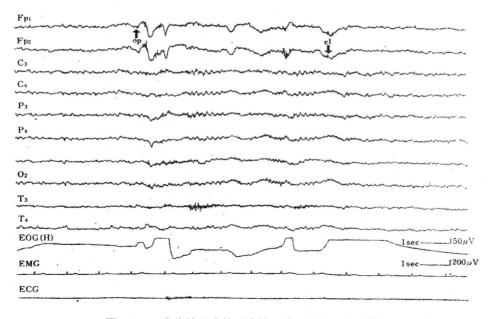

图 19 - 1　发作性睡病的反常性 α 波阻滞(32 岁,男性)

从横向(时间)上看,脑电图显示持续性的涟波期 S_1,但患者否定困倦。若睁眼,通常相反地出现 α 波;若闭眼则又相反,α 波不增加而且消失

　　另一个作为本病特征性的多导睡眠图所见是 SOREMP,SOREMP 可见于躁狂状态、严重失眠、周期性嗜睡病等,此外罕见,所以曾经强调对发作性睡病是特异性的。

　　由于这种入睡期 REM 睡眠的存在,发作性睡病的症状也容易理解。即入睡时幻觉是在 SOREMP 期所做的梦。因为是入睡后即有的体验,患者感到是自己觉醒状态的体验,与觉醒时现实世界的连续性强,感到要比一般的梦境更鲜明、逼真(图 19 - 2)。

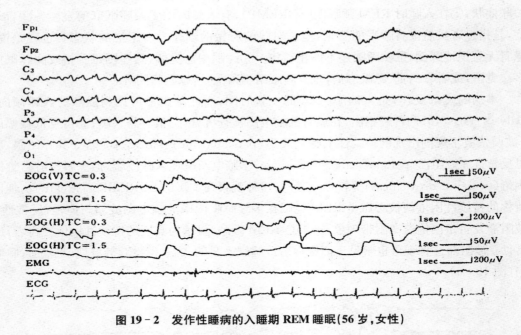

图 19 - 2　发作性睡病的入睡期 REM 睡眠(56 岁,女性)

中央、顶部出现锯齿状波,若采用与脑电图相同的描记时值、增大眼动图的振幅且仔细观察,则明确这是与水平方向上小的眼球运动相一致。REM 群发由此接续发生。推断在锯齿状波之后,除 REM 群发以外,有脑电图基线漂移、肌肉挛缩、情绪变化等

假若是通常,在经过 NREM 期(大约 90 min)之后出现 REM 睡眠,但本病患者入睡后即发生 REM 睡眠,由于出现 SOREMP,所以会发生入睡时被铁链束缚、幻觉、幻听的症状。另外,在夜间 REM 睡眠与 NREM 睡眠转换时引起中途觉醒,即使睡醒,由于大脑的一部分仍处于睡眠状态,肌张力低下持续存在,所以也就等于患者体验到铁链缚身。猝倒发作时若做多导描记,发现即使肌张力低下,通常脑电图也短时间内维持觉醒波型,但猝倒持续 1～2 min 以上往往移行为 REM 期。由此可以认为,猝倒发作是因强烈的情感兴奋而诱发 REM 期,其构成要素之一的肌张力低下、分离且先行出现所致。

此外,多导睡眠图检查,也即睡眠多导生理描记,检测包括睡眠时呼吸在内的脑及肌肉的电位活动。多次小睡潜伏期试验(MSLT),一般是在预约检查室的多导睡眠图记录之后进行的白天小睡(困倦)的检查。据 1993 年 Aldrich 报告,若按照睡眠潜伏期<5 min,同时 SOREMP≥2 次作为诊断标准,则 MSLT 诊断发作性睡病的敏感性为 70%,特异性为 97%。因此,许多研究认为 MSLT 对诊断发作性睡病有重大价值。

再者,还需要注意与本病相鉴别的疾患,例如癫痫(失张力发作、肌阵挛发作)、惊吓病、Kleine-Levin 综合征、晕厥等,采用脑电图或多导睡眠图有助于作鉴别。

二、睡眠时呼吸暂停综合征

睡眠时呼吸暂停综合征(sleep apnea syndrome)是指睡眠时呼吸暂停或变为低呼吸的疾患。在这里,呼吸暂停是指口、鼻的气流停止 10 s 以上;低呼吸是指 10 s 以上换气量降

低 50％以上；呼吸暂停、低呼吸指数，指每小时的呼吸暂停及低呼吸的总数。若按照美国睡眠医学会提出的标准，"呼吸暂停、低呼吸指数"在 5 以上，且伴有白天过度睡眠等证候时，大多被定义为睡眠时呼吸暂停综合征。

睡眠时呼吸暂停综合征有下述 3 种类型。①阻塞型：是上气道闭塞所致，有呼吸运动。据研究资料，肥胖者的发病危险是非肥胖者的 3 倍以上。另外，腭部骨骼越小，发病危险便越高。②中枢型：由于呼吸中枢障碍所致，呼吸运动消失。③混合型：指阻塞型与中枢型两者兼有。一般是阻塞型多见，中枢型少见。

睡眠时呼吸暂停综合征的病因，在阻塞型主要是由于睡眠中肌肉松弛，舌根部及腭垂下降，阻塞咽头而遮挡吸气，患者以昼间嗜睡为主诉。中枢型是由于脑血管障碍、重症心力衰竭等所导致的延髓呼吸中枢周期性机能低下而引起呼吸暂停，患者以夜间失眠为主诉。另外，阻塞型若长久持续，则呼吸中枢的 PaO_2 低下或对 $PaCO_2$ 增加的感受性低下，以至变成具有中枢型性质的混合型呼吸暂停。

图 19-3 是 42 岁男性的多导睡眠图的一部分。患者是结实的体型，肥胖不显著，有十几年的失眠，由其妻发觉反复中断的鼾声。图的上段是右顶部脑电图，中段是腹部的呼吸运动，下段是颏肌肌电图。入睡时，周期性为主，反复出现中枢型的连续 10～30 s 钟呼吸暂停。呼吸因有吸气再开始，而吸气先行，有体动及四肢的抽搐，多数伴有轻的鼾声。在图的上段左侧可见纺锤波，呼吸再开始而觉醒水平上升，可见 α 波出现。另外，肌电图的增加也可见到先行呼吸。若深呼吸连续数次，则呼吸再次移行为暂停，脑电图也由慢波化再次见到纺锤波。30 s 的呼吸暂停后，下段右侧呼吸再开始，但此时越靠上段越不变为深呼吸，鼾声也不打了。数次呼吸之后，再次显示呼吸暂停。

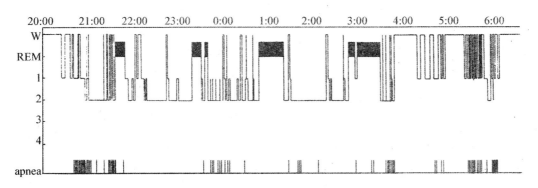

图 19-3　睡眠时呼吸暂停综合征的睡眠多导描记呼吸暂停

睡眠 S_3、S_4 完全缺少，往返于 S_1、S_2 与 SW（觉醒）之间。REM 睡眠被充分保留，此病例 REM 睡眠中呼吸暂停不太多发生。呼吸暂停总数为 75 次

表 19-1　睡眠时呼吸暂停综合征的睡眠内容

TST	S_1	S_2	S_{3+4}	SREM
466 min	4.9％	56.2％	0％	23.0％

总睡眠时间（TST）足够，但 S3、S4 完全见不到，S2 为主体，睡眠较浅。SREM 仍保持

倘若患者没有家属时,对本病的发现便很延迟。特别是患者的自觉症状弱时,谁都不能发现,因此其状态逐渐加重而引起严重问题。经常有较严重问题的例子,是有时在驾驶汽车中发生强烈困倦而误操作以致造成人身事故。假如其家属也不具有此病相关的信息,仅简单认识"容易打呼噜",开始治疗也可能已迟。睡眠时呼吸暂停综合征特有的鼾声,通常是没有一定节律,在无声音之后,发出显著大的鼾声这一倾向及特征。

在多导睡眠图检查,通常收集一些相关数据,包括采用脑电图、眼动图、下颌肌电图的睡眠阶段;口、鼻的气流,胸、腹部动作的呼吸类型以及经皮动脉血氧饱和度测定等。

睡眠时呼吸暂停综合征的并发症,包括肥胖、高血压、高脂血症、心律不齐、缺血性心脏病、脑血管障碍、糖尿病等。

三、夜惊症、夜尿症

夜惊症(sleep terrors)又称为睡眠惊恐,多见于小儿时期。本病是指夜间睡眠中突然出现伴有惊恐的表情及动作(如坐起等)或哭叫,可见心率增快、呼吸急促及出汗等迷走神经兴奋表现,对外界刺激(例如呼唤)反应不完全,持续数分钟后又继续睡眠,发作过后或晨醒时大多对发作内容不能回忆。研究发现,夜惊症多见于夜间第一个睡眠周期的Ⅲ～Ⅳ期,与梦游症一样,也是由于觉醒障碍所致。夜惊发作时的脑电图或多导睡眠图显示由慢波睡眠期波型突然转变为低振幅去同步化波型,伴有呼吸、心率增快,肌张力增加。此时,虽然脑电图出现觉醒反应,但行为觉醒程度低。小儿的夜惊,属于发育过程中一过性的睡眠障碍,大多随生长发育至青春期前减轻,一般不需要特殊治疗。但是,也有一些异常发作在形式上与夜惊相似,例如小儿情感发作的部分良性癫痫、起于额叶的复杂部分发作等,也常见到睡眠时发作,而睡眠脑电图或睡眠多导生理描记有助于诊断和鉴别。

关于夜尿症,一般是把不是本人意图却发生不随意排尿的现象称为遗尿,在夜间睡眠中发生排尿的状态称为夜尿症(enuresis nocturna)。夜尿症多见于10岁以下儿童,其中有少数也可延续至青春期。自婴幼儿延续下来的被称为原发性夜尿症,既然无遗尿后再次发生夜尿则称为继发性夜尿。作为狭义的夜尿症的原因,认为与身体的、内在的因素与环境的、精神的因素两者均有关。据报告,夜尿症在睡眠前半的NREM期,特别是Ⅲ～Ⅳ期多见,也有少数在REM期出现。1968年Brougton曾观察到,在夜尿之前有各种自律神经机制的兴奋且向觉醒移动,但不发生行为上的觉醒,遂看做是觉醒的异常。按此观点,即应考虑到自律机能的活动水平、行为的觉醒与脑电图觉醒(或觉醒波型的出现)之间的分离现象。因此,认为夜尿症也属于一种觉醒障碍。

另外,需要与夜尿症相鉴别的,主要是伴有夜间遗尿的癫痫发作。

四、失眠症

所谓失眠症(insomnia)是指不能按照需要入睡或继续睡眠的睡眠障碍。而且持续失眠,临床上有显著苦恼,或者引起社会的、职业的或其他重要领域的机能障碍时,便成为精神障碍。

失眠症具有入睡或睡眠的持续发生困难,或者诉说睡眠质量持续不良这一特征,被认为是伴有一些征兆和症状的内科或精神医学的障碍。在失眠症,一般会持续出现起床后的机能障碍,失眠症在任何年龄都能发生,而特别显著的是高龄者。有睡眠问题的人经常服用睡眠药,假如偶尔使用有效,而定期、长期使用时,往往与药物依赖或滥用相关。

失眠症可分为原发性和继发性或者两者并存的失眠症。原发性失眠症是指没有内科、精神科以及环境原因的睡眠障碍。

失眠症的症状,有下述几点:①入睡困难程度,包括寻找舒适睡姿有困难;②夜间觉醒,不能恢复睡眠;③起床时有不舒畅感;④白天有困倦、易刺激性或者焦虑。入睡时失眠症是夜间开始入睡有困难,常伴有焦虑症状。也经常有从夜间觉醒而恢复睡眠困难的入睡困难,这些人中有 2/3 在夜间醒来,半数以上不能恢复睡眠。晨醒,是指在总睡眠时间达到 6.5 h 前,出现早醒(30 min 以上),不能恢复睡眠,这常常是抑郁症的特征。而低睡眠质量,其原因是睡眠不能恢复至 NREM Ⅲ 期或 δ 睡眠,有时也因睡眠时呼吸暂停综合征或抑郁症等造成。

另外,在一部分失眠症,实际上不是失眠症,而是主观的失眠症。对睡眠状态的误解,是指在正常时间段的睡眠,反而过度估计入睡的时间,例如此时实际上是 8 h 的稳定睡眠,却往往认为仅睡眠了 4 h。

在许多时候,失眠症与其他障碍或药物副作用、心理问题并存。诊断为失眠症的约半数与精神障碍相关,失眠症经常先行于精神障碍。失眠症的原因与并存疾患有多种,包括抗精神病药物的滥用或戒断、周期性四肢运动障碍、疼痛、重大生活事件、精神疾患、脑外伤后、甲状腺功能亢进症以及环境噪音等。

发生失眠症的危险因素包括:①60 岁以上老年者;②抑郁症等精神疾患病史;③情绪应激反应;④夜间执勤;⑤跨越时差的旅行。

应用多导睡眠图检查,可以客观了解睡眠状态和评价失眠程度及其特征。观察和分析入睡潜伏期、觉醒次数和时间、深睡期和 REM 睡眠比例、睡眠总时间等数据,可以帮助准确判定失眠症的睡眠内容,发现有否假性失眠,观察药物(包括咖啡因依赖、巴比妥酸盐类、苯二氮䓬类等耐药性或戒断)对睡眠结构的影响以及研究某些神经疾患(如痴呆、脑干损害)的睡眠障碍特征等。

参考文献

[1] 石黑健夫. 睡眠觉醒障害. 临床精神医学,1988,17(6):853-861.
[2] 大熊辉雄. 临床脑波学. 第 4 版. 东京:医学书院,1991:247-254.
[3] 黄颜,刘秀琴,孙鹤阳. 发作性睡病的临床特征及多次小睡潜伏期试验. 临床神经电生理学杂志,2004,13(3):150-155.

第二十章　精神障碍与脑电图

关于人脑复杂的精神现象与脑电图的确切联系,迄今的认识仍然有限。倘若按照Allen J. Frances 的说法,就是目前证实大脑是极为复杂的器官,我们对其了解得越多,便越来越明白我们知道得越少和确定发病机制有多难。另一方面,通常脑电图是在安静时精神活动被限制的状况下,纯粹关注生理现象而进行记录的方法,所得到的波形即是脑的电活动,但是它与精神疾患方面的高级精神活动的距离远。实际上,直到事件相关电位(ERP)这一种新方法的出现,才真正使得研究生理现象与精神活动的关联部位成为可能。

目前大多认为,脑电图在精神科领域主要应用于:①意识障碍,脑器质性损伤、脑发育障碍所致的精神障碍,癫痫等的诊断;②对某些精神疾病的鉴别诊断,例如癔症发作与癫痫的鉴别;③行为异常儿童和人格障碍者脑机能异常的神经生理学评价;④精神神经药物作用方式即所谓药物脑电图学研究等。近些年,已经了解到精神分裂症和躁狂抑郁症等内因性精神病的脑电图,有些存在特征性和反应性的异常,因此脑电图有助于对这些疾病本质的研究和认识。

此外,在司法精神医学方面,脑电图检查结果可以作为被告在犯罪当时的脑机能状态提供意见证词。此时,常常借助脑电图来证明癫痫、癫痫样疾患、脑器质疾患、药物等所致脑机能障碍的存在及程度,或者除外其存在。

一、精神分裂症

精神分裂症(schizophrenia)是一组临床表现多种多样,而可能没有脑器质性损害迹象的精神疾患。在日本,已经将精神分裂症改称为“统合失调症”。无论从患者的情感状态、病前人格,还是从当前处境来看,都无法合情合理地理解其症状的形式与内容。此外,如果没有其他“不可理解”的症状,则不能单凭妄想症状来诊断此病。从青春期至青年期(20岁)发病者较多,也可见小儿期或老年期发病。与男性比较,女性平均发病年龄略晚,且在闭经后有小的发病高峰。精神分裂症与抑郁症一样,在精神压力大的现代社会有发病率增加的倾向。

关于精神分裂症的发病原因,对单卵双生子的研究发现患同病的一致率高(30%～50%),一般认为发病有遗传因素和环境因素两方面参与。据报告,遗传形式尚不明确,可信赖的基因鉴定也没有完成,大约 60% 由遗传因素造成。再者,若有出生时产科并发症、父亲高龄、冬季出生、妊娠严重应激反应或幼年期饥饿、药物滥用、接触家猫等,可致发病风险增加。

另外,与其他精神疾患及发育障碍发生误诊的可能性也有报告。容易被误诊的例如强迫障碍、惊恐症、发作性睡病的猝倒发作、Asperger 综合征等。抗 NMDA 受体脑炎,被认为是由 NMDA 受体机能低下所致的精神分裂症样病态,因此也有必要加以鉴别。精神分裂症与抑郁症或躁狂症等在症状学方面鉴别诊断的依据,关键是有无分裂症的特殊症状。

在精神医学方面,能用数字测量的指标少。关于主要的精神疾患,若详细了解其症状及经过,对具有通常诊断能力的精神科医生来说,正确诊断并不太困难,诊断的不一致也比一般认为的要少。

精神分裂症的症状,可以有认知、情感、意志、行为、自知力等复杂精神机能的障碍。本病大致上可分为阳性症状和阴性症状,以及其他症状。但是,患者也不是呈现所有症状。阳性症状大致是急性期出现的,而阴性症状则是在幻觉、妄想等以外,由脑机能低下产生的症状。阴性症状是指正常精神机能的减退或缺失,而阳性症状则是精神机能的亢进或歪曲。

在 DSM - Ⅳ - TR 中,有关精神分裂症的诊断标准如下:特征性症状具有下述 2 项以上,且症状持续存在 1 个月以上(若已经过有效治疗,病期可较短)。①妄想;②幻觉;③言语散乱;④很异常的行为(例如不适宜的服装、频繁哭泣),或者紧张症木僵;⑤阴性症状,例如情感淡漠、言语贫乏、意志减退等。在精神分裂症最显著的症状,是妄想(例如被害妄想)和幻觉(例如幻听)。目前通常采用阳性和阴性症状量表(PANSS)进行评价,这样便制订有阳性症状量表、阴性症状量表以及综合精神病理评价量表用于实际操作。近年有报告观察精神分裂症患者的眼球运动,采用视线移动距离及注视的时间等 5 项指标,可区别患者与健康者的程度达到 88% 以上。因此,也期待其作为检查法能够实用化。

在 CT、MRI 上,有时可见到颞叶、顶叶的灰质体积减小,白质体积不减小,而脑体积减少被认为是由于长时期病程造成的。另外,也发现抗精神病药物可以使脑体积减小。SPECT 检查发现精神分裂症患者在课题完成过程中或者做会话时,通常会见到前额区的血流增加偏少。

关于精神分裂症的脑电图,有必要考虑其临床类型。精神分裂症可分为青春型、妄想型、紧张型 3 种类型,而被认为是精神分裂症基本型的青春型,其脑电图一般除了多少有些不规则性及快波占优势等,大致上没有异常。与此对比,紧张型其病状表现出周期的及波动的,症状是非典型者多见,与所谓非典型精神病近似,脑电图上也多显示异常所见。在紧张性木僵时,脑电图不出现意识浑浊时那样的慢波,大多见到近似安静觉醒时的脑电图。

精神分裂症患者的脑电图基础节律,传统脑电图及定量脑电图大多数报告,一般为慢波(δ、θ 波)增多,α 波减少,β 波增多。有多数报告慢性分裂症患者比正常者,慢波特别是 δ 波更多见,但是并不一定在额部、左颞部、后头部增多等。α 波减少常见,但左右差不一致。快波增加多见,但也有减少的报告(有人认为快波减少可能是药物的影响)。

观察不同的病型,把分裂症分为以阳性症状为主的Ⅰ型和以阴性症状为主的Ⅱ型,则在Ⅰ型δ、θ波多见,Ⅱ型β、α波多见。两型α波都减少,β波都增加,Ⅱ型在两侧颞、额部δ、θ波增多等,但报告结果均不一致。

1996年宫内对采用DSM-Ⅲ-R、ICD-10诊断标准,且未服用抗精神病药物治疗的分裂症患者50例做定量脑电图研究,发现分裂症者比对照组δ波(2.0~3.8 Hz)、θ波(4.0~7.0 Hz)以后半头部为主出现,α_1波(8.0~9.8 Hz)为广泛性多见,β_1波(13.0~19.8 Hz)以右顶部为主多见,α_2波(10.0~12.8 Hz)广泛性减少。在不同的病型,青春型精神分裂症比对照组θ波、β_1波呈广泛性出现,δ波、α_1波在后半头部出现,β_2波(20.0~29.8 Hz)在前半头部多见,α_2波广泛性少见,α波频率偏慢。妄想型比对照组δ波在后半头部多见,α_1波在前半头部多见,α_2波普遍减少。这些脑电图表现,与以往的分裂症脑电图所见相同。关于其临床意义,可能是慢波(δ波)增加表示大脑皮质的代谢活动减少、觉醒水平降低等,α波减少特别是快α波减少表示代谢活动也减少,而β波增加表示皮质的过度觉醒等。由于慢波、快波随临床症状的改善而减少,但α_2波减少时症状并不改善,故推测前者与分裂症的症状表现有依存性,而后者反映分裂症本身的特性。1983年Flor-Henry曾报告慢性分裂症患者左侧额—颞部快波频带振幅值增高,因而支持分裂症在左额叶、躁郁症(抑郁症)在右额叶及右侧半球存在机能障碍的假说。

作为精神分裂症患者睡眠时出现的特殊异常波,1964年曾经由Gibbs等提出有手套(mitten pattern)波形存在。所谓"手套"是指由拇指与其余手指并拢之后的插入部分构成。手套波主要在成人的轻—中度睡眠期出现,是由额部出现的纺锤活动的最后一个波,与其后续慢波形成类似尖—慢复合波的波形,而整体形状与手套相似。手套波按照相当于其拇指的快成分周期的长短,可分为B-型手套波(快成分的周期为1/10~1/12 s)、A-1型手套波(快成分为1/8~1/9 s)、A型手套波(快成分为1/6~1/7 s)3种类型。据说,B-型手套波在伴有精神症状的癫痫出现率最高(42%),在非癫痫性疾患以精神分裂症的出现率最高为37%,躁狂抑郁症、性格异常、酒精性精神病等大约20%。但是,手套波也可见于正常者,其本质未明,作为独立的波形被提出也有疑问,所以在论及手套波与精神病等的关系时应该十分慎重。目前一般将手套波归属为临床意义不明确的波形之一,已经被很少提及。

二、抑郁症

抑郁症(Clinical depression)是情感障碍之一种。它是以抑郁情绪,积极性、兴趣、精神活动的低下,焦虑,食欲降低,失眠等为特征的精神疾患。为了与双相障碍(躁狂抑郁症)相区别,有时也称为"单相抑郁症"。

抑郁症不是单一的疾患而是综合征,可考虑包括有各种病因的亚型。所谓"典型的"抑郁症(内因性抑郁症),推测由5-羟色胺和去甲肾上腺素等脑内神经递质的水平下降致作用减低引起(单胺假说),而认为患者的性格和思维没有问题。据说此时,通常服用抗抑郁药很有效,即使不予治疗,症状随时间逐渐缓解的情形也有。另一方面,在心理因素较多的抑郁症,有必要对应解决或者远离纠葛等原因。

在目前为说明抑郁症的发病机制,提出了几种生物学或心理学的假说。影响抑郁症的发病及经过的其他因素,包括药物(如抗焦虑药、安眠药等)、过量饮酒(含酒精依赖)等,可使抑郁症发病风险增加。社会因素例如贫困和孤独、缺少社会救助、成人生活上的较大精神压力、儿童遭受虐待等,也可能与抑郁症发病风险增加相关。

关于抑郁症,目前最广泛使用的诊断标准是 SDM‐Ⅳ‐TR 和 ICD‐10,在 SDM‐Ⅳ‐TR 将抑郁症(重度抑郁性障碍)分为下述几个亚型:①忧郁型抑郁症;②非典型抑郁症;③紧张性抑郁症;④产后抑郁症;⑤季节性情感障碍。其中,SDM‐Ⅳ‐TR/DSM‐5 的"非典型抑郁症"诊断标准包括:(1) 有情绪反应;(2) 符合下述的 2 项以上:①显著的体重增加或暴食;②嗜睡;③经常感到手足或身体像铅样沉重;④对人际关系过度敏感。(3) 忧郁型或紧张症型的特征不满足。在 DSM,通常的抑郁症(忧郁型抑郁症)是情绪低落的状态长期持续而变得心情不悦,但做自己喜欢的事情时则心情愉快,这种类型的抑郁症被称为非典型抑郁症,而抑郁症的约半数为非典型。但是,非典型抑郁症与双相障碍的初期症状难以区别,所以特别是亲属中有双相障碍患者时,有必要考虑其可能性。在抑郁症,女性是男性的 2～3 倍多。高龄者忧郁型抑郁症较多,而青年人非典型抑郁症多见。

在鉴别方面,除重度抑郁症以外,抑郁状态可以由以下原因引起:①一过性心理应激(心因性抑郁、适应障碍、急性应激障碍、精神创伤后应激障碍等);②作为双相障碍、精神分裂症、自律神经失调症、恐惧障碍等其他疾患的症状;③物质(如药物滥用、服药)的直接生理学作用,明显由躯体疾患所致者。另外,还需要与器质性抑郁相鉴别,例如脑血管障碍、Parkinson 病、脑肿瘤等,内分泌(如肾上腺疾患)、甲状腺疾患(桥本病等)、甲状旁腺疾患等可产生抑郁状态。抑郁症的主动性缺乏等,需要与痴呆的初期症状相鉴别。在老年人的抑郁症假性痴呆,特别需要注意与 Alzheimer 病等痴呆的不同,而智能测试和脑部CT、MRI 等影像学检查有助于痴呆与抑郁症相区别。

关于抑郁症的脑电图,1966 年 Perris 在抑郁症患者 148 例中发现 17％有"不成熟的"脑电图,此后他又报告某些脑电图改变与抑郁程度相关联。一般在躁郁症,特别是抑郁症者,据说显示 α 波占优势的脑电图波型,即 α 波出现率高者多见。而脑电图的频率,有躁狂症 α 波的频率快,抑郁症者 α 波频率减低的倾向。但是,这些都是在正常脑电图范围内的变化。1967 年 Volavka 等间断观察 8 例抑郁症的脑电图,发现在抑郁相期与缓解期比较,α 波的出现率增加,若服用抗抑郁药也可见 δ、θ 波的出现率增加。此后也有一些类似的报告,但认为没有显著性差异。1992 年 Kano 等对采用 DSM‐Ⅲ 诊断的情感障碍 44 例进行了脑电地形图、显著性概率地形图研究,与对照组比较,可见在全部情感障碍者左枕部 α 波占优势,不伴精神病性特征的重度抑郁症 α 活动在右侧额—前颞部减少,伴有精神病的重度抑郁症右侧额—中央部 β_2 活动增加,而双相障碍者左前颞部 α 活动减少。但是,这些研究结果也不尽一致。

值得注意的是,有关症状性抑郁症的脑电图所见。据说,一般在右侧颞叶、额叶等有病灶的癫痫患者,容易出现情感障碍例如发作性抑郁症(ictal depression),脑电图大多显示异常特别是有癫痫性突发波。老年抑郁症的脑电图与正常老年人相似,而 Alzheimer 病的脑电图异常率高,并且脑电图异常程度也比抑郁症或正常老年人更重,因此脑电图所见也具有鉴别诊断的作用。

另外,近些年对抑郁症的睡眠研究已经有很多的报告。对抑郁症进行整夜多导睡眠生理记录,客观地观察睡眠时,发现抑郁症者的睡眠时间缩短,同时睡眠深度整体上变浅,但是 REM 睡眠阶段并没有发生特异性障碍。1976 年 Kupfer 曾经指出,REM 潜伏期(从入睡到第 1 次 REM 阶段出现的时间)缩短是抑郁症最持久的变化之一,并且认为 REM 潜伏期缩短是内因性抑郁症所特有的生物学指标。但也有人认为这一指标仍然缺少特异性,因为在其他精神疾患及老年人也可以见到 REM 潜伏期缩短。

三、癔症

癔症又称歇斯底里(hysteria),现在改称为分离性障碍。癔症是一类由精神因素(急性精神创伤或心理冲突为诱因)作用于易感个体引起的精神障碍。若按照 Janet 的观点,即认为疲劳、青春期、躯体疾患及情绪都可使心理张力降低,而癔症时张力降低的功能从意识中消失,这就是分离(dissociation)。心理冲突产生焦虑,从而使分离得以发生,躯体或心理功能在精神上的表现与意识分离了。癔症曾被定义是为了获取某种利益而表现出精神或躯体的症状,尽管病人并不完全意识到这个动机。

癔症的发病机制认为是一种被压抑的心理冲突和某种欲望得不到满足时,所转换出的躯体症状,特别是可转换出各种神经症状。癔症引起的神经症状,一般具有下述特征:①感觉丧失和运动性机能障碍不符合生理解剖学规律;②症状常有夸张、戏剧性色彩。采用暗示,其症状可有变化、出现或消失;③在出现神经症状的基础上,可见癔症性格;④患者的躯体症状与精神状态不相一致,即躯体症状严重而精神痛苦较轻;⑤癔症与诈病不同。癔症是一种不受本人意志控制而产生的分离障碍,属无意识的心理机制所致。诈病是为某种目的而伪装的"疾病",诈病患者可任意出现各种症状,而癔症患者则不能随意控制症状。

据说,任何的躯体或精神症状都可能成为癔症的症状。癔症的分离性感觉障碍,例如手套或袜套型感觉丧失、味嗅觉丧失或者目盲、耳聋,还有头痛、腹痛等。分离性运动障碍可见肢体麻痹、痉挛,起立或行走不能,不随意运动和失音等。癔症痉挛发作总是发生在旁边有人时,双目紧闭,肢体挥动,与癫痫患者的强直及阵挛性抽搐并不相同(表 20-1)。有时也可见一个或多个肢端或全身的夸张性震颤。

表 20-1　癔症痉挛发作与癫痫发作的鉴别

	癫痫大发作	癔症痉挛发作
诱因	无特殊诱因	心理因素
发作情况	不选择时间、场合	人们目睹时发作(睡眠时不发生)
抽搐表现	规律性强直—阵挛发作	不规律、多样、富戏剧性,因周围环境而变化
发作持续时间	1~2 min	数十分钟或数小时
意识状态	完全丧失	轻微改变,可回忆发作时周围情形
发绀	出现	无
舌咬伤、尿失禁、外伤	常出现	无
Babinski 反射	阳性	阴性
脑电图	异常突发波	大多正常

　　癔症的精神症状包括情感爆发,即突然哭笑不止、撞头、咬衣物、捶胸顿足、倒地打滚等,常伴情绪急剧变化和戏剧性表现。发作时意识轻度模糊,发作过后有部分遗忘。记忆丧失可以是部分性、选择性的,也可以是全面性的。癔症性记忆丧失常伴有漫游,此时患者的意识范围缩小(朦胧状态),但能进行一些基本的日常生活。漫游可持续数十分钟至几天,发作终止后患者对经历不能完全回忆。另外,还有分离性身份障碍、鬼神附体体验等,而发作过后患者对此过程完全或部分遗忘。

　　对癔症的诊断,首先需要有心理致病的证据,表现在时间上与应激性事件、心理冲突等有明确的联系,而且并不存在可以解释其症状的躯体障碍的证据。同时,还必须与一些类似的精神障碍相鉴别。

　　癔症的脑电图多数在正常范围内,但与焦虑症等相比较,α 波的出现率一般较高,α 波的频率也略慢者多见,出现后头部慢波的情形相当多。再者,对戊四氮、光—戊四氮诱发阈值低的病例较多。癔症患者的这种脑电图慢波化和痉挛阈值降低,推测可能是表示脑机能的脆弱性或脑生理性发育过程尚未成熟。有人认为癔症脑电图的 α 波出现率、频率分布峰值左移等,与焦虑状态时不同,是由于脑电图显示进行性的稳定状态与临床症状相平行而难以变化。另外,癔症患者对某种药物的耐受性强,例如即使静脉注射苯海拉明也难以出现入睡波形。癔症常见痉挛发作、意识改变等,但脑电图通常不出现异常,如图 20-1所示,是癔症性昏睡的病例,被检者对唤名和痛觉刺激等完全没有反应,但脑电图上连续出现规整的 α 波。

　　所谓假性癫痫发作,是由心理因素所致的心因性抽搐发作,据说采用暗示诱发试验对假性癫痫发作的诊断是一种很有效的方法。由心理因素诱发且临床上考虑是癔症发作,但在发作时脑电图出现突发性异常波者,应该判定为癫痫发作。而发作间期出现癫痫样突发波者,此时应考虑是否并存癫痫,最好是采用同步录像脑电图来确认临床症状与脑电图之间的直接关系。

　　此外,许多慢性脑器质性疾患常出现感觉、记忆、性格改变或癔症样症状,所以需要在详细体格检查和全面分析的基础上,结合脑电图、CT 或 MRI 检查等做出鉴别。

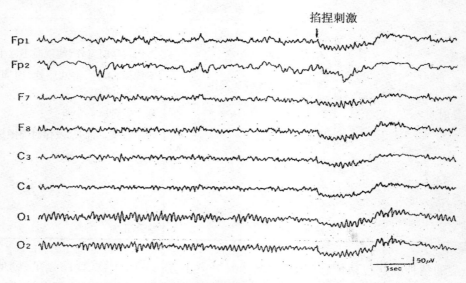

图 20-1 心因性意识障碍的脑电图(57 岁,男性)

反复出现心因性意识丧失发作。在脑电图记录过程中给予掐捏、针刺等刺激患者也没有反应;此图示在对患者掐按时,见到脑电图的基线漂移

四、注意缺陷多动障碍

注意缺陷多动障碍(attention-deficit hyperactivity disorder,ADHD),过去被称为多动症或轻微脑功能障碍。ADHD 是指与年龄或发育不相称的注意力不集中及(或)冲动性、多动性行为为特征的障碍,给人际交往和学业能力带来困难。ADHD 大多在 7 岁以前出现,其症状持续,推测有中枢神经系统某些因素所致的机能障碍。一般所说的多动和注意障碍在学龄期变得明显,青春期以后症状减轻,但有部分病例仍然残留机能障碍问题,影响持续至成人期。按照 DSM-Ⅳ诊断标准,学龄儿童 ADHD 患病率为 3%～7%,其中男童患病多于女童大约 3 倍。

ADHD 属于神经发育障碍(developmental disorders),是在较低年龄发育过程中开始出现的行为和交流、社会适应问题为主的障碍。20 世纪 80 年代以后,智力正常的发育障碍被人们所认识。由于不符合精神发育迟滞的范畴,所以称为单纯发育障碍时往往是特指无智力障碍者。其中,学习障碍、ADHD、高级机能广泛性发育障碍 3 种,在日本被称为"轻度神经发育障碍"。

发生 ADHD 的原因尚不明确,可能为多种因素共同作用所致。目前有两种观点,一种是低唤醒水平假说,认为对一般行为的完成仅需要中度程度的觉醒水平即可,过低的觉醒水平会出现精神萎靡,过高觉醒水平则容易导致行为紊乱。而 ADHD 患儿出现注意力分散或注意难以维持,冲动、多动等,推测可能是由于觉醒水平较低,遂试图通过上述方式来提高自身的觉醒水平。另一种观点是脑成熟滞后假说,这在脑功能成像研究和脑电图所见中得到一些支持。若了解患儿的发育史,可能常见胎儿期(包括遗传)和出生时、出生后有中枢神经系统结构及机能受影响因素的线索。

　　按照DSM-Ⅳ的诊断标准,ADHD可分为3型,即注意缺陷型、多动—冲动型以及混合型。满足ADHD的诊断,其症状必须存在例如学校和家庭之类的至少两个场合。ADHD的多动不是仅在精神压力下明显化的短暂一过性行为,而是长期存在的。ADHD的另一个特征是,注意持续的短暂和注意的散漫性。ADHD患儿在学校不能听从指示,多数需要教师的特殊照顾;在家庭大多不听从父母的要求,行为冲动,情绪不稳,脾气暴躁,好发脾气。多动明显的儿童与注意缺陷型儿童相比,被转送至专业医生治疗者较多。而且在ADHD儿童中,也有许多病例同时患有(共存)学习障碍、抽动障碍(Tourette syndrome)、忧郁症等其他小儿精神方面的障碍。

　　ADHD有时在婴儿期发病,表现为对刺激很敏感,对声音、光线、温度以及其他环境变化立即发生混乱和不适应。有时则相反,孩子乖乖地没有精神,睡眠时间长,生后1个月的成长缓慢。但是,一般在婴儿床中活动性睡眠时间也短,容易哭泣。

　　大约有75%的ADHD患儿一贯显示攻击性、反抗的行为。反抗和攻击一般与家庭内的关系恶化有关,多动则与需要注意集中的认知测试能力障碍相关联。也有的研究认为,多动患儿具有反社会的人格障碍的特征。

　　关于ADHD的脑电图所见,在注意缺陷型和混合型常见高振幅θ波增多,δ、β波活动不足;或者慢波增多且快波活动不足。认为前者与低觉醒有关,而后者与成熟迟滞有关。另外,在混合型还可以见到过度的β波活动。近年许多研究发现,ADHD患儿的脑电图有θ波以及θ/β功率比值增加,而α、β波活动减少。并且认为θ波增多、功率增高是ADHD患儿脑电图的主要特征,θ波增多提示中枢神经抑制机能成熟延迟、皮质下兴奋性增强,患儿遂表现为兴奋、冲动、注意散漫及动作增多等。而θ/β功率比值增加被认为是ADHD的一个敏感指标,据2006年Snyder报告,当θ/β功率比值为3.08时其诊断敏感性及特异性可达94%。据说有15%~30%的ADHD病例可见痫样放电现象,常见于中央部,也可见于额或枕部,具有年龄依存性和睡眠期增加的特点。还可见小尖棘波、14及6 Hz阳性棘波、极度纺锤波等。

　　另外,观察发现最常用于治疗ADHD的中枢神经兴奋药物如哌甲酯(利他林)可以明显改善ADHD的主要症状,还能改善伴随症状,提高学习成绩和社会适应能力。相应地脑电图有慢α波减少,α波主要频率增快,还有慢波减少和快波增多。近年采用一些新方法,例如脑电超慢涨落分析、脑电图相干性分析等对ADHD亚型也有进一步的认识。

　　此外,还需要与有类似ADHD症状的一些疾患相鉴别。例如注意缺陷与癫痫失神发作不同,失神发作时脑电图伴随两侧同步性棘慢波放电。在颞叶或额叶癫痫,可见继发性行为障碍,常出现与ADHD类似的表现,但其脑电图显示有额、颞癫痫焦点存在。

参考文献

[1] 福田正人,斋藤　治,平松谦一,他.事象关连电位.临床精神医学,1988,17(6):925-934.

［2］大熊辉雄.臨床脳波学.第 4 版.東京：医学書院，1991：353-362.

［3］大熊辉雄.临床脑电图学.第 5 版.周锦华，译.北京：清华大学出版社，2005：338-347.

［4］湖南医学院.精神病学译文特集（六）Fish 精神病学纲要，1980：25-32,43-60.

［5］神经症状与性格的关系.柏和，译.日本医学介绍，1987,8(2)：55-56.

［6］许又新.精神病理学——精神症状的分析.长沙：湖南科学技术出版社，1999：198-200.

［7］刘晓燕.临床脑电图学.北京：人民卫生出版社，2006：471-474.

第二十一章　内分泌、代谢障碍与脑电图

　　由脑部疾患引起神经精神症状,同时发生相应的脑电图异常是很容易理解的。但是,有许多躯体疾患也可能继发影响到中枢神经系统,此时若脑电图出现异常变化,则应考虑有某种程度的脑机能或器质性(不可逆性)障碍。除先天性(例如先天性心脏病)、难以治愈且反复发作的疾患如自身免疫性疾病或皮肤病以及中毒(例如酒精中毒、CO 中毒)等以外,一些代谢性、内分泌疾患导致人体的内环境发生改变,并且影响到大脑,即可出现脑电图异常现象。

一、甲状腺功能障碍

　　甲状腺功能亢进症(hyperthyroidism),是由于甲状腺内组织的活动异常活跃、甲状腺激素(T3、T_4)分泌过量所造成的疾患。作为甲状腺功能亢进症的原因,突眼性甲状腺肿(Basedow 病)约占 80%以上,而该病是对促甲状腺素受体的抗体所发生的自身免疫疾患。其他原因包括甲状腺炎、Plummer 病、垂体促甲状腺素瘤、甲状腺素过量摄取等。

　　患者的主要症状包括心脏活动增加而出现心动过速,能量消耗亢进而多食与体重减轻,易出汗,高血糖等,以及头晕、心悸、心律不齐、脱发、怕热、腹泻等。另外,在高龄者有时也见不到上述症状。神经症状有震颤、舞蹈样运动、肌肉疾患(例如震颤麻痹)等,精神症状可见烦躁、忧郁、焦虑等。不论哪种类型甲状腺功能亢进症均伴有视觉上的症状,也有眼睑萎缩所致的"凝视"和眼睑肌力减弱或眼球运动延迟。甲状腺中毒症是少见的重症并发症,往往在患者身体状况变差或精神压力加大时发病,症状有 40℃以上的发热、心动过速、心律不齐、呕吐、腹泻、脱水症状,症状恶化则陷入昏迷状态或导致死亡。

　　在突眼性甲状腺肿(Basedow 病),即原发性甲状腺功能亢进时,脑电图上可见 α 波的频率增加,快波增强。另外,在丘脑下部—垂体—甲状腺系统障碍所致的继发性甲状腺功能亢进,脑电图快波化增加,θ 波也广泛混入。

　　与此相对,甲状腺功能减退症(Hypothyroidism)即黏液性水肿、克汀病,是指由于甲状腺素分泌减少或生理活性不足导致机体代谢降低的疾患。患者表现面部虚肿、淡漠、皮肤苍白干燥、脱发、心动过缓、厌食、体重增加、便秘、记忆力减退、智力低下、反应迟钝。在小儿可见呆小病,幼年型可见身材矮小、智力低下等。

　　在甲状腺功能减退症的病例,脑电图显示慢波化。小儿病例与其年龄相比,基础波的频率变慢,显示未成熟的脑电图所见。在成人病例,脑电图也转变为慢 α 活动(slow α sctivity),调幅不足够且成为单调的脑电图,θ 波混入者也较多(图 21 - 1)。像这种全面性

的慢波化倾向,经采用甲状腺制剂的治疗后,脑电图可转变为正常化。

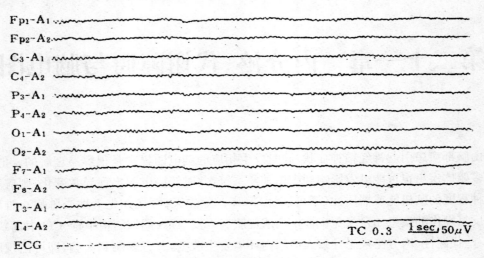

图 21-1　黏液性水肿(57 岁,男性)

因全身倦怠感、下肢水肿定期诊疗,出现记忆障碍、定向力障碍而入院,做了脑电图检查。脑电图显示
7~8 Hz 约 40 μV 的慢化 α 波,没有明显调幅呈持续单调波形,有时散发性 θ 波混入

此外,所谓甲状旁腺机能减退症(hypoparathyroidism),是甲状旁腺激素(PTH)不足为原因的低钙血症、高磷血症而显示各种症状的代谢性疾患。其原因包括特发性、手术后以及假性甲状旁腺机能减退等。临床症状可见手足搐搦、全身性癫痫发作、感觉异常、面肌痉挛、运动失调、步态异常、腹泻、呕吐等。精神应激、噪音等成为诱因且突然发病。可有血清 PTH 含量减低、PTH 生理活性减低、低钙血症、高磷血症、代谢性或呼吸性碱中毒。应注意相鉴别的疾患有癫痫、舞蹈病、癔症、智能发育不全、精神疾患、钙吸收不良、低钙血症等。

在甲状旁腺机能减退症也观察到脑电图异常,可见脑电图的慢波化和爆发(群发)性 θ 波。有时也见到棘波、尖波,而且由过度呼吸试验被显著增强。1972 年 Swash 等曾认为脑电图异常与低钙血症有关,尖波、棘波等仅在低钙血时出现,当血钙值<6.5 mg% 时棘波高振幅爆发出现,而棘波迅速消失则预示低血钙水平有所恢复。

二、肝性脑病

肝性脑病(hepatic encephalopathy)又称肝性昏迷,是肝脏机能低下所致的意识障碍,大多见于肝硬化晚期或急性肝炎等重症肝损害引起。肝性脑病的直接原因尚有不明之处,一般认为是由于肝脏机能低下、血液中蛋白质分解产物的氨氮等增加所致。

在肝脏损害而伴随出现意识障碍或精神神经症状时,一般对此统称为肝性脑病。而脑电图变化不论其原因疾患的种类如何,与意识障碍的程度相关联。最初在轻度的意识混浊时期,脑电图可见不规则且慢化的 α 波。随后患者对场所或时间的定向力多少有些受损害时,脑电图出现广泛性 θ 波(图 21-2)。若患者对痛觉刺激有反应但不完全觉醒即进入浅昏迷的时期,则在脑电图上出现对于本病来说是特征性的三相波(triphasic wave),如图 21-3 所示。进展至昏迷状态,则三相波消失而出现广泛性 δ 波。如果意识障碍再加深恶化,脑电图即变为低振幅,甚至成为近似于平坦脑电图的波形。

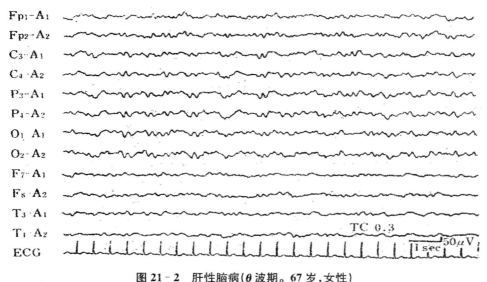

图 21-2　肝性脑病(θ 波期。67 岁,女性)

　　诊断为肝硬化。5 日前呕血后出现浅昏迷而入院。经过治疗在 2 日前转为意识清晰,但脑电图检查当日其定向力有些受损,见到轻度的意识障碍。脑电图由 5~6 Hz 约 50 μV 的 θ 波构成基础活动,左右对称且在全导出部位出现

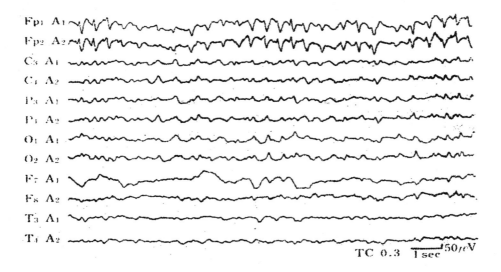

图 21-3　肝性脑病(三相波)

　　与图 21-2 为同一病例。是图 21-2 的 7 日后记录的脑电图。脑电图检查当时患者浅昏迷,应答不准确,四肢多动,对痛觉有反应。脑电图显示 3~4 Hz、40~70 μV 的慢波构成基础活动。在前额部显示左右对称约 2 Hz、150 μV,由阴性尖波—阳性成分明显—阴性慢波所构成的三相波连续性出现

像这样脑电图异常的程度与意识障碍深度呈平行关系。但是,也有尽管患者是意识清晰而脑电图慢波化显著的例子。此时,大部分病例以后将陷入昏迷,所以有时也把这种显著性慢波化脑电图称为潜在性昏迷。总之,是脑电图发生变化的倾向先行于意识障碍的变化。因此,借助脑电图来判断脑病的经过是可能的,也能够提前预知昏迷发生。另外,还认为脑电图慢波化的程度对于了解预后方面也是有力的指标。

三相波最初 1955 年由 Bickford & Butt 报告,认为对本病是具有特异性的脑电图波形。所谓三相波,首先是以较小的阴性尖样波开始,后续一个较大的阳性波形,最后接续一个较小的阴性慢波,持续时间 300~500 ms,呈现由阴—阳—阴三相构成的波形。有时第 2 相的阳性波形较低,第 3 相的阴性慢波振幅较大,显示与尖慢复合波相类似的波形。其出现部位是从额部至中央部显著性出现,随着至枕部则位相稍晚、振幅减低。三相波大多呈左右对称性及同步性。许多时候与 α 波同样由睁眼及其他觉醒刺激而一过性被抑制,仅有构成背景的慢波广泛性出现,但意识混浊加深时觉醒刺激则不太产生影响。

肝脑疾患特殊型是系统性地损害肝脏及大脑的疾患,并具有与 Wilson 病不同的临床症状和病理学所见。其脑电图所见与一般肝性脑病没有本质上的区别,但是与意识障碍的程度相比,多见高度的脑电图异常,也有的在浅昏迷还轻的意识障碍阶段出现三相波。

观察发现,肝性昏迷时血液中的氨浓度上升与脑电图异常之间有相当密切的关系者较多,但没有恒定的平行关系。这被认为是脑电图表示由于代谢障碍所造成的脑全面机能障碍,而血氨浓度仅是与这种代谢障碍有关的因素之一。这种观点,在动物实验也得到大致同样的结果。

目前认为,三相波在肝性脑病相当特征性地出现,但肝脏疾患本身与脑电图异常没有直接的关系。三相波出现的时期,一般是意识混浊较轻的从 θ 波向 δ 波移行的时期,以及 δ 波期的初期。三相波在患者嗜睡状态、谵妄状态时出现,最多见于浅昏迷时期。当然,类似三相波的波形有时也可见于尿毒症、甲状腺功能亢进症、缺氧性脑病、脑血管障碍等,所以三相波出现时肝性脑病的可能性大,尚不能断定是肝性脑病。

三、尿毒症及人工透析

尿毒症是为记述肾衰竭伴随症状所采用的术语,类似于"高氮质血症"。通常是指向尿中排泄的尿素氮及其他代谢废弃物在血液中残存。初期症状包括厌食症和活动性降低,迟发性症状常见智力减退和昏迷。在尿毒症出现中枢神经症状时被称为尿毒症性脑病,重症时则发生意识障碍,以至昏迷。

在尿毒症性脑病,没有特异性的脑电图异常。与其他代谢性疾患同样,往往显示非特异性的广泛性慢波。脑电图异常与意识障碍的程度相平行,即从慢 α 波→θ 波→δ 波→平坦化波型逐渐加重,一般是脑电图的慢波化先行于临床意识障碍者多见。另外,脑电图异常程度与血液生化学(尿素氮、肌酐、钾离子、血糖等)的改变大致相平行者较多,但没有特异性关联(图 21-4)。脑电图异常主要是广泛性慢波、两侧同步爆发性慢波等,此外也有癫痫性突发波、伴有慢波的低振幅脑电图等。

采用人工透析后,随着患者临床症状的改善,脑电图也大多可见明显改善。在透析后

24 h 显示显著的脑电图改善,并且脑电图变化多数在 6 个月以后趋于稳定。但是,在透析过后发生一过性精神错乱、兴奋、肌肉抽搐等所谓不平衡(disequilibrium)综合征时,脑电图上也出现高振幅慢波爆发(群发)、慢波化及棘波等异常波,这属于脑电图短暂性恶化现象。

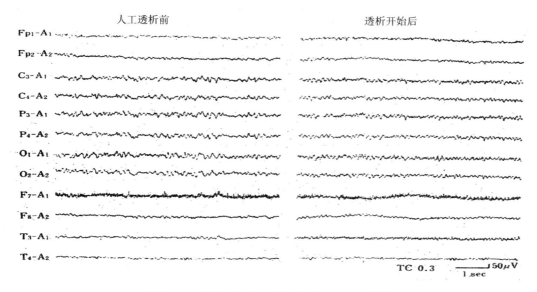

图 21-4　尿毒症(人工透析前后。62 岁,女性)

　　9 年前被诊断为多囊肾,其后出现颜面、四肢浮肿,人工透析前呈轻度的兴奋状态,有失眠、食欲缺乏及倦怠感。自透析后这些症状消失,血液生化学检查也有改善。脑电图在人工透析前见到 8~9 Hz、约 50 μV 慢化的 α 波活动,4~6 Hz 约 70 μV 的不规则 θ 波较多混入。透析开始后的脑电图由 9~10 Hz 的 α 波构成基础活动,仅 θ 波有时散见

四、糖尿病

　　糖尿病(diabetes mellitus),是指血糖值(血液中的葡萄糖浓度)病理性升高状态的疾患。患者的血糖值升高,从无症状到有明显口渴、多尿状态,甚至有意识障碍、昏迷等各种表现。概括地说,血糖值和血红蛋白(HbA1c)值超过一定标准时即称为糖尿病。糖尿病除高血糖本身引起的症状外,长期持续则血中高浓度葡萄糖其醛基反应性增高,发生与血管内膜蛋白质相结合的糖化反应,身体中的微小血管逐渐被破坏,便可能使包括眼、肾脏等的体内多种脏器发生严重障碍。

　　据世界卫生组织(WHO)的资料,2006 年全世界至少有 1 亿 7 100 万人糖尿病患者,越是发达国家,2 型糖尿病患者人数越多。但发病率更高的地区见于亚洲和非洲,推测至 2030 年糖尿病患者人数将达到最多。关于发展中国家的糖尿病,随着城市化和生活方式的变化,糖尿病有增加倾向,与饮食生活的西欧化相比,过量摄取糖分和运动量之间缺少平衡的生活长期持续则有发病的可能性。

　　糖尿病可以分为 1 型和 2 型两大类。1 型糖尿病是胰腺 Langerhans 岛分泌胰岛素的 β 细胞凋亡的疾病。其原因被认为主要是自身的免疫细胞攻击胰腺(自身免疫性)所致,少

见没有自身免疫反应证据的(特发性)1型糖尿病。患者大多在10岁时发病,降低血糖的胰岛素分泌极度低下或大致不分泌,因此血液中的糖分异常增加,且发生糖尿病性酮症酸中毒的危险性高。为此,经常需要注射胰岛素等强有力的治疗。2型糖尿病是胰岛素分泌降低或感受性降低为原因的糖尿病。一般在说到"由于生活习惯不良所患的糖尿病"时,即是指这种2型糖尿病。2型糖尿病的发病原因尚不完全明确,概括地说,易患糖尿病的体质(遗传因素)的人,若伴有易患糖尿病那样的生活习惯(环境因素)便会发生2型糖尿病。

通常糖尿病患者认为没有自觉症状者较多,但详细问诊则下面列举的手足麻木或便秘等确实有,但常常不被认为是特殊症状。血糖值上升相当高时,便出现口渴、多饮、多尿的明显典型症状。这些是直接反映血糖值升高的症状,所以经过治疗血糖值下降,则这些症状消失。若血糖值更高,则导致重症的糖尿病性昏迷,有时也导致意识障碍、腹痛等。另外,发病初期血糖值快速上升时体重减少者较多见。

其他症状,一般是由于糖尿病慢性期并发症所致。例如,发生糖尿病性视网膜病则视力下降;由于糖尿病性肾病,最终出现水肿及少尿、全身倦怠感等多种症状;糖尿病性神经损害方面,末梢神经障碍发生手足麻木等,自律神经发生障碍则成为便秘、起立性晕厥、阳痿等的原因。在这些糖尿病典型的并发症以外,也很容易发生心肌梗死(常见"无痛性心肌梗死")、闭塞性动脉硬化症、脑梗死等,因此常常发生来自这些疾病的症状。

在脑电图方面,没有并发症的普通糖尿病仅有高血糖,脑电图不出现特别的异常。糖尿病患者的脑电图异常出现率为8%～45%的相当大差异,据说在青年人或有腱反射消失等神经系统症状的病例,脑电图异常率高。难以控制的不稳定型糖尿病,脑电图的异常出现率高(50%～80%)。据1971年稻垣等报告小儿糖尿病75例中,可见14&6 Hz阳性棘波为38.7%,6 Hz棘慢复合波为24.0%,4～5 Hz棘慢复合波为18.7%,θ波两侧爆发出现为16.0%,焦点性棘波为14.7%。在重症糖尿病,往往随着高血糖发生酸中毒或脱水症导致昏迷状态(糖尿病性昏迷),此时脑电图α波消失,可见广泛性慢波等。

据说,糖尿病高血糖昏迷的脑电图所见与低血糖昏迷时相似,但在血糖异常被纠正后,低血糖昏迷的脑电图可很快恢复,而高血糖昏迷者的脑电图异常仍持续数日。

另外,在非酮症高血糖症中常见局限性癫痫,多为局限运动性发作,有时甚至为首发症状,脑电图也可见痫样放电,但应用胰岛素或磺脲类药物治疗糖尿病控制,而局限性发作也被控制。

近年认为,糖尿病是动脉硬化进展的危险因素之一,也是患Alzheimer型痴呆风险的重要因素。因此,在糖尿病特别是慢性期对于预测和早期发现脑部继发性损害,脑电图对诊断和鉴别也常有重要帮助。

参考文献

[1] 福山幸夫. 小儿实用脑电图学. 张书香,译. 北京:人民卫生出版社,1987:233-250.

[2] 菅野 道. その他の特殊疾患. 臨床精神医学,1988,17(6):905-911.

[3] 大熊輝雄. 臨床脑波学. 第4版. 東京:医学書院,1991:327-342.

附录一　国际标准脑电图术语

【1】头皮脑电图(scalp electroencephalogram，SEEG)

在头部表面安置电极所获得的脑电活动的记录。[注]此术语也有省略语,头皮脑电图仅在为了与深部脑电图之类的其他情况相区别时使用,在其他一般场合,头皮脑电图常被称为脑电图(EEG)。

【2】探查电极(exploring electrode)

期望探测到脑电图而在头皮上、脑的表面或者脑实质内放置的电极。这种电极通常是在双极导联时连接于脑电图放大器的输入端1或输入端2,而在参考导联则连接于脑电图放大器的输入端1。

【3】标准电极安置(standard electrode placement)

按照10-20电极安置法确定的头皮电极的位置。

【4】电极间距离(inter-electrode distance)

指成对的电极之间的距离。[注]按照标准的10-20法或者用比此法更短的间隔安置电极,其相邻电极之间的距离常称为电极间短距离或小距离;而相邻电极之间的距离是标准电极放置距离的2~3倍,则称为电极间长距离或大距离。

【5】极性协定(polarity convention)

根据国际协约,由脑电图差分式放大器的输入端1相对于输入端2的阴性电位,将产生记录笔向基线上方偏转那样的形态。[注]这种约定与其他一些生物学及非生物学领域所普及的协定恰好相反。

【6】参考电极(reference electrode)

①一般是指与该参考电极作对照,再测定另一电极的电位变化。②在特殊意义上,这里指将适当的参考电极习惯上连接在脑电图放大器的输入端2,与连接在同一放大器输入端1的探查电极记录脑电活动的性能完全一样,而通常按照参考电极记录到脑电活动的可能性最小那样进行设置。[注]①参考电极的位置不论在何处,都必须经常考虑到它可见程度的对脑生物电位造成影响的可能性。②全部或者许多的脑电图放大器输入端2连接一个参考电极,则该电极称为公用参考电极(common reference electrode)。

【7】平均参考电极(average potential reference)

将全部或者大多数脑电图记录电极的电位进行平均,然后即作为参考电极使用。

【8】参考导联(referential derivation)

通常是在脑电图放大器的输入端 1 连接探查电极,则输入端 2 连接参考电极,由这样一对电极进行脑电记录。

【9】双极导联(bipolar derivation)

由一对探查电极进行的记录。

【10】参考导联组合(referential montage)

指由参考电极导联构成的导联组合。[注]参考电极作为多数导联的共用电极构成的参考导联组合,称为公用参考电极组合(common reference montage)。

【11】双极导联组合(bipolar montage)

在多种形式的双极导联,不具备所有导联的共用电极,而在多数情况下构成连结式双极导联,即沿着同一序列电极所构成的相邻导联共用一个电极,而且将它连接到一个放大器的输入端 2 和相邻下一个放大器的输入端 1。

【12】特殊电极(special electrode)

指标准的头皮电极以外的其他电极。

【13】蝶骨电极(sphenoidal eiectrode)

由针状电极或针套线状电极在颧骨弓下方通过颜面软组织刺入,使其前端位于颅底卵圆孔附近。

【14】皮质脑电图(electrocorticogram,ECoG)

亦称皮质电图,系指在大脑皮质表面直接安置探查电极,或者将电极插入皮质内,由此获得的脑电活动的记录。

【15】深部脑电图(depth electroencephalogram,DEEG)

由脑实质内埋藏电极所做的脑电活动记录。

【16】波(wave)

在脑电图记录上见到的成对电极间的电位差变化。由脑内产生(脑电图的波)或者脑外产生(非脑电位)。

【17】脑电图的活动(activity,EEG)

系指脑电图的波或者波的连续出现。

【18】节律(rhythm)

由周期大致恒定的波构成的脑电活动。

【19】复合波(complex)

具有特征性的波形,或反复出现相当恒定的波形,并且与背景活动有区别的两个或两个以上的波相连续。

【20】周期（period）

一连串比较规则反复出现的单个波或复合波各成分形成后，其周期所占的时间长度。

［注］脑电图节律中各波的周期是其相应频率（周波数）的倒数。

【21】振幅（amplitude）

指脑电图的波的电压，通常用微伏（μV）表示，在波顶至该波的波底之间进行测量。

［注］由头部表面记录到的脑电波振幅因脑外因素如脑膜、脑脊液、颅骨、头皮以及电极等的阻抗作用而受到较大影响。

【22】位相（phase）

①在某一导联任一波上的某一点，与另一导联同时记录到相同波的波上同一点之间的时间关系或极性关系；②一个波上的某一点与该波周期起始点间的时间关系或角关系。通常用度数（degrees）或者半径（radians）表示。

【23】波形（wave form）

指一个脑电波的形状。

【24】基线（baseline）

①严格地说，基线是指给脑电图放大器的两个输入端加上相等的电压时，或者使仪器处于校正位置而未加校正电压时所得到的记录线。②广义上，基线大致相当于脑电活动振幅平均值的拟想线，有助于对某一期间的脑电图曲线进行肉眼判定。

【25】同步（synchrony）

在头部同侧或者与对侧脑区的脑电波同时性出现。［注］同时性这一术语，其含义只不过是在通常的走纸速度笔式记录上没有可测量到的时间延迟。

【26】对称（symmetry）

①在头部两侧对称脑区，脑电活动的振幅、频率、波形大致相等。②在零电位线两侧极性相反的电位大致呈同等程度分布。③基线附近的脑电波大致呈两侧同等分布。

【27】指数（index）

在一份脑电图记录图谱中，某种脑电活动的出现所占时间的百分率。例如 α 指数。

【28】分布（topography）

在头部以及大脑皮质表面或脑深部脑电活动的振幅分布。

【29】扩展（spread）

脑电图的波自头皮及（或）脑的一个区域向另一个区域传播。

【30】广泛化（generalization）

脑电活动由局限区域向全部脑区的传播。

【31】增强（augmentation）

指电活动的振幅增高。

【32】衰减(attenuation)

①指脑电活动的振幅降低。作为对生理性刺激或者其他如脑的电刺激所发生的一过性反应,也可由病理变化造成。②脑电图导程的灵敏度降低,例如由改换灵敏度或滤波器操作引起的记录笔振幅下降,一般表现为对某种特定频率的敏感度相应地减低。

【33】非同步(asynchrony)

在头部的同侧或与对侧脑区之间,脑电活动不是同时性出现。

【34】非对称(asymmetry)

①在头的对侧同名脑区,脑电活动有振幅、波形、频率等的不同。②脑电图的波偏向基线的一侧出现的情形。

【35】非节律活动(arrhythmic activity)

指周期不固定的连续波。

【36】反应性(reactivity)

对感觉刺激或其他生理学作用,脑电活动的整体或各种节律连续发生变化的感受性。

【37】规则性(regular)

用于描述具有大致不变的周期和比较均一外观的波或复合波。

【38】不规则性(irregular)

用于脑电波呈现不相同的周期和(或)不一致波形的情况时。

【39】周期性(periodic)

用于下述情况:①以大致规则的频度(rate)呈一连串出现的脑电图的波或复合波。②以大致规则的间隔,通常间隔1至数秒呈间歇性出现的脑电图的波或复合波。

【40】孤立性(isolated)

指各个波单独出现的情形。

【41】一侧性(unilateral)

局限在头的一侧。[注]①一侧性脑电活动包括焦点性以及一侧广泛性两种情形。②上述现象也可以说是脑电活动偏于左侧或者右侧出现。

【42】两侧性(bilateral)

包括头部两侧。

【43】广泛性(diffuse)

波及头部一侧或两侧广泛区域的情形。

【44】单相波(monophasic wave)

在基线的一侧所出现的波。

【45】二相波(diphasic wave)

由基线上下侧出现的两个成分所构成的波。

【46】多相波（polyphasic wave）

由在基线上下两侧偏转的两个或两个以上成分所构成的波。

【47】焦点（focus）

无论是正常还是异常状态，表示某种特定的脑电活动出现在头皮、大脑皮质或脑深部的某个局限性的区域。

【48】爆发或群发（burst）

突然地出现及消失，而且根据其频率、波形及（或）振幅由背景活动之中区别出来的一群活动。[注]①此术语并不意味着异常。②不是突发波（paroxysm）的同义词。

【49】背景活动（background activity）

在某种正常或异常脑电图波型出现时构成其背景，而且据此可与这些特定波型相区别的那些脑电活动。[注]背景活动并不是 α 节律之类的各种节律的同义词。

【50】伪差（artifact）

①在脑电图的记录曲线当中，被记录到的源自脑外的电位变化；②由于脑周围环境的变化，仪器的故障和性能不良以及操作失误之类的脑外因素造成脑电图的波形失真。

【51】α 节律（alpha rhythm）

为觉醒时在后头部出现的 $8\sim13$ Hz 节律，一般在枕部呈高振幅；振幅各异，但成人大部分在 $50\ \mu V$ 以下；在闭目时，全身放松以及无思维活动（安静）的基础状态最充分地出现；由注意特别是觉醒刺激以及集中思维而阻滞或衰减。[注]α 节律这一术语的使用，应限定为满足了上述全部条件的节律。在出现部位和反应性等方面与 α 节律不同的 α 频带的活动，则应加注上特殊名称（例如 μ 节律）或者称为"α 频率的节律"。

【52】β 节律（beta rhythm）

一般指快于 13 Hz 的脑电节律，最具特征性的是觉醒期在额 - 中央区记录到的 $13\sim35$ Hz 节律。额 - 中央区的 β 节律其振幅不同，大部分在 $30\ \mu V$ 以下。由对侧的运动或触觉刺激所引起的 β 节律阻滞或者衰减现象，在皮质电图上特别明显。另外的 β 节律在其他部位最明显或者呈广泛分布。

【53】快活动（fast activity）

指频率较 α 波快的活动，亦即 β 活动。

【54】快 α 变异型节律（fast alpha variant rhythm）

指在头部枕区明显见到的 $14\sim20$ Hz 特征性节律，往往与 α 节律交替或者混合出现，由注意特别是视觉刺激以及集中思维而阻滞或衰减。

【55】慢 α 变异型节律（slow alpha variant rhythm）

在头部枕区最显著记录到的 $3.5\sim6$ Hz，大多数为 $4\sim5$ Hz 的特征性节律，常与 α 节律的频率有谐调关系，一般与 α 波交替或混合出现。振幅多样，但常在 $50\ \mu V$ 左右。由注意特别是视觉刺激和集中思维使其阻滞或衰减。[注]慢 α 变异型节律在小儿和青春期是颇具特征性的,有时应与年轻成人所出现的枕区慢波相区别。

【56】μ 节律(mu rhythm)

指觉醒时在头部中央区或中央－顶区出现由拱形波构成的 7～11 Hz 节律,振幅多样,但大部分在 50 μV 以下,由对侧的随意运动、动作意念、动作反射或者触觉刺激而明显阻滞或衰减。

【57】阻滞(blocking)

①作为对生理性或其他如脑电刺激的反应,而产生明确且短暂性的脑电节律消失。②由于过大负载造成脑电图放大器的短暂无反应状态,表现为最初持续 2～3 s 呈波顶平直的记录笔严重偏移。

【58】慢活动(slow activity)

指频率比 α 波慢的活动,亦即 δ 及 θ 活动。

【59】K 节律(kappa rhythm)

被检者在从事精神活动时,其头部颞区出现的由 α 或 θ 频率的群发波所构成的节律。〔注〕①在两侧眼眶外侧放置的电极间记录最明显。②此种节律是否起源于大脑尚未能证明。

【60】λ 波(lambda wave)

被检者觉醒且进行视觉注视时,在其枕区出现的短暂性尖波(sharp,transient),与其他脑区比较,波的主要成分呈阳性。与快速眼球运动有一定的时间关系。振幅多变,通常在 50 μV 以下。

【61】低电压脑电图(low voltage EEG)

觉醒时脑电图记录具有特征性的,是全部脑区均为振幅在 20 μV 以下的脑电活动。若采用合适的仪器灵敏度,则可见主要由 β、θ 波以及较少 δ 波组成,后部脑区有时也见不到 α 波。〔注〕①低电压脑电图因某种生理性刺激、睡眠、药物以及病理经过等的影响而容易产生变化。②必须与无脑电活动的记录(主要为较低电压的 δ 波或者局限性低电压等记录)作明确区别。

【62】睡眠阶段(sleep stages)

清楚地了解睡眠各时期,则最好采用脑电图以及至少包括眼球运动和某种随意肌运动等其他生理现象的多导记录来表示。

【63】头顶一过性尖波(vertex sharp transient)

在头顶部呈最高振幅,与其他脑区比较,为阴性尖锐波形的电位。在睡眠中一过性自发出现,或者是睡眠中或觉醒期作为对感觉刺激的反应而出现,呈单发或多发,振幅多样,但不超过 250 μV。

【64】K 复合波(K complex)

具有多样外观波形的群发波,而最为常见的是伴有睡眠纺锤波的高幅双相慢波所构成,振幅一般在头顶(vertex)附近最高。K复合波在睡眠中一过性自发出现,或者作为对突然感觉刺激的反应而出现,且这种特定的感觉方式是非特异性的。

【65】睡眠时枕区一过性阳性尖波(positive occipital sharp transient of sleep)

睡眠中一过性自发出现,与其他脑区比较,枕区阳性尖波振幅最高,呈单发或多发,振幅多变,一般在50 μV以下。

【66】睡眠纺锤波(sleep spindle)

通常在睡眠中广泛性出现,而在中央区呈较高振幅的11~15 Hz,大部分为12~14 Hz的群发活动,振幅多样,但在成人大部分为50 μV以下。

【67】交替性图迹(trace alternans)

为睡眠状态的新生儿脑电图波型,由有时混入尖波的慢波群发,与其间存在的较低电位期间相交替而具有这种特征倾向。

【68】脑电图的一过性现象(transient,EEG)

可由背景活动中区别出来的孤立性的波或复合波。

【69】投射性波型(projected patterns)

在记录电极处见到的异常脑电图活动,考虑是由远隔部位障碍所造成的影响。最好用于描述特殊波型。

【70】突发波(paroxysm)

突然开始并迅速达到最大且突然结束,与背景活动有区别的现象。[注]通常用于表示癫痫样波型或癫痫发作波型。

【71】癫痫样波型(epileptiform pattern)

说明性用语。指与背景活动有区别,类似于在一部分癫痫患者以及实验癫痫性动物所记录到的明确的波或复合波。癫痫样波型包括棘波和尖波,它们单独或者伴随慢波,呈单发或持续2~3 s的群发出现。[注]①用于说明发作间期的发作性活动,而不用于说明发作期波型。②临床上伴有癫痫症状的可能性不确定。

【72】棘波(spike)

与背景活动有明显区别,在通常的纸速记录上呈尖锐波顶,周期20~70 ms(1/50~1/14 s),主要成分与其他脑区比较一般呈阴性,振幅多样。[注]①脑电图上的棘波应与具有同样特征但周期更长的尖波相区别,而这种区别较为方便,最好注意用于记述的全部因素。实际上在用3 cm/s纸速笔式脑电图记录上,棘波的周期具有2 mm及其以下的长度,而尖波则有2 mm以上的长度。②脑电图的棘波还应该与用微电极由单一神经元记录到的周期较短的单位峰电位相区别。

【73】棘慢复合波(spike-and-slow-wave complex)

指由一个棘波连续一个慢波的波型。[注]由于应用连字符,故也较多使用复数形式表示,如:spike-and-slow-wave complexes 或者 spike-and-slow-waves.

【74】3 Hz 棘慢复合波（three Hz spike-and-slow-waves）

是由连续规则性的棘慢综合波构成的特征性发作波。①3～3.5 Hz（发作波的最初2～3 s）连续出现；②在起始和终止呈两侧性及广泛性，一般在额区振幅最高；③进入发作期则呈两侧大致同步性及对称性，振幅多样，有时可达 1 000 μV。

【75】多棘波（multiple spike complex）

指两个或两个以上棘波相连续出现。

【76】多棘慢复合波（multiple spike-and-slow-wave complex）

由两个或两个以上的连续棘波伴随一个或一个以上的慢波构成。

【77】尖波（sharp wave）

属一过性现象之一，与背景活动有明显区别，在通常的纸速记录上呈波顶尖锐，周期70～200 ms（约 1/14～1/5 s），主要成分与其他脑区比较一般呈阴性，振幅多变。［注］①此术语不用于头顶尖波、λ 波以及睡眠时枕区阳性尖波之类已被明确的生理学现象；也不用于与背景活动不能明确区别的尖波或脑电节律中呈尖锐波形的各种波。②尖波应与棘波，即具有类似特征但其周期更短的过渡现象相区别。而这种区别较为方便，最好注意有助于记述的主要因素。实际上在用 3 cm/s 纸速获得的笔式脑电图记录上，尖波的周期占2 mm 以上，棘波则占 2 mm 及其以下的长度。

【78】尖慢复合波（sharp-and-slow-wave complex）

由一个尖波连续一个慢波构成。［注］由于应用了连字符，故此术语常用复数形式表示，如：sharp-and-slow-wave complexes 或者 sharp-and-slow-waves.

【79】高度失律（hypsarrhythmia）

由高幅非节律性慢波与散在棘波构成的波型，而且在两侧半球间或者同侧半球不同脑区间无恒定的同步性波形。

【80】脑电图发作期波型（seizure pattern，EEG）

有比较突然的起始和结束及特征性的延续波型以及至少持续数秒的脑电图连续放电构成的现象。作为构成成分的波或复合波其波形、频率及分布各种各样，一般呈节律性间歇性地出现振幅渐增和频率渐慢。起始为焦点时，则有连续放电扩展至其他脑区的倾向。［注］由记录者观察而且（或）患者也报告不伴有临床癫痫症状的脑电图称为"临床下发作波型"。

【81】14 及 6 Hz 阳性阵发波（14 and 6 Hz positive burst）

指频率为 13～17 Hz 及（或）5～7 Hz，最常见的是 14 及 6 Hz 的拱状波群发，一般见于睡眠期一侧或两侧后颞区及其邻近部位，所构成的尖锐波顶与其他脑区比较呈阳性，振幅多变，通常在 75 μV 以下。［注］①用对侧耳垂或其他远距离参考电极进行的参考导联记录最明显。②这种波型即使具有临床意义，也尚有颇多争议。

【82】6 Hz 棘慢复合波（six Hz spike-and-slow-waves）

指频率 4～7 Hz 大部分为 6 Hz,一般呈短暂群发,两侧同步、左右对称或非对称,在枕区或额区局限出现,或在此呈高振幅出现的棘慢综合波。振幅多样,但一般比慢频率的连续棘慢复合波的振幅略低。[注]这种波型的临床意义,即使存在,也多有争议。

【83】额部间歇性节律性 δ 活动(frontal intermittent rhythmic delta activity)

在一侧或两侧额区出现 1.5～3 Hz,大部分呈群发出现相当规则的或者大致呈正弦波样的波。[注]这种活动应注意与眼球垂直活动所产生的电位变化相鉴别。

【84】枕部间歇性节律性 δ 活动(occipital intermittent rhythmic delta activity)

在一侧或两侧枕区出现大多为 2～3 Hz 群发出现相当规则的或者大致呈正弦波样的波,常常由睁眼而阻滞或衰减。

【85】无脑电活动记录(inactivity,record of electrocerebral)

无论是自发性,还是用生理性刺激和药物进行诱发,在所有脑区都缺乏源自脑部的电活动。[注]确定无脑电活动,必须有可靠的仪器和严格的技术条件。无脑电活动的记录必须与低振幅脑电图以及低幅 δ 活动记录明确相区别。

【86】过度呼吸(hyperventilation)

作为诱发试验应用,指进行数分钟深而规则的呼吸。

【87】光驱动(photic driving)

由 5～30 Hz 频率的连续性闪光刺激在后头部脑区诱发出现节律性活动所构成的生理性反应。[注]①应限用于与刺激和时间有一定关系,并且与刺激频率相同或有谐调关系的频率活动。②光驱动需要与单一闪光或极低频率连续闪光诱发出现的视觉诱发反应相区别。

【88】光—发作反应(photo-paroxysmal response)

是指对间歇性闪光刺激的反应。其特征是记录到棘慢复合和多棘慢复合波,呈两侧同步、对称及广泛性出现,并且比刺激(停止)延续 2～3 s。[注]这种应答反应往往伴随出现意识障碍,以及全身特别是上肢和颜面部肌肉最显著的突然抽搐。

【89】放电(discharge)

说明性术语,一般用于表示癫痫样波型以及癫痫发作期波型那样的突发性波型。

【90】波型(pattern)

指特征性的脑电图活动。

【91】量(quantity)

与波的数目和振幅两者相关的脑电活动数量。

【92】电位场(potential field)

在某瞬间测量到的头部或者大脑皮质表面、脑深部脑电波的振幅分布,用等电位线图表示。

【93】多焦点(multiple foci)

分散在两个或两个以上部位的焦点。

【94】仪器上的位相倒转(instrumental phase reversal)

在两个双极导联上,一个波同时发生向基线相反方向偏转,而这种位相倒转纯粹来自于记录仪器,即由于同一信号同时进入一个差分式放大器输入端2和另一放大器输入端1所造成的。[注]在两个连结式双极导联出现时,位相倒转表示在两个双极导联的共用电极位置或其附近电位场最大或者稀有最小。因此,这种现象用于正常或者异常脑电活动的定位。

【95】深部定位脑电图(stereotactic depth electroencephalogram, SDEEG)

基于定位测量的需要,采用在脑实质内埋藏电极所记录的脑电活动。

【96】多导生理记录(polygraphic recording)

指同时监测记录包括脑电图、呼吸、心电图、肌电图、眼球运动、皮肤阻抗以及血压等多种生理现象。

【97】诱发电位(evoked potential)

由生理性或者其他刺激,例如直接给予感受器或神经以及局限性脑区的电刺激而引起,且对那种刺激产生时间性相关的波或复合波。[注]由头表面探究这些或者其他的事件相关电位特别适合电子计算机进行运算。

【98】10-20(电极)法(ten-twenty system)

系指由国际脑电图及临床神经生理学会联盟推崇的标准化头皮电极配置法。按照该法,在头外部的标志间进行测量,电极的位置由占据测量结果的10%或20%来确定。[注]根据各种情况,有时还需要追加使用确切的前颞电极那样的其他头皮电极。

【99】走纸速度(paper speed)

脑电图记录纸的走动速度,用 cm/s 表示。

【100】c/s

为每秒周波数(cycles per second)的省略语。同义语:Hz(此用法更好)。

【101】校正(calibration)

①对给予有关放大器输入端的电位差,检查并记录其脑电图导程反应的操作。[注]这种操作通常使用相当于脑电波振幅大小的直流或交流电压。②用记时器检查走纸速度准确程度的操作。[注]脑电图仪器上已设计有在记录期间划上记时标记。

注:此文节译自1991年第4版大熊辉雄著《临床脑波学》付2:脑波用语集(国際脑波·臨床神経生理学会连合用语委员会案)1973年修订版,原文为日文版,题目为译者所加。

附录二 脑电图描记的最低要求

（试行方案）

1. 仪器

1.1 需选择符合国际脑电图和临床神经生理联盟（IFSECN）或中国脑电图学组建议的仪器最低要求，中华人民共和国脑电图国家标准和经国家计量局检测规程认可的脑电图仪。描笔至少 8 支。

1.2 仪器必须有良好的接地。

1.3 根据目前仪器的设计，一般可不需要屏蔽室，但在目前医院环境条件下，装置屏蔽室可能更利于日常描记。

2. 电极

2.1 记录电极本身不应产生噪声和漂移，不能明显地降低 0.5～70 Hz 范围内的信号。实验证明用火棉胶固定的银-氯化银或金质盘状电极是最好的电极。但其他材料制成的电极和电极膏在具有高输入阻抗的先进放大器的仪器描记时效果也很好。

为减少噪声，电极必须保持清洁。在为某些具有接触传染病患者如病毒性肝炎、皮质纹状体脊髓变性（Creutzfeldt-Jacob 病）、获得性免疫缺损综合症（艾滋病）做检查后更需要作特殊处理。

2.2 建议不采用针电极，如不得已而需用针电极时消毒必须非常严格，因目前有些传染病的病原经一般消毒仍不能保证不会经过针头传染。技术员应知道针电极的用法、缺点和危险。放置针电极时要防止偏离应该放置的位置，否则会引起波幅不对称。但昏迷病人需要快速描记时则仍可采用。

2.3 尽可能按 IFSECN 建议的方法放置 21 个电极。10 - 20 电极放置系统是 IFSECN 唯一建议的系统。如果不是正式测量，只能称为"估计 10 - 20 电极系统"，而不能称为"应用 10 - 20 系统放置法"。

2.4 电极间阻抗在记录前必须作常规测量，一般不超过 5 kΩ。在描记过程中出现伪迹时需重新测量。

3. 描记（记录）

3.1 描记时须写上患者的姓名、性别、年龄、描记日期和时间、住院号和（或）门诊号、技术员姓名。

描记前须作定标，同时将所用条件如增益、滤波、时间常数等予以注明。

附页或会诊单上要记录描记时间和日期。如有癫痫，要记载最后一次发作的日期和时间、患者的精神状态、服用的药物以及其他有关的病史。描记过程中的一切变化尽可能予以注明。

3.2 在记录前及结束时都需有定标。最好还有"生物定标(bio-cal)",即各支笔都与同一对电极相连,可以用额-枕导联,因为可以有快波和 α 波以及在 δ 波范围内的眼动电位。

3.3 常规描记时的灵敏度应将笔的偏转度放在 5~10 微伏/毫米($\mu V/mm$)。灵敏度指输入电压与描笔偏转的比,用 $\mu V/mm$ 表示,如用的灵敏度为 7 $\mu V/mm$,此时 50 μV 的定标信号的描笔偏转 7.1 mm。

3.4 常规描记时低频滤波器不应高于 1 Hz(-3 dB),相当于时间常数至少 0.16 s;高频滤波器不低于 70 Hz(-3 dB)。

3.5 一般情况下不要使用 50 Hz 抑制器,因为可使棘波失真或变小。除非想尽一切办法不能去除 50 Hz 干扰时才使用。

3.6 纸速应该用 3 cm/s 或者 1.5 cm/s。

3.7 描记过程中任何开关的变动(灵敏度、滤波器、纸速、导联等)都应该注明,描记结束后的定标应包括所有实际应用过的所有灵敏度和滤波状态。

3.8 每次改换导联时应加盖导联图章,因为每种仪器的固有导联各不相同。

3.9 基本描记至少应该包括技术操作非常满意的 20 min 描记。过度换气、闪光刺激不应包括在这 20 min 内。脑电图描记时间越短,出现异常的机会越少。

3.10 描记过程中应该有睁眼和闭眼状态。

3.11 过度换气至少持续 3 min,过度换气前至少要有基础描记 1 min,持续记录至过度换气后至少再描记 3 min。

3.12 如果有可能应尽量做睡眠检查。目前越来越多的资料说明在疲倦和入睡后可增加更多的信息,癫痫和疑似癫痫患者更是这样。

3.13 描记过程中对病人的意识状态的改变应予注明,描记过程中发生的一切动作应予记载。缩写或简写应使他人能看懂。

8 道仪器

参考导联	内外联	
$Fp_1 - A_1$	$Fp_1 - T_3$	$Fp_1 - T_3$
$Fp_2 - A_2$	$Fp_2 - T_4$	$T_3 - O_1$
$T_3 - A_1$	$T_3 - O_1$	$Fp_1 - C_3$
$T_4 - A_2$	$T_4 - O_2$	$C_3 - O_1$
$C_3 - A_1$	$Fp_1 - C_3$	$Fp_2 - T_4$
$C_4 - A_2$	$Fp_2 - C_4$	$T_4 - O_2$
$O_1 - A_1$	$C_3 - O_1$	$Fp_2 - C_4$
$O_2 - A_2$	$C_4 - O_2$	$C_4 - O_2$

	前后联				
内侧		外侧		横联	
Fp_1-F_3	Fp_1-F_3	$Fp1-F_7$	Fp_1-F_7	A_1-T_3	F_7-F_3
F_3-C_3	Fp_2-F_4	F_7-T_3	Fp_2-F_8	T_3-C_3	F_3-Fz
C_3-P_3	F_3-C_3	T_3-T_5	F_7-T_3	C_3-Cz	$Fz-F_4$
P_3-O_1	F_4-C_4	T_5-O_1	F_8-T_4	$Cz-C_4$	F_4-F_8
Fp_2-F_4	C_3-P_3	Fp_2-F_8	T_3-T_5	C_4-T_4	T_3-C_3
F_4-C_4	C_4-P_4	F_8-T_4	T_4-T_6	T_4-A_2	C_3-Cz
C_4-P_4	P_3-O_1	T_4-T_6	T_5-O_1	P_3-O_1	$Cz-C_4$
P_4-O_2	P_4-O_2	T_6-O_2	T_6-O_2	P_4-O_2	C_4-T_4

16 道仪器

16 - 1	16 - 2a	16 - 2b
Fp_1-A_1	Fp_1-F_3	Fp_1-F_3
Fp_2-A_2	Fp_2-F_4	F_3-C_3
T_3-A_1	F_3-C_3	C_3-P_3
T_4-A_2	F_4-C_4	P_3-O_1
C_3-A_1	C_3-P_3	Fp_2-F_4
C_4-A_2	C_4-P_4	F_4-C_4
O_1-A_1	P_3-O_1	C_4-P_4
O_2-A_2	P_4-O_2	P_4-O_2
Fp_1-T_3	Fp_1-F_7	Fp_1-F_7
Fp_2-T_4	Fp_2-F_8	F_7-T_3
T_3-O_1	F_7-T_3	T_3-T_5
T_4-O_2	F_8-T_4	T_5-O_1
Fp_1-C_3	T_3-T_5	Fp_2-F_8
Fp_2-C_4	T_4-T_6	F_8-T_4
C_3-O_1	T_5-O_1	T_4-T_6
C_4-O_2	T_6-O_2	T_6-O_2

3.14　导联。至少要有 3～4 个导联组群的描记,必须包括参考导联。下述的导联组群可供参考,亦可根据实际情况自行组合(瞿治平 执笔)。

注:此方案在 1989 年 10 月的南京会议,即第二次全国脑电图及临床神经生理学会议上通过,且刊载于《脑电图学与神经精神疾病杂志》1990 年第 1 期。

附录三　关于小儿脑电图的建议

中华医学会儿科学分会神经学组

关于小儿常规脑电图描记基本技术要求的建议

本"建议"是对 1991 年 4 月全国第五次小儿神经学术会议(海口)通过的"儿科脑电图描记的最低技术要求"的修订。

一、儿童

(一) 关于脑电图仪

1. 为保证能在同一时间记录头皮各区域脑电图(EEG),最好都能使用 12～16 支笔的脑电图机,需要时能同时记录其他生理参数。

2. 在无专门屏障装置情况下,脑电图机也应有良好工作质量。无论在纸上或荧光屏上显示的脑电波都不应有任何图形失真。

(二) 关于电极

1. 描记中要随时注意电极有无移位并监测电极电阻,最好使用银-氯化银碟形电极,可灌注导电糊以减低电阻。原则上不使用针电极,特殊情况时,最好使用一次性针电极或对针电极进行严格消毒,并随时注意电极位置的正确性。

2. 按国际 10-20 系统放置电极。对有困难的小儿,可适当减少电极数目,但至少要包括额极(Fp_1 、 Fp_2)、额(F_3 、 F_4)、中央(C_3 、 C_4)、顶(P_3 、 P_4)、颞(T_3 、 T_4)和枕(O_1 、 O_2)等 12 个头皮电极。无关电极可置于耳垂(A_1 、 A_2)或乳突(M_1 、 M_2),也可采用平均参考电极。

3. 电极阻抗最好在 5 kΩ 以下,但应避免电极间存在显著的阻抗差。必要时应在描记过程中随时复测电极阻抗。

(三) 关于 EEG 记录

1. 一次常规清醒 EEG 记录(包括睁闭眼、闪光刺激和过度换气)的总时间一般不应短于 20 min。

2. 睡眠记录是小儿 EEG 检查中不可缺少的部分。最好进行自然睡眠记录,必要时可使用镇静剂。应重点记下思睡和浅睡(即 NREM 睡眠的 I～III 时相)以及唤醒期中 EEG,但不能用睡眠替代清醒 EEG。

3. 幼儿脑电波幅较成人和年长儿高,应根据实时记录适当降低增益至 10 μV/mm,甚至 15 μV/mm。否则,会因波幅太高使波的顶尖部分被"削去",或因背景中快波与高波幅背景波重叠形成"棘、尖或棘慢波"样伪差。但全过程中也至少应描记一段有较大增益(5 μV/mm)的图形,以便能充分显示背景中低波幅快波。

4. 作为标准记录,低频滤通不应高于 1 Hz(−3 dB),高频滤通设置不应低于 70 Hz(−3 dB)。

5. 常规脑电记录中,应将走纸速度设在 3 cm/s。在某些特殊情况下,如记录新生儿 EEG 或多导生理记录中可使用 1.5 cm/s 的慢速记录。

6. 除非患儿存在意识障碍,在每次脑电记录中,均须记下一段患儿睁、闭眼状态下清醒记录。对 3 个月以下婴儿,技术员可用手被动闭合其双眼,以引出枕、顶区背景节律。

7. 在可能合作的儿童,还应常规做睁、闭眼试验。对不合作者也应争取做被动睁、闭双眼试验。因为某些异常节律活动可能只在睁眼后(使闭眼记录的枕区 α 等背景节律受抑制情况下)才显示出来;而某些阵发性电活动又可能仅在睁、闭眼过程中出现。此外,通过对睁、闭眼间记录的图形比较,还有助于将额区的 δ、θ 活动与眼动伪迹相区别。

8. 对可能合作的儿童(大多在 5 岁以上),均应完成至少 3 min 的过度换气诱发试验。且在过度换气开始前与停止后,应分别至少有额外 1 min 的连续同导程记录。在原记录上除明确标记过度换气开始与终止点外,还应指明患儿过度换气的认真程度。

9. 对特发性全面性癫痫、光敏感性或肌阵挛癫痫患儿,闪光刺激诱发可提高异常 EEG 发现率。6 个月以上小儿对闪光刺激有枕区光驱动反应。年龄愈小,对低频率闪光刺激愈敏感。5 岁以下对每秒 8 次闪光敏感,5 岁以上对每秒 8～20 次有更好反应。试验应在清醒状态下完成,闭眼较睁眼状态下会获得更高反应波幅,且较少有眼睑肌收缩伪迹。

10. 在记录中注意标记以下重要参数与信息:①增益、导程和纸速。当记录过程中有任何改变时必须随时实时标出;②随时标记记录过程中患儿意识水平的变化,如清醒、嗜睡、睡眠或唤醒等。对昏睡或昏迷等意识障碍者,当其 EEG 呈现恒定无变化图形时,应给予痛觉或光、声刺激,并在记录中实时注明给予刺激的始末点;③随时在记录中标记患儿任何形式的癫痫发作面色改变或躯体、肢体动作。当 EEG 图形呈现反常变化时,尤应仔细观察和记下患儿的行为变化。这不仅对区别癫痫或假性癫痫发作,而且对识别 EEG 图形伪迹均十分重要。

11. 脑电功率分析等脑电地形图(BEAM)技术,可为研究分析 EEG 提供辅助信息。然而,当前的脑电地形图不能识别在癫痫患儿 EEG 中最具诊断价值的棘波、尖波、棘—慢复合波以及单节律发放等痫性发放的特异波形,故不应错误地以脑电地形图替代 EEG 检查。

12. 正在服用抗癫痫药物的患儿,做 EEG 检查时一般不应停用抗癫痫药物,以免导致癫痫临床严重发作,甚至发生持续状态。

二、新生儿及 3 个月以下婴儿

1. 新生儿和小婴儿的受孕龄是正确判断其 EEG 的基本依据。做 EEG 前,应分别记下描记时的胎龄(母亲末次月经至出生日的周龄)和受孕龄(胎龄加生后周龄)。

2. 由于新生儿、尤其早产儿单纯根据 EEG 图形不容易准确区分清醒—睡眠时相,所以最好使用 16 支或更多记录笔的脑电图机。其中 2 支或更多的笔用于其他生理参数记录,以帮助判断记录中觉醒—睡眠的不同时相。

常与 EEG 同时记录的非 EEG 生理参数包括:呼吸曲线、眼球运动图(EOG)和心电图(ECG)。同时,最好加颏下肌电图(EMG)。

呼吸曲线的记录可任选下面一种方式:①鼻孔放置热电偶电极;②使用记录腹部或胸廓扩张运动的传感器;③测定胸廓表面电极间电阻变化(阻抗型呼吸描记仪)。对没有呼吸功能障碍的婴儿,仅用一支笔做腹部或胸廓扩张运动呼吸记录即可。反之,则需用3~4支笔同时记录鼻孔处热电偶电极呼吸曲线。作为 EOG,于邻近双眼外眦水平线处,一侧偏上 0.5 cm(E_1),另一侧偏下 0.5 cm(E_2)安置电极,连接到同一参考电极,即E_1 - A_1 和 E_2 - A_1(或 E_1 - A_2 和 E_2 - A_2)。如此可同时记下眼球的水平及垂直运动。若可能还应常规记录心电图,以帮助发现心律失常和识别心电图伪差。

3. 使用银-氯化银碟形电极时,中心小孔灌注导电糊以减低电阻,并以火棉胶或糊剂固定电极。

4. 描记中应随时标记婴儿的行为活动,这是区分其觉醒—睡眠时相的另一重要依据。对不能进行多项生理记录的实验室及早产儿,则主要依靠行为来区分。觉醒时婴儿睁眼或啼哭,伴有肢体或躯体运动。清醒时新生儿睁眼或啼哭,持续闭眼时间一般不会超过 1 min;动态睡眠期(active sleep, AS,相当于年长儿 REM)表现为长时间闭眼,眼球时有快速运动,呼吸不规则,可见皱眉、微笑、吸吮和肢体动作;静态睡眠期(quiet sleep, QS,相当于年长儿 NREM)患儿安静睡眠,呼吸规则,无明显眼球运动及肢体动作。

5. 对于新生儿常规 EEG 是否应减少其头皮电极数,意见尚不统一。有的学者主张仍按国际 10 - 20 系统放满全部电极。也有学者认为应适当减少,尤其是早产儿。减少后的电极至少应包括 Fp_1、Fp_2、C_3、CZ、C_4、T_3、T_4、O_1、O_2、A_1 和 A_2。若耳垂太小,可将参考电极 A_1、A_2 移至耳后乳突处,即 M_1 和 M_2。同时还允许分别以 FP_3 和 FP_4 代替 Fp_1 和 Fp_2。FP_3 和 FP_4 分别选在 Fp_1 - F_3、Fp_2 - F_4 中间点。

若因头皮输液、血肿等原因被迫偏移电极位置,应同时调整对侧电极位置,使两侧电极的位置对称。

6. (1) 以 16 支笔脑电图机为例,描记新生儿 EEG 时,以 4 支笔至少 2 支用于其他电生理参数记录,其余 12 支笔记录 EEG,可按以下排列方式组成下面 3 种标准导联。

I	II	III
Fp_1 - F_3	Fp_1 - A_1	Fp_1 - C_3
Fp_2 - F_4	Fp_2 - A_2	Fp_2 - C_4
F_3 - C_3	F_3 - A_1	C_3 - O_1
F_4 - C_4	F_4 - A_2	C_4 - O_2
C_3 - P_3	C_3 - A_1	Fp_1 - T_3
C_4 - P_4	C_4 - A_2	Fp_2 - T_4

$F_7 - T_3$	$P_3 - A_1$	$T_3 - O_1$
$F_8 - T_4$	$P_4 - A_2$	$T_4 - O_2$
$T_3 - T_5$	$O_1 - A_1$	$T_3 - C_3$
$T_4 - T_6$	$O_2 - A_2$	$C_3 - Cz$
$T_5 - O_1$	$T_3 - A_1$	$Cz - C_4$
$T_6 - O_2$	$T_4 - A_2$	$C_4 - T_4$

（2）用 10～12 支笔描记新生儿 EEG 时，以 8 支笔记录 EEG 图形，其余描记其他生理参数，建议按以下 3 种方式组成 EEG 标准导联。

I	II	III
$Fp_1 - A_1$	$Fp_1 - T_3$	$Fp_1 - T_3$
$Fp_2 - A_2$	$Fp_2 - T_4$	$Fp_2 - T_4$
$C_3 - A_1$	$T_3 - O_1$	$T_3 - O_1$
$C_4 - A_2$	$T_4 - O_2$	$T_4 - O_2$
$T_3 - A_1$	$Fp_1 - C_3$	$T_3 - C_3$
$T_4 - A_2$	$Fp_2 - C_4$	$C_3 - Cz$
$O_1 - A_1$	$C_3 - O_1$	$Cz - C_4$
$O_2 - A_2$	$C_4 - O_2$	$C_4 - T_4$

使用 8 支笔脑电图机时，全部笔用于记录 EEG，导联组成方式同上，随时记下患儿的行为活动。

导程Ⅲ包括头颅中线，这对未成熟儿脑室内出血特别有意义，任何一份新生儿脑电图都至少有一部分是按上述一个或更多标准导程记录的，以使实验室间标准化。

记录其他生理参数的方法是 EOG：见二、2；颏下 EMG：将两枚电极分别置于颏下中线旁 1～2 cm 处；ECG：左一右臂间相连，若仅为监测心率，也可省去此项记录，因为颏下 EMG 通常也能见到 ECG 的 R 波。

7. 记录增益（灵敏度）通常为 5 μV/mm，但在记录中要经常调节，以使记录中的 EEG 中至少有一部分清楚地显示出低波幅快活动，低频滤通设于 0.3～0.6 Hz（－3 dB、时间常数 0.27～0.53 s），很少需要用到 1 Hz(0.16s)。

EOG 的增益为 7 μV/mm，时限同 EEG；呼吸曲线增益以能清楚显示垂直性振幅为宜，低频滤通为 0.3～0.6 Hz（－3 dB）；颏下 EMG 增益 3 μV/mm，低频滤通约 5 Hz，时间常数约为 0.03 s，高频滤通为 70 Hz。

8. 最好能将 EEG 安排在哺奶时间，先放置电极再哺奶，因为婴儿于进食后很容易入睡。

除非已有肯定异常表现，记录时间至少应在 30 min 以上，昏迷新生儿或记录中 EEG 图形恒定不变者，连续记录时间应延长达 60 min，以确认该图形确实很少变化，并在检查的最后阶段，先后采用视、听和体感刺激，以观察刺激后图形是否改变，施用的刺激和刺激时间应在原始记录上及时标明。

9. 一份完整的记录必须包括 AS（相当于 REM）和 QS（相当于 NREM）两个主要睡眠

期,新生儿通常从 AS 入睡,仅持续几分钟便很快进入 QS 期,一般不需使用镇静剂。闪光刺激对新生儿 EEG 价值不大,故不推荐。

关于脑电图报告结论及异常脑电图常用结论性用语的建议

一、关于 EEG 报告中相关结论的书写建议

EEG 报告除标明必要的记录参数外,还须包括 EEG 的主要发现和结论两部分。结论中一般包括以下两方面。

1. 对本次 EEG 提出结论性印象。指明本次 EEG 属于正常、正常范围、界限性或异常 EEG。凡属异常者,需进一步指明异常脑电现象的性质及爆发部位(如左额区 2.5～3.5 Hz 棘—慢综合波)。避免使用"轻、中或重度异常"等简单而不确切的结论。

2. 与既往 EEG 进行比较,指出是否有进步,或无变化,或出现新的异常。

二、EEG 报告中常用结论性用语

(一)婴幼儿及儿童

1. 非特异性异常:(1) 异常慢波活动:指出以 θ 或 δ 为主异常慢波活动:指明系全脑性或局限性分布。若为全脑性分布应指明为弥漫性或散在性。若为局灶性则应同时指明异常慢波所在的主要部位。(2) 波幅或频率不对称:①波幅不对称:指两半球间对应区域的枕部波幅持续相差 50% 以上,其他部分持续相差 20% 以上,应同时指明异常部位。②频率不对称:两半球间对应区域的脑波频率持续不等,应同时指明异常部位。(3) 过量 β 活动:指在未用镇静剂的清醒记录中,背景 β 活动明显增多,多数 β 波波幅 $\geq 30\ \mu V$(≤ 3 岁)或 $>20\ \mu V$(>3 岁)。(4) 低电压:指清醒记录中,任何部位波幅均不超过 20 μV,且在增大灵敏度后证实其主要背景活动由 θ、δ、β 甚至 α 等混合频率波组成,特别不应以 δ 为其主要频率。(5) 脑波严重抑制:①爆发—抑制:反复出现 θ 和(或)δ 波为主的高波幅慢波爆发图形,间以低电压或无肯定脑电活动($\leq 2\ \mu V$)的间歇期。②脑电波消失:所有头区均无自发的或能经刺激(生理性或药物性)诱发的大于 $2\ \mu V$ 的大脑电活动。(6) 异常睡眠图形:①纺锤波缺失:指足月后 3 个月以上小儿,全过程或 10 min 以上浅睡记录中无睡眠纺锤波。②极度纺锤波,指自然睡眠 EEG 中,除中央、顶区外,其他脑区也出现广泛分布的 $200\ \mu V$ 以上高波幅纺锤波,持续时间通常在 3 s 以上。(7) 其他:需说明异常表现性质,如清醒 α 节律过度成熟化(5 岁以前),思睡期异常慢活动等。

2. 痫性发作波:需说明全面性、局灶性或多灶性,非全面性者进一步指明部位。同时按以下用语指明其性质。①棘波和(或)尖波;②棘慢、尖慢或多棘慢复合波(指明其频率);③3 Hz 棘慢复合波;④高幅失律;⑤阵发性单节律性放电:指突出于背景的 α、β、θ 或 δ 单一节律性发放。

3. 其他:(1) 昏迷图形:说明属 α、β、θ,还是纺锤波型;(2) 三相波;(3) 周期性复合波:①周期性全面性复合波:在同步或不同步 θ、δ 慢波背景活动中,全脑反复间歇性出现一个或多个尖波,伴高波幅 δ 波组成的爆发波群,持续 0.5～3 s。爆发间隔时间 3～30 s。②周

期性半侧性痫性复合波（PLEDs）：反复在半侧（偶为两侧非同步性）头区间歇性爆发。

双相或多相棘（尖）波，且可伴有一慢波的痫性复合波发放，爆发持续时间通常不到1 s，间以低波幅背景活动，每1～2 s重复爆发1次。指明PLEDs发放部位。

（二）新生儿

1. 非特异性异常

（1）变异性缺失：背景活动不因清醒—睡眠周期而改变和（或）表现为不受外界任何刺激影响。

（2）成熟延迟：背景活动较该胎龄应有图形幼稚4周以上。

（3）成熟倒退：早先成熟的背景节律倒退为更幼稚图形，落后4周以上。

（4）显著不同步：30周以上孕龄新生儿，两半球间对应区域背景活动频率不同步，占全部记录70%以上。

（5）显著不对称：任何孕龄，两半球间对应区域波幅持续相差一倍或更多，且连续存在2周以上。

（6）低电压：清醒或动态睡眠中，脑活动波幅持续低于15 μV，静态睡眠期低于25 μV。

（7）脑电波消失：与参考电极相距10 cm获得的脑电波波幅仍小于2 μV者。

（8）爆发抑制：以高波幅慢波爆发活动与≤5 μV的低波幅混合波背景活动相间，组成的非连续性背景活动。

2. 痫性发作波（见婴幼儿及儿童痫性发作波部分）。

（三）小儿EEG报告结论用语举例

（1）如发生在右中颞区 δ 异常慢波活动，应报告为："异常EEG：右中颞区 δ 为主局限性异常慢活动"。

（2）如在弥漫性 δ 慢波背景活动中，左颞和右中央区反复棘波者，应报告为："异常脑电图：①弥漫性 δ 为主慢波异常；②左颞和右中央区多灶性棘波放电。"

对癫痫患儿进行长程脑电图监测的基本技术要求建议

癫痫的长程脑电图监测（long term monitoring forepilepsy，LTME）是指对癫痫患儿的EEG与临床发作行为，进行超常规时程记录的特殊检查技术。当前的LTME通常包括动态脑电图（ambulatory EEG，AEEG），录像脑电图（video EEG，VEEG）以及伴有或不伴录像监测的远程传送脑电图（EEGtelemetrywithorwithoutvideomonitoring）。

一、LTME的主要适应证

1. 协助癫痫的诊断与鉴别诊断：①协助诊断常规EEG检查结果正常但仍被怀疑癫痫的患儿的诊断；②晕厥、睡眠障碍、心律失常、精神行为异常以及其他各种非痫性发作疾患的鉴别；③对诊断明确且原有发作已被完全控制的癫痫患儿，帮助明确近期出现的异常行为是否属于新的癫痫发作。

2. 协助癫痫发作分类并明确其发作特征：对发作期和发作间期异常EEG，明确其性质(如局灶性、一侧性或散在性)、与临床发作关系以及异常 EEG 的放电源,这也是对难治性癫痫手术治疗进行术前评价的一项基本检查。

3. 对癫痫发作进行定量分析:①对癫痫的临床发作和(或)发作间期 EEG 中的癫痫样放电,进行计数和频率的定量研究。②在癫痫治疗的疗效评价中,对发作期和发作间期 EEG 进行定量比较分析。③对有频繁临床发作、特别是频繁失神或频繁微小发作的癫痫患儿进行实时监测,以了解相关的 EEG 特征。

二、对 LTME 基本技术要求的建议

1. 从事 LTME 测试工作的医师和技术人员均应有良好的常规 EEG 操作和分析技能,并接受 LTME 技术操作、对记录图形阅读分析和报告撰写技能的培训。

2. LTME 的记录时间主要取决于监测目的和癫痫发作的频率。由于对患儿痫样脑电图发放和异常行为的临床发作均难以预料,对每位患儿连续监测记录的时间,可从数小时至数日,或以获得有诊断价值信息为止,但临床多数作 24 h 监测。

3. 通常仍安置碟形头皮电极完成 LTME 监测。根据需要加用蝶骨电极完成颞叶(T_1、T_2 EEG 记录),或是加用脑深部电极、硬膜下、硬膜外或卵圆孔电极完成颅内 LTME 监测。长时程监测中,要随时检查头皮电极有无松动脱落,这是引起伪迹的一个常见原因。

4. 与常规 EEG 相同,用于临床监测的标准 LTME 至少需要 8 导记录。若要附加蝶骨电极等其他特殊电极,则需要 12 导以上导程。当对癫痫患儿放电灶进行术前 EEG 精确定位时,需要增加更多的导程记录。

5. LTME 较常规 EEG 有更多干扰伪迹混在脑电记录中,判断时要特别注意。对模棱两可的图形宁可持保守态度,不要轻易确认为异常脑电图。某些伪迹具有节律性,识别时更应注意。回放观察时应重点观测没有伪迹的清醒和睡眠记录。绝大多数痫性放电波均会在长程记录中反复出现,睡眠时更明显。若能结合同步的电视录像或监护人对实时行为的报告,将更有助于识别相关伪迹。

6. 所有患儿在 LTME 监测起始时,均应完成 1 次与即将进行的 LTME 有相同导联的常规 EEG 记录,作为判断本次 LTME 背景活动的对照,若无明显技术误差,两者应有相似背景图形。

7. LTME(包括 VEEG)监测中,若遇有临床发作,应记录发作中患儿意识状态、最先出现抽搐或强直的部位以及躯体姿势等情况。同时,记录下患儿发作后的短暂异常临床表现和持续时间,包括头痛、疲乏等不适症状以及异常行为、局灶性或偏侧性肢体瘫痪、语言、认知、记忆、定向力等皮层功能障碍等体征。可能情况下,询问并记下发作先兆。

三、关于 LTME 报告

LTME 报告至少应包括以下内容:

1. 主要技术参数介绍:包括 LTME 种类、监测总时间、监测期间有无电极脱落以及总共有多少次"临床发作"等。若监测时间短暂,应指明是否包括有清醒记录和有几个睡眠

周期。

2. 对患儿安静状态下 LTME 清醒背景节律及背景脑电活动、思睡与浅睡期主要图形特征进行简要描述,结合常规 EEG 检查,作出清醒和睡眠背景活动是否正常的结论。

3. 对 LTME 监测中发作间期异常 EEG 图形进行报告,包括异常图形特征、发生频率、分布和扩散过程等,并在结论中说明。

4. 重点对 LTME 监测中"临床发作"和发作期 EEG 图形变化进行报告。一般应包括三部分内容:①"临床发作"的行为表现。应包括发作起始、中间过程、持续时间及终结等全过程。根据电视录像或目击者描述,参照国际抗癫痫联盟关于"癫痫发作分类"用词,对无法分类的异常行为按实际表现描述。②发作中 EEG 图形的改变。包括发作前痫性放电和背景活动的改变、发作期 EEG 的图形特征、起始部位、扩播过程、累及范围、终结和发作停止后 EEG 如何回复正常等。③发作后患儿异常表现(见二、7)。

5. 对上述三、2、3、4 中发现写下概括性结论。附主要异常 EEG 的打印图形。

附件:小儿脑电图判断中的注意事项

小儿时期 EEG 随年龄增长不断成熟变化,许多与该年龄期相应的正常 EEG 图形在成人可能被视为异常。下面列举的几种易被误判为异常的小儿正常图像,应予注意。

一、新生儿和 3 个月以内婴儿

1. 交替性背景节律:新生儿睡眠(尤其静态睡眠期)EEG 易见交替性背景节律(tracealternant,TA)。此种图形在早产儿清醒记录中也可见到,并于 44 周受孕龄前先后从清醒、动态睡眠和静态睡眠记录中消失。与爆发—抑制图形的主要区别是:TA 图形中爆发间期的背景波幅大于 $5~\mu V$,而爆发—抑制的间歇期无脑电波或 $\leqslant 5~\mu V$ 低电压,并持续 $10 - 20~s$ 以上。

2. 正常尖、棘波:未成熟儿 EEG 中易见散在分布的尖、棘波,但不应恒定地局限在某一区域,后者仍属异常。

二、儿童

(一) 清醒记录

1. 后头部慢活动:学龄前及学龄儿童顶、枕区 α 节律常有慢波活动插入,甚至二者重叠在一起,类似棘—慢复合波。此时必须在继续记录中或其他部位看到典型棘—慢复合波,才能做出是否异常的判断。这种正常慢活动主要有两种类型:①多位相慢活动:又称幼年后位慢活动(posterior slowingof youth)。主要表现为 $2\sim4~Hz$ 中、高波幅,以阳性波为主的多相位慢活动,反复出现在枕区 α 节律中。一般从 3 岁后增多,$9\sim10$ 岁达高峰,13 岁后明显减少。在正常儿童的发生率为 30% 左右。②后位慢波节律:为 $2.5\sim4.5~Hz$ 中、高波幅慢活动,持续 $1\sim3$ 秒或更长,间断地插入枕区 α 节律中。约见于 25% 正常小儿,高峰年龄在 $4\sim7$ 岁,以后渐减少,但可持续到 11 岁。可非恒定地在一侧出现,通常以右侧为明显。上述慢波活动睁眼记录时减少,但在过度换气中更明显。背景节律常有一过性两侧不对称,双颞或双枕区较多见。

2. 过度换气:在小儿,过度换气的主要作用是诱发在一般描记中不易出现的全面性棘慢复合波或局限性棘波。正常小儿过度换气中常有明显 θ 或 δ 慢活动,甚至 3 Hz 慢波爆发。也可在一侧明显,但通常在左侧。有时慢波形态很尖,要注意与尖波区别。当背景活动中混有较多非优势频段脑电活动(如含 β、θ 波者),更易出现这种伪迹图形。在小儿,过度换气中是否有慢波爆发出现,或爆发的慢波数量以及停止过度换气后 1 min 内是否仍有明显慢活动等,皆无病理学意义。

(二)睡眠记录(小儿睡眠各期脑电图均与成人不同,应特别予以注意)

1. 思睡和觉醒中慢活动:从生后 14～18 个月起,正常思睡和觉醒均有显著慢波活动。思睡期主要表现为弥漫性中、高波幅 θ 节律,7 岁后这种现象显著减少,但也可持续到 11 岁。少数正常小儿出现两侧同步的 2～5 Hz 全面性慢波爆发,波幅可高达 350 μV,当其他背景波重叠在爆发的慢波上时,可能被误判为棘—慢复合波,此时除非有其他肯定的棘—慢波从背景波中被确认出来,不要轻易定为异常。同时,一旦小儿进入思睡期,正常的慢波爆发将随清醒脑电图背景节律的解体而消失,真正的棘—慢复合波常持续存在到中度睡眠期。

2. 顶尖波:小儿顶尖波的波幅较成人高,时限短,使其形态呈尖(棘)波状。位相可为阳性、阴性或双向,其后还可跟随一慢波。有时几个顶尖波连续出现,或非固定地显示在一侧,均不应误认为是痫性放电波。

3. 纺锤波:足月儿出生后 3 个月,正常婴儿浅睡中 100% 应见到纺锤波。若在一次睡眠周期的整个浅睡过程中或 10 min 以上连续浅睡记录中始终不见纺锤波者应视为异常。

生后 1～2 年内纺锤波常有半球间不对称,只要不是恒定地在一侧缺乏,应视为正常。正常小儿纺锤波波幅较高,或表现为梳齿形态,有时还与顶尖波重叠,形成棘样纺锤波,均属正常波形。

4. 深睡中后头部慢活动:4 岁以前正常小儿中度和深度睡眠 EEG 中,枕区可出现非节律性尖形高波幅的双位相 δ 波。4 岁后此种现象渐消失。

5. 14 Hz 和 6 Hz 阳性棘波:7%～58% 的正常儿童于思睡或浅睡期出现 14 Hz 和(或)6～7 Hz 阳性棘波。青少年期达高峰。此种波形与癫痫、人格变态或自主神经疾患无确切关系。

6. 6 Hz 良性棘—慢复合波:又称幻影复合波或快棘—慢波,主要在思睡阶段中发生。常以全面性爆发形式出现,持续 1～2 s,很少超过 4 s。此种波无肯定临床意义,与病理性棘—慢复合波的主要区别在于 6 Hz 良性棘—慢复合波的棘波成分矮小,随睡眠程度加深而消失,而病理性棘—慢波不但持续存在,且数量于浅睡后更为增多。

(蔡方成　执笔)

注:此建议在 2003 年 9 月的成都会议通过,其后刊载于《中华儿科杂志》2004 年第 4 期。